YOGA
PARA MI
BIENESTAR

Papel certificado por el Forest Stewardship Council®

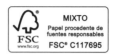

MIXTO
Papel procedente de
fuentes responsables
FSC® C117695

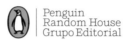

Penguin
Random House
Grupo Editorial

Primera edición: noviembre de 2018
Edición actualizada y revisada: marzo de 2022

© 2018, Xuan Lan
© 2018, Penguin Random House Grupo Editorial, S.A.U.
Travessera de Gràcia, 47-49. 08021 Barcelona

Printed in Spain — Impreso en España

Fotografía en pág. 248: © Teresa Peyrí, cedida por Roca Editorial de Libros, S.L.
Fotografía en pág. 61: © Depositphotos
Fotografías en págs. 29, 31, 32, 78, 79, 97, 98, 109, 125, 131, 160, 161, 165, 166, 180,
203, 204, 223, 224, 265, 266, 269: archivo fotográfico de Veritas
Fotografías en págs. 19, 23, 101, 126, 128, 129, 132, 133, 185, 187, 188, 207, 209: Carles Oliva
Las demás fotografías son de Edu García y del archivo de la autora.

Edición de textos: María Gijón Moreno
Maquetación: Roser Colomer

ISBN: 978-84-18055-38-6
Depósito legal: B-828-2022

Impreso en Gráficas 94, S.L.
Sant Quirze del Vallès (Barcelona)

DO 5 5 3 8 6

Xuan Lan

YOGA PARA MI BIENESTAR

RUTINAS DE YOGA, MEDITACIÓN
Y ALIMENTACIÓN

Grijalbo

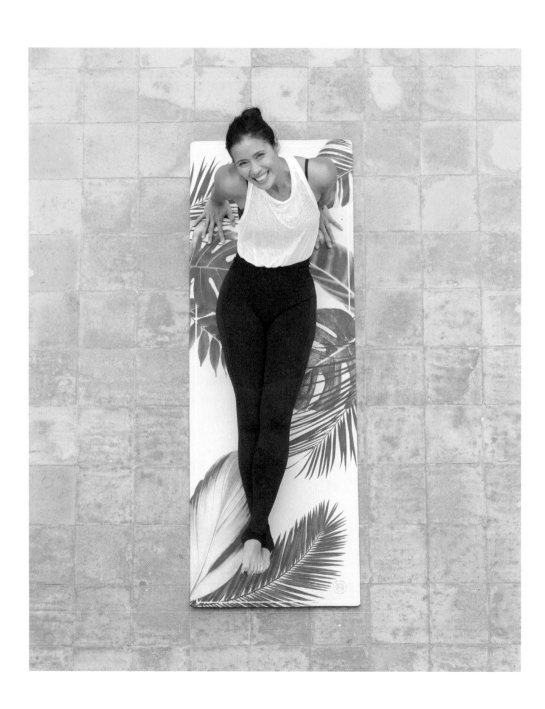

*A todas las personas que han elegido
el yoga para conocerse mejor,
cuidarse y quererse*

Índice

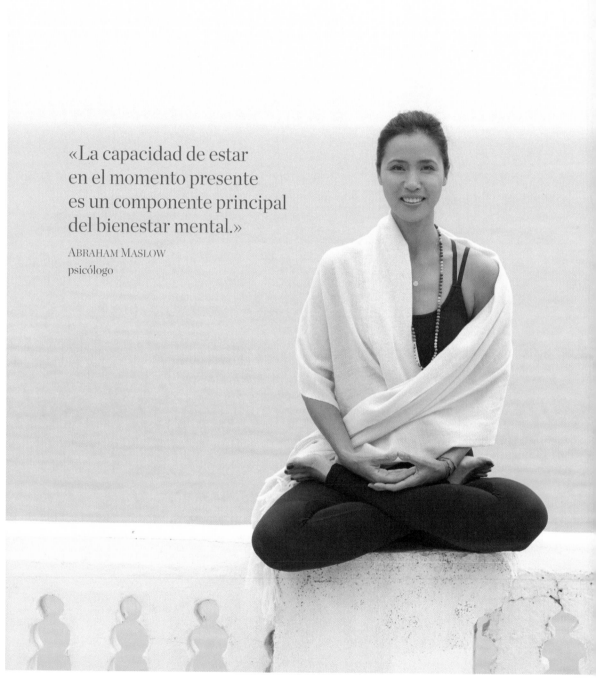

«La capacidad de estar
en el momento presente
es un componente principal
del bienestar mental.»

ABRAHAM MASLOW
psicólogo

Introducción

El bienestar puede definirse como una sensación subjetiva que difícilmente se puede medir con valores estándares. Depende de factores como el entorno, la situación y la cultura del individuo y, sobre todo, de cómo este valora su estado general según sus criterios personales. El ser humano aspira al bienestar, pero «estar bien» o mejor dicho «sentirse bien» (porque es una sensación más que un estado) depende de la apreciación de cada cual, de sus propios deseos y de sus criterios de valoración, que pueden ser elementos materiales, económicos, sociales, psicológicos o relacionados con la salud física. Por ello no puede existir un bienestar universal, sino que cada persona debe definir y alcanzar el suyo.

En los años cuarenta, el psicólogo norteamericano Abraham Maslow estableció una jerarquía en forma de pirámide de las necesidades humanas ordenadas en cinco categorías que incluyen criterios tan distintos como por ejemplo el descanso, el empleo, la familia, la salud, la amistad, la intimidad sexual, la creatividad, la falta de prejuicios o la autoestima.

Sin entrar en el detalle de la estructura piramidal y jerarquización de esta teoría, admito que resulta interesante que, en aquella época, Maslow tuviera en cuenta criterios tanto físicos como mentales, emocionales y de aspiraciones para que cada persona pueda llevar a cabo una evaluación subjetiva de su propio bienestar. Por ello, es importante aprender a conocernos (realmente) con el fin de descubrir nuestros propios criterios para poder definir y trabajar los elementos que participan en nuestro bienestar en lugar de seguir unas pautas culturales superficiales.

¿CÓMO SE DEFINE EL BIENESTAR?

Antes de iniciar nuestro camino hacia el bienestar, me gustaría repasar la definición de la palabra «bienestar», pues resulta curioso analizar cómo el significado varía en función de la lengua (y seguramente de la cultura). La Real Academia Española y el diccionario francés Larousse coinciden al describir el bienestar —*bien-être* en francés— como un estado personal que depende del buen funcionamiento de la actividad corporal y mental. El diccionario americano Merriam-Webster, por su parte, introduce en la definición —*well-being* en inglés— los conceptos de felicidad, éxito y prosperidad. Precisamente, la felicidad también se menciona en el diccionario británico Collins, pero en este caso incluye una relación directa con la salud, algo que me parece de lo más interesante y acertado.

Me gustaría completar esta comparación con las palabras de la Organización Mundial de la Salud, que apuesta por una visión holística de la salud en relación directa con el bienestar: «La salud es un estado de completo bienestar físico, mental y social, y no solamente la ausencia de afecciones o enfermedades».

EL YOGA PARA TU BIENESTAR

Llegados a este punto, pregúntate qué es para ti el bienestar. Para mí es juzgar la vida de forma positiva y sentirme bien al buscar el equilibrio entre mi cuerpo, mi mente y mi espíritu. Se trata de una percepción tan compleja y profunda que va mucho más allá de tener un cuerpo fuerte y no padecer enfermedades, o de poseer inteligencia emocional o un entorno social amigable.

En este momento de mi vida me siento muy afortunada de gozar de un bienestar completo. Me siento en armonía con mi vida personal, profesional, social y espiritual, pero esto no ha sido siempre así. Como todos, he pasado por etapas en las que me sentí estresada, perdida, no me gustaba a mí misma o no entendía por qué las cosas no eran como yo quería. El yoga me ha

«El bienestar es la integración completa del cuerpo, la mente y el espíritu, la constatación de que todo lo que hacemos, pensamos, sentimos y creemos tiene un efecto en nuestro estado de bienestar.»

GREG ANDERSON
fundador del American Wellness Project

ayudado a descubrir mis necesidades profundas, mi ser más íntimo, y me ha enseñado a estar en paz con mis miedos y deseos. El aprendizaje, la práctica y la enseñanza de yoga han contribuido en este proceso de autoconocimiento que hoy en día me permite saber si me siento bien de verdad o si tengo que hacer algún ajuste para volver a este equilibrio frágil que llamamos bienestar. El término «yoga» en sánscrito significa unión de cuerpo, mente y espíritu. Aprender a conectar y crear armonía entre los tres es el propósito de este libro. Quiero compartir contigo mi experiencia y, a la vez, facilitarte los conocimientos, consejos prácticos, así como herramientas de yoga y *mindfulness* que te ayudarán a encontrar tu bienestar. Haz de este libro tu guía para emprender este camino.

El ser humano tiende a identificarse y compararse con una imagen externa. Se proyecta hacia el futuro constantemente con deseos que le impiden disfrutar del momento presente. Resulta difícil sentirse bien con uno mismo si el espejo muestra algo que no nos gusta. Pero quizá este reflejo es solo una proyección equivocada creada por nuestra mente insatisfecha y, para cambiarlo, debemos observarnos desde otro prisma y vivir en el momento presente. Entonces, descubriremos una vida llena de oportunidades que nos mostrarán el camino hacia el bienestar y la felicidad.

Esta transformación depende de ti y la clave del éxito radica en seguir un proceso gradual: observa para escuchar tus necesi-

dades, realiza algunos ajustes sencillos en tu día a día —no hace falta una revolución—, siente y disfruta de los efectos positivos profundos y, entonces, sal de tu zona de confort y conquista nuevos horizontes para que el cambio sea duradero.

El papel del yoga en este proceso evolutivo es fundamental, ya que aporta una dimensión espiritual a fin de que el cambio no se limite solo a la materia y a lo físico. Sus principios filosóficos milenarios, valores y técnicas nos ayudan a conectar con nuestro ser más profundo para dar sentido a la vida y trascender lo mundano.

EL BIENESTAR FOMENTA LA FELICIDAD, PERO NO ES LO MISMO

La diferencia entre bienestar y felicidad es muy sutil y confusa. Vivimos en una sociedad en la que constantemente se nos intenta convencer de que seremos felices si adquirimos un producto, preparamos determinada receta, leemos el último best seller o seguimos a rajatabla el método de moda. Pero no existe ninguna técnica milagrosa que nos permita alcanzar el nirvana en siete pasos exprés. La búsqueda de la felicidad es un largo viaje en el que se recorre un camino personal y espiritual resultado de un autoaprendizaje. De hecho, la mayoría de los filósofos coinciden cuando afirman que nuestra felicidad no depende de nuestro entorno, sino de nuestro interior, de nuestra capacidad de estar en armonía con nuestro ser más profundo.

Todos queremos ser felices, pero la complejidad de este deseo lo convierte en el objetivo de toda la vida. En cambio, aspirar al bienestar es una meta realista y accesible, aunque tampoco sea fácil de conseguir. Por eso mismo, te invito a iniciar un viaje personal que te acercará al bienestar a través del yoga, de la meditación y de una vida saludable, y te ayudará a descubrir lo que te hace realmente feliz.

Aquello que quieres ser lo decides tú, pero si no sabes por dónde empezar o cómo llegar a satisfacer tus necesidades a nivel físico, mental y espiritual, te propongo este plan repartido en tres etapas para que traces tu camino poco a poco y actúes en consecuencia.

UN LIBRO PRÁCTICO PARA DESCUBRIR Y DESARROLLAR TU PROPIO BIENESTAR

UN MÉTODO EN TRES ETAPAS SIN CALENDARIO

La metodología de este libro está dividida en tres fases y se basa principalmente en técnicas y conceptos filosóficos del yoga que existen desde hace miles de años y que practican millones de personas en todo el mundo. Cuando la teoría resulte abstracta, me apoyaré en datos científicos con base empírica y algunos ejercicios.

No se trata de una terapia milagrosa, sino de una manera de reenfocar tus hábitos, tu forma de pensar y tu gestión emocional, y

de cuidar tu cuerpo para encontrar la armonía integral que te proporcionará el bienestar. Para conseguirlo, tendrás que hacer una autoobservación y una autocrítica constructiva, iniciar una transformación, mantener una cierta disciplina y abrirte a nuevas sensaciones y experiencias.

Abordaremos aspectos relacionados con el bienestar, como la salud, la alimentación, la filosofía y las asanas («posturas de yoga» en sánscrito), la meditación, el *mindfulness*, los hábitos saludables y la gestión emocional. Para alcanzar la cima de tu bienestar, debes avanzar peldaño a peldaño, sin prisa, pero sin pausa. No hace falta que te sepas un capítulo de memoria para pasar al siguiente. Ten paciencia, el objetivo es aprender técnicas y asimilarlas con el tiempo, sin marcar una fecha en el calendario. No basta con hacer tres asanas o una meditación puntualmente; debes interiorizar la práctica y motivarte para que esta sea regular hasta que se vuelva natural, es decir, que la hagas sin pensar y que llegues a sentir sus beneficios de forma profunda y duradera.

Yoga significa «unión» de cuerpo, mente y espíritu, porque somos un conjunto. En este sentido, el yoga es una disciplina completa y holística, porque trabaja tanto el cuerpo como la mente y el alma, todo a la vez. Cada avance suma, por pequeño que sea. Es como los ocho estadios de los *Yoga Sutras*, que están interrelacionados, o como los ingredientes de una receta: cada uno es bueno por sí solo, pero juntos, en su justa medida y cocinados con técnica, se convierten en un delicioso plato con un equilibrio de sabores, texturas y aromas que desata el placer del paladar y facilita una buena digestión y nutrición.

Verás que a lo largo del libro menciono algunas de las obras de referencia del yoga, como la «Bhagavad Gita» —parte del poema épico *Mahabharata*—, o los textos del yoga moderno, como los *Yoga Sutras*, del sabio Patanjali, o el *Hatha Yoga Pradipika*, que definen conceptos filosóficos y valores que se adaptan a la vida actual.

También he querido compartir algunas de mis recetas favoritas, y es que la alimentación es fundamental para mantener un estilo de vida saludable. ¡Somos lo que comemos! No entraré en detalles nutricionales, pero ya verás que son platos para el día a día, sencillos de preparar y con ingredientes que se pueden encontrar en la mayoría de los mercados y tiendas de alimentación orgánica. Espero que disfrutes tanto como yo de estas propuestas inspiradas por un chef, una amiga *gourmet* y mis viajes.

Cada capítulo trata un aspecto de la vida cotidiana que podemos mejorar, reajustar o ver desde un punto de vista filosófico más profundo. Al principio de cada uno de ellos, te invito a realizar una reflexión personal a través de una serie de preguntas. Escribe tus respuestas con sinceridad y sin juzgarte; de este modo, crearás tu propio diario de bienestar. Sería interesante que volvieras a hacerte estas mismas preguntas al acabar el capítulo, así podrás ver si tu opinión, estado de ánimo o sensación

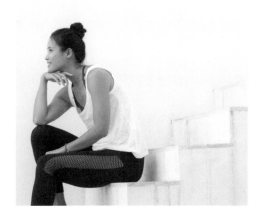

física han cambiado. Siguiendo el modelo de mi libro anterior, *Mi diario de yoga* (Grijalbo, 2016), te recomiendo que expreses tus pensamientos con palabras. Llevar un diario personal es un ejercicio muy beneficioso para comprender lo que sentimos. Si es posible, lo mejor es que estrenes una libreta, reflejo de tu nuevo camino íntimo de bienestar. De todos modos, no dudes en escribir en este libro: es tu guía personal de bienestar y verás que escribir te sirve tanto como volver a leerlo.

Si piensas que para obtener los beneficios del yoga debes hacer un retiro espiritual y cambiar los jeans por ropa blanca de algodón, te equivocas. De hecho, en cada capítulo encontrarás consejos prácticos y sencillos que podrás aplicar en tu día a día. Además, también te propongo consejos prácticos de vida saludable, una selección personal de las asanas y de los ejercicios de respiración y de meditación que mejor me han funcionado a mí.

No tengas prisa, practica cada secuencia de asanas con calma para entender y sentir su propósito. En cada una te describo sus beneficios, de modo que conecta con tu cuerpo y con tu mente y observa cómo agradecen cada movimiento. No dudes en repetir estas secuencias dinámicas tantas veces como lo desees; enseguida te darás cuenta de que cada práctica es distinta dependiendo de tu estado mental y físico, de la temperatura de tu cuerpo y de la sala, del cansancio, de la humedad, de tu capacidad de concentración, del ruido exterior e interior, etcétera.

Este libro te ofrece las herramientas para alcanzar tu bienestar en tu día a día a través del yoga, pero va más allá de una recopilación de asanas. Cada capítulo trata de un tema del día a día que contribuye a tu bienestar. Las posturas descritas han sido elegidas para ayudarte a mejorar ese aspecto concreto, pero cada una aporta mucho más y es el conjunto de la práctica del yoga lo que te ayudará a sentirte bien en tu cuerpo y conectar con las sensaciones. Te indico cómo entrar y salir de cada asana, pero no olvides hacer los dos lados.

Al final de cada capítulo encontrarás una secuencia completa de yoga enfocada a mejorar el aspecto comentado. Cada práctica es diferente, con duraciones que varían de entre 10 a 25 minutos y que podrás seguir *online* con los vídeos que puedes encontrar a través de mi página web <xuanlanyoga.com>; algunas secuencias son dinámicas y otras más tranquilas y estáticas. En cualquier caso te recomiendo seguir un ritual para entregarte a la práctica de yoga: al inicio de cada sesión haz unas respiraciones profundas para calmar la mente, canta el mantra Om con una larga exhalación escuchando las vibraciones en tu cuerpo y plantéate una intención. La intención puede ser un propósito positivo, dedicar tu práctica a una persona o a ti, o también llevar la atención hacia un aspecto concreto de tu cuerpo o a tu respiración. Esto te permitirá dar sentido a tu práctica. Al acabar la sesión, vuelve a cantar el Om y recuerda tu intención antes de incorporarte, sin prisa, a la rutina.

Aunque seas practicante regular, te recomiendo hacer también las asanas más fáciles para que nunca dejes de profundizarlas e interiorizarlas, y así evitarás practicar desde el ego ejecutando las asanas por su nivel avanzado o por su aspecto estético. Mantén vivo el deseo de aprender para avanzar en tu camino, porque el bienestar no es inmutable y deberás aceptar que no puedes controlarlo todo para adaptarte a nuevas situaciones.

El yoga es un aliado muy potente, pero la voluntad para conseguir tu objetivo se encuentra en tu interior: solo hay que despertarla. En estas páginas recojo todo aquello que a mí me ha ayudado y que me gustaría compartir contigo, pero con el fin de inspirarte para que tú también adaptes el método a ti. Lo expongo a modo de consejos prácticos para la vida cotidiana y para la práctica de yoga. No existe un único plan para alcanzar la felicidad, de manera que prueba lo que te propongo y hazlo tuyo, a tu medida. Con este libro práctico te doy consejos y trucos para alcanzar tu objetivo personal. Es el momento de tomar las riendas de tu bienestar, tú decides.

COMPARTO MI EXPERIENCIA CONTIGO

> «Estoy tan agradecido por lo que el yoga ha hecho con mi vida que siempre busco compartirlo.»
>
> B. K. S. IYENGAR, maestro de yoga

El yoga es una filosofía, una ciencia, una disciplina milenaria con un contenido tan amplio que no cabe en un solo libro. No pretendo explicar todo sobre el yoga, es imposible recoger en una única obra la totalidad de su mitología, sus maestros, las escuelas y las técnicas, por no hablar de los cientos de asanas. Mi objetivo consiste en aplicar sus principios con el fin de mejorar tu día a día y emprender tu camino espiritual para crear, conectar y desarrollar tu propio bienestar y alcanzar la felicidad.

El yoga me ha aportado mucho más que bienestar mental y físico, ha dado sentido a mi vida y me ha regalado las herramientas para alcanzar la paz interior y la felicidad. Este libro es fruto de mi experiencia personal, en el que ordeno consejos basados en la enseñanza del yoga, que practico desde hace casi veinte años. Existen otras disciplinas, terapias, técnicas, corrientes y medicinas naturales que ofrecen remedios y dietas para el bienestar, pero en esta obra solo voy a hablar de lo que yo misma he experimentado y me ha funcionado.

QUÉ NECESITAS PARA ESTE PLAN DE BIENESTAR

Como dice el profesor de yoga norteamericano Rodney Yee: «Los elementos más importantes que necesitas para hacer yoga son tu cuerpo y tu mente».

Para aplicar y practicar todos los consejos provenientes de mi experiencia que voy a desvelarte a lo largo del libro, deberás hacer un trabajo personal y espiritual, acompañado de disciplina y ganas, pero si aún tienes dudas, la mejor recomendación es la siguiente: empieza, prueba e inténtalo; estoy convencida de que la sensación de bienestar te motivará para seguir.

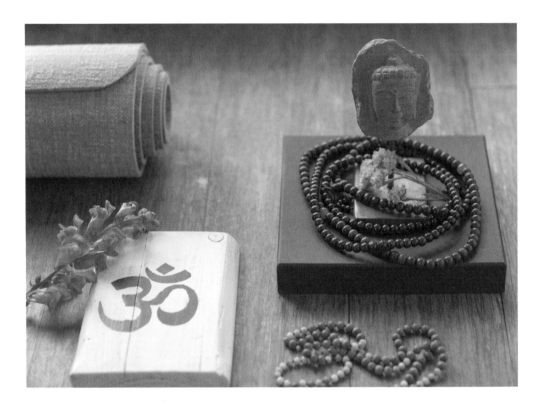

MATERIAL Y ESPACIO DE YOGA

Si quieres prepararte para disfrutar de esta experiencia de yoga y meditación te recomiendo que dispongas de:

- **Ropa cómoda de deporte:** Consigue unas mallas o pantalones elásticos y una camiseta estrecha que no te moleste y no se te suba al practicar las asanas invertidas.
- **Esterilla, colchoneta o *mat*:** Hazte con una esterilla antideslizante con unas medidas aproximadas de 180 cm de largo, 60 cm de ancho y 3-4 mm de grosor. Asegúrate de que sea de yoga, no te confundas y te compres una esterilla de gimnasia, que son más blandas, cortas y gruesas.
- **Manta o fular:** Te servirá para cubrirte durante la relajación y la meditación, ya que el cuerpo se enfría.
- **Cojín de meditación:** Uno duro o tipo zafu te ayudará si escoges la opción de sentarte en el suelo para meditar; si no, puedes utilizar cualquier silla sin reposabrazos para estar más cómodo.
- **Bloque de corcho o de espuma de apo-

yo: Es un gran aliado para mejorar tu comodidad en ciertas asanas (opcional).

- **Correa de yoga:** Este elemento sobre todo te ayudará si tienes poca flexibilidad (opcional).
- **Bolster de yoga:** Este cojín alargado es muy útil en prácticas de yoga restaurativo.
- **Altavoces y un dispositivo de música:** Así podrás escuchar las *playlists* que te propongo para acompañar las prácticas.

Ten en cuenta que normalmente la práctica se realiza en el suelo. Para evitar que te fijes en el polvo o los juguetes desordenados de tus hijos, te recomiendo que intentes mantener tu rincón de práctica limpio y despejado. Si no tienes mucho espacio en tu casa, busca la manera de poder acomodar en poco tiempo y con poco esfuerzo ese rincón sin que tengas que estar moviendo muebles cada día.

Por último, crea un minialtar, pues te ayudará a mantenerte presente física y mentalmente durante tu sesión. Enciende una vela o incienso y coloca una foto inspiradora, un objeto con valor sentimental, un *japa mala* (rosario de meditación yogui) o una postal de un lugar que te transmita paz.

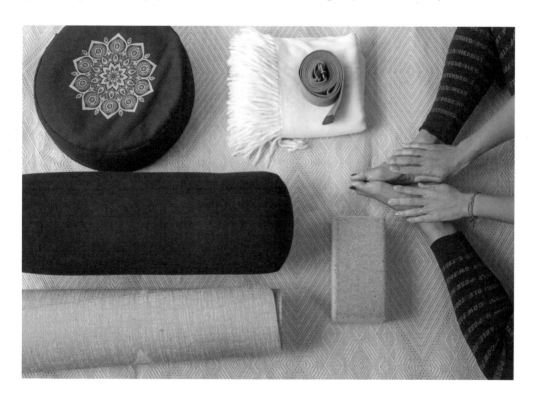

LAS CLAVES DE UNA PRÁCTICA SIN RIESGOS

En esta obra encontrarás sesiones diseñadas con un objetivo físico y/o mental concreto. Realiza cada una de las asanas propuestas sin prisa y procurando estar presente en todo momento. Siente cómo se estira cada músculo y no olvides controlar tu respiración. Definir un objetivo claro antes de empezar a practicar te ayudará a mantener la motivación y le dará un sentido muy especial a la sesión.

Recuerda que no importa tu nivel: si ya practicas a diario, disfruta incluso con las asanas más sencillas desde la perspectiva del aprendizaje y, si acabas de empezar tu aventura con el yoga, sé paciente, evita adelantarte y probar posturas más avanzadas que solo te llevarán a sentir frustración si no consigues hacerlas o, incluso peor, pondrán en riesgo tu salud. Lee la descripción de cada movimiento mientras observas la imagen de la postura y, sobre todo, ten precaución al llevarla a la práctica. Si no puedes completar alguna de las secuencias que te propongo, no pasa nada, se trata de probar, sentir y, sobre todo, disfrutar de la práctica. Recuerda que es mejor realizar unos surya namaskar (saludos al sol) completamente concentrado que hacer una sesión entera mientras piensas en todo lo que tienes que hacer en el trabajo.

Practica siempre con conciencia, el diálogo entre tu cuerpo y tu mente debe fluir de forma constante y, si notas molestias o mareos en una asana, no dudes en salir de ella. Anota en tu diario lo que has sentido y, si vuelves a experimentarlo, consulta a un experto. Si eres mujer, durante los tres primeros días de la menstruación evita las posturas invertidas y las respiraciones fuertes.

¿Cuándo es el mejor momento para desenrollar la esterilla? Según la filosofía yogui, lo ideal es realizar la práctica por la mañana, con el estómago vacío y la mente fresca, pero encontrarás alguna secuencia y consejos para practicar por la tarde. Si te resulta imposible empezar el día con tu sesión de yoga, busca un hueco en la agenda para ti, a poder ser que no coincida con la digestión (evita las dos horas después de comer), sobre todo para que puedas disfrutar de posturas más dinámicas como las que implican inversiones del cuerpo.

ABRE TU MENTE Y OLVÍDATE DE LOS PREJUICIOS DEL YOGA

Existen muchos mitos alrededor del yoga, por eso mismo es importante desmentir estas ideas falsas y erróneas. Así conseguirás convertirte en aprendiz de yogui sin barreras mentales.

El yoga no es solo para personas flexibles. No te fijes en las fotos de posturas acrobáticas que encontrarás en las redes sociales o en las revistas. Se trata de un escaparate equivocado de la disciplina que lo que busca es llamar la atención. Es cierto que el yoga ayuda a ganar o recuperar flexibilidad, pero su objetivo no es que consigas poner el pie detrás de la cabeza, sino conocer mejor tu cuerpo en todas las posiciones.

El yoga es un ejercicio lento porque se practica con conciencia, pero no es aburrido. Existen diversos estilos de yoga, algunos más fluidos y con un ritmo más cardio, otros lentos y pausados en los cuales se mantienen las posturas durante más tiempo (como el iyengar, el hatha yoga y el sivananda) y otros estáticos y pasivos (como el yin y el restaurativo). Hay para todos los gustos, incluso para los que quieren notar el esfuerzo del músculo en movimiento, a quienes les recomiendo probar los estilos de yoga dinámicos (como el ashtanga yoga, vinyasa, jivamukti, rocket y power yoga). Te advierto que si lo que buscas es fortalecer y tonificar, puede que termines con agujetas y sudando como si acabaras de salir de cualquier clase intensiva de gimnasio.

¿Por qué solo practican yoga las mujeres? Parece que las mujeres están más concienciadas sobre la necesidad de buscar una armonía entre lo físico, lo mental y lo emocional, y encuentran en el yoga una actividad completa para este fin, mientras que muchos varones aún prefieren dedicar su tiempo libre a actividades deportivas más competitivas. Pero con los problemas asociados al estrés y la amplia información sobre las disciplinas holísticas y las terapias naturales, hoy en día ambos sexos recurren al yoga con el objetivo de sentirse bien en

su cuerpo y en su mente. De hecho, cada vez vemos más hombres en las clases, tanto en calidad de alumnos como enseñando.

El yoga es una disciplina espiritual pero no es una religión. La espiritualidad es un camino personal e íntimo que se desarrolla cuando te haces preguntas acerca de ti, de tu relación con el mundo exterior, de tu presencia en este universo, pero no tiene nada que ver con creencias ni religiones. Por eso mismo, con el yoga creces como persona. Es cierto que el yoga y la religión hindú comparten su origen en los *vedas* o conocimientos de la India, pero son dos cosas distintas.

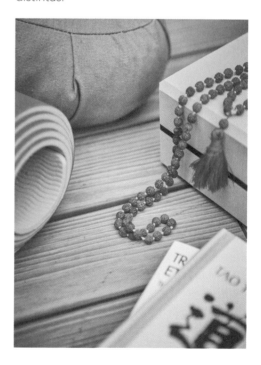

QUÉ HACER CUANDO LOS FACTORES EXTERNOS AFECTAN A TU BIENESTAR

MALESTAR DURANTE LA CRISIS SANITARIA

Yo era feliz y organizada, con un estilo de vida saludable y una práctica regular de meditación y yoga que era mi protección (aunque no infalible) contra el estrés, la ansiedad y el malestar. Sin embargo, en marzo de 2020, pasó algo que nadie podía prever. Una grave y repentina situación sanitaria sin precedentes nos obligó a confinarnos en casa, no una o dos semanas, como en un retiro, sino más de tres meses, y encima sin preparación alguna para ello, ni logística ni mentalmente. Lo que habíamos visto en las películas de ciencia ficción sobre catástrofes mundiales de pronto era real. Un virus llamado covid-19 atacaba a las personas sin distinguir sexo, edad, nivel social, estilo de vida o localización geográfica. Ante esta situación, me vi, como todos, convertida en una víctima de la ansiedad e invadida por pensamientos negativos y por las malas pasadas que me jugaba mi imaginación.

Perder nuestra libertad de movimiento y recibir información constante sobre muertes, contagios y una situación crítica mundial se sumaba a la incertidumbre, porque nadie sabía cuándo se iba a acabar todo aquello. El miedo crea estrés, y el estrés ansiedad, y así empieza un bucle negativo para la salud mental y emocional. Pero lo más pernicioso fue la ausencia de remedios claros. Sentirse mal sin saber muy bien por qué ni cómo solucionarlo provoca una sensación de impotencia que empeora el bucle de pensamientos y emociones negativas.

La gente se vio obligada a ralentizar su ritmo de vida, a vivir en un espacio reducido y a usar internet para todo (deporte, ocio, trabajo e incluso la educación de sus hijos). Aunque, a la vez, el confinamiento fue también una oportunidad para descubrir nuevas actividades, como cocinar, hacer pan o practicar *fitness* o yoga delante de una pantalla. No todo fue negativo, pues hay quien aprovechó para disfrutar de su familia, arreglar la casa y empezar nuevas aficiones. Fue así como colectivamente descubrimos nuestra capacidad de resiliencia.

Según la Real Academia Española de la Lengua (RAE), la resiliencia es «la capacidad de adaptación de un ser vivo frente a un agente perturbador o un estado o situación adversos», es decir, la capacidad de asumir con flexibilidad situaciones límite y sobreponerse. Los psicólogos añaden algo más al concepto de resiliencia: gracias a ella, no solo somos capaces de afrontar las crisis o situaciones potencialmente traumáticas, sino que también podemos salir fortalecidos de ellas.

La crisis de la covid-19 no ha dejado a nadie indiferente. Ha afectado a todas las capas sociales de la población y a todos los países, creando una ola de ansiedad y de malestar generalizado. Es un trauma colectivo más o menos profundo que nos va a repercutir de alguna manera cuando menos lo esperemos, y no siempre como habíamos previsto. Por eso, es importante cultivar el autoconocimiento para detectar los posibles síntomas de este trauma y saber gestionarlos adecuadamente. El yoga y la meditación te ofrecen muchas herramientas para escucharte y conectar con tus emociones.

RESILIENCIA, O CÓMO VER UNA OPORTUNIDAD

Como muchas otras personas, durante el confinamiento decidí ofrecer clases solidarias *online* en redes sociales para ayudar a la gente a crear una rutina de yoga y acompañarla en su nuevo ritmo de vida en casa. A mí, esta clase diaria de las 18:30 h (horario de España) me ayudó a tener una cita fija, un objetivo. Fue una actividad que me dio una dirección para superar la crisis. Necesitaba un motivo para levantarme: preparar mi clase y mi calendario de la semana. Me comprometí a impartir esta clase de yoga con meditación a diario no solo para ayudar a los demás, sino también a mí misma, durante 75 días seguidos, entre otras cosas (entrevistas y charlas), todo sin ánimo de lucro. Eso fue mi salvavidas, porque proporcionar bienestar a los demás te llena el corazón, el alma y el tiempo, aunque para ser sincera también cansa.

Y, de manera inesperada, esa clase diaria *online* se volvió una cita necesaria para miles de personas que sentían la energía positiva del Om colaborativo a distancia. Ellos (quiero decir, vosotros) y yo necesitábamos reunirnos y compartir ese momento mágico cada día. Entonces, me di cuenta de que el yoga se había convertido en una herramienta de bienestar social.

Recibía cientos de mensajes al día en mis redes sociales. Todos eran de agradecimientos, preguntas y dudas acerca del yoga. Creo que nunca he usado el móvil durante tanto tiempo como entonces. No quería desconectar del mundo exterior y mi móvil era el hilo que me unía a todas estas personas, mis nuevos alumnos.

En verano, cuando por fin pudimos salir a la calle, me encontré con gente que reconocía mi voz (y mis rasgos asiáticos) a pesar de la mascarilla. Lo que más me decían era: «Gracias por tus clases, me has salvado el confinamiento».

Para millones de personas, la crisis sanitaria ha sido una oportunidad de iniciar un camino de bienestar gracias al yoga. Con aquella clase de las 18:30, mi intención era crear una rutina saludable de cuerpo y mente, pero los poderes del yoga han hecho su magia y han llegado hasta el espíritu. Algunos de esos nuevos alumnos han seguido con su práctica regular, y otros no tanto, pero millones de personas han probado las clases de yoga, y ahora ya no se considera una disciplina esotérica para mujeres maduras, sino una ciencia con técnicas probadas y destinada a mejorar la salud de todo el mundo.

La pandemia me ha permitido ejercer mi trabajo de otra manera y llegar a más gente a través de internet. Mi disciplina y constancia, así como la oportunidad de ayudar a otros, fueron el motor de una nueva etapa en mi vida profesional. A raíz de este episodio tan difícil, y después de aquellas 75 clases *online* diarias, había aparecido en más de cincuenta artículos de prensa, mis libros se agotaron en las librerías y el número de seguidores en mis redes sociales se disparó. Todo esto me brindó una nueva oportunidad de difundir el yoga con un mayor alcance.

Esta nueva edición de *Yoga para mi bienestar* es otra de las consecuencias de tal crecimiento. La pandemia me hizo darme cuenta de que podía ayudar a la gente a mejorar su bienestar en muchas áreas distintas. Por eso, decidí preparar más contenidos para este libro. He añadido recetas saludables y prácticas de meditación para el día a día que te serán muy útiles en la nueva normalidad, pero también información necesaria respecto a los cambios sociales que han ocurrido desde el 2020; por ejemplo, un apartado dedicado al teletrabajo, ejercicios de *mindful eating* y más consejos para tener una espalda sana.

BIENESTAR HOLÍSTICO EN EL DÍA A DÍA

Este libro se organiza en cuatro partes y quince capítulos para explicar que el yoga puede influir de manera positiva en todos los aspectos de nuestro día a día, ya sea al despertarnos, cuando sentimos dolor de espalda o en nuestra relación con el trabajo. Está más que demostrado que el yoga es una herramienta para el bienestar integral, para mantener una buena salud y para recuperar el equilibrio interior y exterior tras las situaciones de crisis.

El ayurveda, medicina tradicional de la India muy relacionada con el yoga, significa «ciencia o sabiduría de la vida». Por tanto, como su nombre indica, es una medicina holística que tiene en cuenta todos los aspectos de la vida y considera que la salud es un equilibrio entre el cuerpo, la mente y el espíritu. Por eso, no se limita a tratar los síntomas de las enfermedades, sino que busca sus causas. El ayurveda toma en consideración la mezcla de los *doshas* (tres parámetros biológicos que regulan la salud del cuerpo), así como el estilo de vida, la alimentación, la vida espiritual y la geografía, entre otras cuestiones.

El yoga no es una píldora de bienestar, sino que funciona de manera preventiva y holística. Si sientes tensión en las cervicales y hombros, no significa que te hayas dado un golpe en la cabeza, igual que, si notas alguna molestia en el sistema digestivo, puede que no sea por lo que hayas comido. En muchos casos, el origen del dolor es emocional. El cuerpo es una unidad, no un conjunto de piezas. Este es precisamente el significado de la palabra «holístico». Lo sabemos en la teoría, pero en la práctica seguimos buscando un remedio rápido para el dolor físico sin tener en cuenta la mente.

El cerebro es un músculo lleno de misterios, traumas, recuerdos, pautas de pensamiento, emociones, sentimientos, deseos y miedos que un escáner no puede detectar. Como no los vemos, no les hacemos caso o no nos esforzamos por escucharlos. No podemos controlar nuestra mente, pero sí aprender a conocernos para detectar las señales de alerta y así calmar el runrún mental. De esta manera, podremos escucharnos, practicar la contemplación, meditar para conocer nuestra esencia o realizar técnicas como el *pranayama* (control de la respiración) con el objetivo de regular la energía vital y desbloquear los nudos emocionales. El yoga te ofrece un conjunto de técnicas con las que aprenderás a cuidarte de forma integral cada día y a observar, escuchar, conectar y amar.

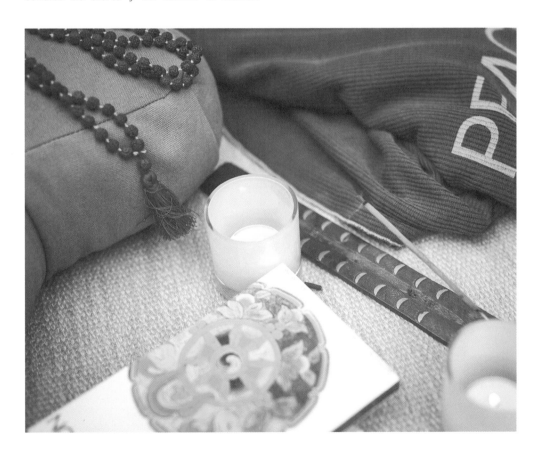

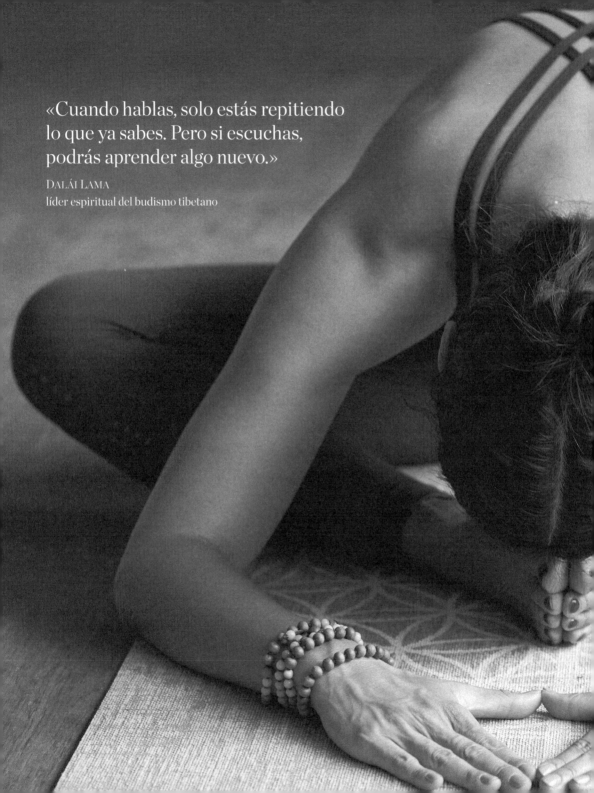

«Cuando hablas, solo estás repitiendo
lo que ya sabes. Pero si escuchas,
podrás aprender algo nuevo.»

DALÁI LAMA
líder espiritual del budismo tibetano

PRIMERA ETAPA
OBSERVA, ESCUCHA Y RECONECTA CONTIGO MISMO

En esta primera etapa, vas a dedicar tiempo a enfocar tu atención en la observación de tus hábitos y de tus necesidades para que más adelante puedas tomar decisiones y medidas que se adapten naturalmente a ti. Seguramente pensarás que debes mejorar todo, pero en cuanto te pongas manos a la obra verás que lo importante no es hacer cambios radicales, de hecho, descubrirás que no todo está tan mal como pensabas, solo necesitas realizar ciertos reajustes. El objetivo no es revolucionar tu vida, sino encontrar aquello que te sienta bien a un nivel más profundo.

Siguiendo las palabras del sabio Patanjali en los *Yoga Sutras*, te propongo que tomes distancia de tu día a día con el objetivo de observarte sin juzgar. El proceso de *Svadhyaya* o autorreflexión es muy importante, contémplate a través de cualquier actividad en la que silenciosamente estudias tus acciones, pensamientos, emociones, motivaciones, aspiraciones, deseos y necesidades en la búsqueda de una experiencia vital más profunda.

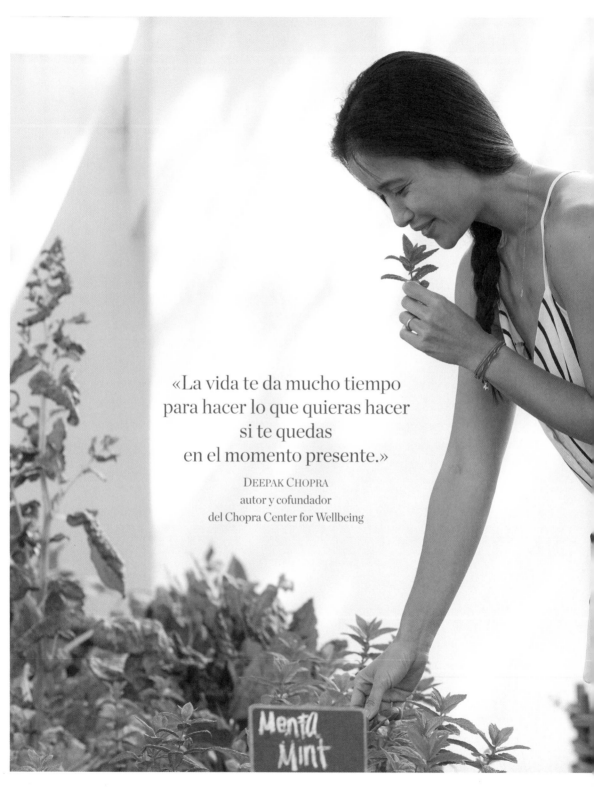

«La vida te da mucho tiempo
para hacer lo que quieras hacer
si te quedas
en el momento presente.»

DEEPAK CHOPRA
autor y cofundador
del Chopra Center for Wellbeing

Capítulo 1
Buenos días, ¿qué tal estás... en este momento?

La mayoría de las personas realizan las tareas de la mañana hasta que se beben el primer café sin ser conscientes realmente de lo que están haciendo. Es como si encendieran su propio piloto automático. Ante todo, evita entrar en este estado de desconexión y aprovecha los primeros minutos del día para crear tu propia rutina de bienestar. ¡Considera este momento como un regalo que puede marcar el rumbo de la jornada! Si al despertarte te has fijado un propósito positivo, te será mucho más sencillo estar de buen humor y disponer de energía durante el resto del día. Puede que al principio te cueste un poco, pero enseguida notarás los beneficios y agradecerás este cambio saludable.

DIARIO/

Describe lo que haces desde el instante en el que te despiertas hasta que sales de casa. Toma conciencia de la forma en la que empiezas tu día. Recuerda que este momento va a condicionarte durante la jornada, así que mímate como te mereces.

Responde:
¿Te despiertas con la primera alarma del despertador?, ¿necesitas más de una alarma o directamente no utilizas despertador?
¿Vas con prisas o dedicas un tiempo a despertar tu cuerpo, tu energía y tu mente?
¿Qué desayunas o no tomas nada?

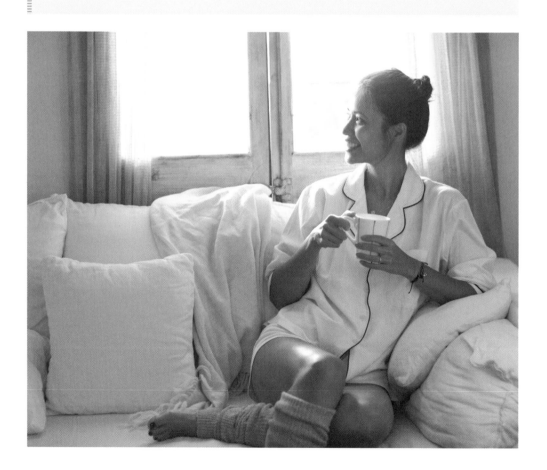

SEIS CONSEJOS PARA UNA RUTINA MATUTINA SALUDABLE

1. No utilices el teléfono móvil como despertador. Mejor hazte con uno clásico de los que funcionan con pilas, así evitarás la exposición a ondas eléctricas y vibraciones durante toda la noche.

2. No saltes de la cama. Dedica unos minutos a mover y a despertar lentamente tu cuerpo hasta ponerte en pie. Te recomiendo que realices la secuencia de yoga matutino que te propongo al final de este capítulo.

3. No busques tu teléfono móvil al despertarte. Antes de sumergirte en una avalancha de mensajes y llamadas, conecta con tu interior.

4. No dejes que el desorden se apodere de tu jornada. Es inevitable que te topes con imprevistos a lo largo del día, pero mirar la agenda, organizar tus tareas y establecer prioridades a primera hora te ayudará a afrontar tu día con las ideas más claras.

5. No te saltes el desayuno. Ten en cuenta que tu cuerpo necesita energía para arrancar y disponer de fuerza para el resto del día, por lo tanto, un simple café tampoco cuenta. Si no te entra nada, empieza ingiriendo algo ligero, así introducirás este hábito saludable en tu día a día. No se trata de desayunar por obligación y a toda velocidad: siéntate y disfruta de esta primera comida tranquilamente.

6. No salgas de casa sin tomarte un gran vaso de agua tibia con el zumo de limón fresco. Después de una noche de sueño, esta bebida hace que el cuerpo y, especialmente, la digestión y la circulación sanguínea, se purguen. Aunque es ácido por naturaleza, es alcalinizante para proteger el organismo frente a enfermedades que suelen manifestarse cuando el pH del cuerpo está acidificado.

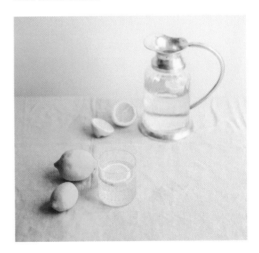

UN BUEN DESAYUNO, TU CARBURANTE PARA EMPEZAR EL DÍA

El desayuno es la comida más importante del día y debe ser equilibrada para aportar un correcto nivel de energía a lo largo de la mañana. Se trata de la primera ingesta después del ayuno nocturno e influye de diversas maneras en nuestro organismo: condiciona desde el estado de ánimo al rendimiento físico y mental, pasando por cómo el cuerpo asimila los alimentos.

En vez de saltártela por las prisas o comer algo «rapidito» que no te aporte lo que necesitas, busca una propuesta saludable y deliciosa que haga de tu desayuno algo apetecible. Convierte este momento del día en algo placentero.

Intenta incluir: cereales integrales, derivados lácteos de fácil digestión (como el kéfir, el yogur natural o vegetal y el queso fresco), fruta fresca que aporte fibra y limite el aporte de azúcares, semillas crudas y aceite de calidad.

Como soy francesa he crecido desayunando la típica baguette con mantequilla y mermelada, algo que, si lo analizamos desde un punto de vista nutricional, resulta una auténtica bomba de pan blanco con harina refinada, grasas saturadas y azúcares. Precisamente a causa de esta ingesta matutina, a media mañana me entraba el bajón y volvía a tener hambre. Por fortuna, hace unos años, me cambié al pan integral y descubrí nuevos tipos de pan como el de centeno, de espelta o de alforfón (trigo sarraceno) hechos con harinas no refinadas más nutritivas. Todavía hoy en día se conocen estas harinas principalmente por su elevado contenido en fibra, que facilita la digestión, pero sus beneficios van más allá. Al tratarse de carbohidratos de absorción lenta, nuestro organismo se siente saciado durante más tiempo, y esto, en la práctica, se traduce en que gracias a este tipo de pan he conseguido alejar el hambre durante toda la mañana.

También intento comprar solamente pan orgánico, pues es garantía de que ha sido elaborado sin conservantes. Esto explica por qué este pan se endurece rápidamente. Ten en cuenta que a nivel calórico no hay tanta diferencia entre tu pan de siempre y el pan integral orgánico, así que tendrás que limitarte igualmente con la ingesta.

Otro de los panes que suelo consumir es el de elaboración tradicional con masa madre, un fermento natural compuesto de harina integral y agua, más digerible y saludable, así es como se panificaba antiguamente. La norma es muy sencilla: cuanto más puro y menos ingredientes tenga un alimento, más sencilla será su asimilación por parte del organismo.

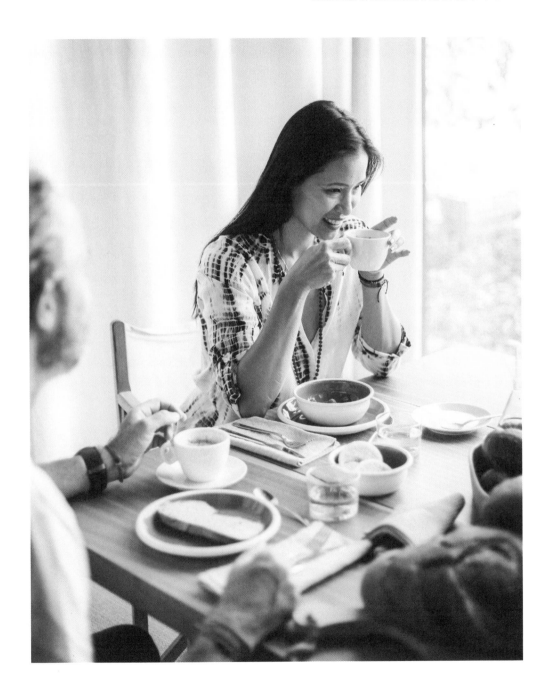

A continuación, encontrarás dos de mis desayunos favoritos que son una gran fuente de energía:

ENERGY BOL CON FRUTA

Es la fórmula perfecta para contar con todos los nutrientes en un solo bol: ¡se trata de una comida completa y saludable!

Ingredientes de la base (para 1 persona)
- 1 yogur griego, de soja o de coco si te gusta una base cremosa y espesa; o 250 ml de bebida vegetal de almendra, de arroz o de avena para una textura de batido tipo *smoothie*
- 1 plátano
- 1 cucharada de semillas de cáñamo
- 1 puñado de anacardos o de almendras

Toppings (a escoger):
- Granola amaranto si lo quieres más ligero
- Frutos secos troceados (nueces, almendras o avellanas crudas)
- Fruta fresca de temporada recién cortada, ¡que no falten los frutos rojos, que son antioxidantes (si no es la temporada, puedes utilizar frambuesas congeladas)!
- Mezcla de semillas de girasol, de calabaza y de lino molidas
- Escamas de coco

Paso a paso
1. Mezcla los ingredientes de la base en una batidora durante 1 o 2 minutos hasta conseguir una textura homogénea.
2. Vierte la mezcla en un bol. Si te encanta lo dulce, añade una cucharadita de miel bio o de sirope de agave, pero ¡no te pases! La fruta ya te aportará azúcares naturales.

3. Escoge los *toppings* y decora de manera bonita para que resulte aún más apetecible.

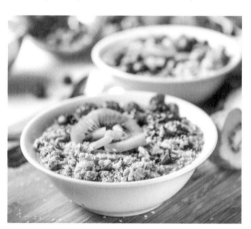

Descubrí estos boles en un viaje a Siargao, una isla oriental de Filipinas en la que todos sus habitantes hacen surf. Este deporte y el yoga se complementan a la perfección y comparten valores como el respeto por la naturaleza. Además, la introspección, la concentración y la armonía resultan fundamentales para mantener el equilibrio tanto en la esterilla como encima de la tabla. Uno de mis boles favoritos se come en el café de Holistika Tulum en México, un centro de yoga y de terapias naturales ubicado en medio de la selva.

UNA TOSTADA INTEGRAL CON AGUACATE

El aguacate es una fruta que te aportará las grasas saludables que necesitas para comerte el día.

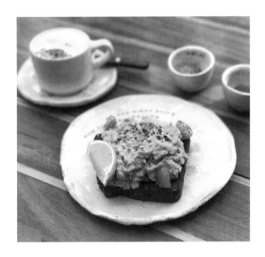

Ingredientes (para 1 porción)

- Pan integral, de trigo sarraceno o de cualquier otra harina integral
- ½ aguacate maduro
- ½ tomate de untar
- 1 pellizco de gomasio (condimento japonés creado a partir de sal marina y semillas de sésamo), que le da un toque salado sutil y todo el sabor del sésamo

Paso a paso

1. Unta el tomate sobre la tostada y coloca encima unas láminas de aguacate o aguacate machacado si está bien maduro.
2. Espolvorea el gomasio. Si lo prefieres, puedes sustituir el tomate por queso fresco y añadir cilantro o lima al gusto. ¿Sueles echar aceite en tus tostadas? Con el aguacate no hace falta añadir más materia grasa.

¡NO TE PASES CON EL AGUACATE!

Esta fruta está considerada como un superalimento o *superfood*. Es conocida por ser la base del guacamole y un ingrediente imprescindible de muchas ensaladas, pero es tan versátil que incluso puede usarse en postres dulces, como por ejemplo la mousse cremosa de chocolate. El aguacate es nutritivo y aporta energía sin grasas saturadas, azúcar ni colesterol. Tiene un alto contenido en aceites vegetales y vitaminas A, B1, B2, B3 y E. Además, es antioxidante y rico en proteínas y minerales. ¡Por no hablar de lo saciante que resulta! Es decir, eso que te ayudará a mantener el hambre a raya. Pero no todo son bondades: es muy calórico, por lo que no es recomendable abusar de su consumo.

ASANAS DE WAKE UP YOGA STRETCH

DESPIERTA EL CUERPO Y LA MENTE POCO A POCO

Cuando suene el despertador, no salgas de la cama enseguida, reserva 5 minutos para activar cuerpo y mente en tres pasos, con movimientos fluidos coordinados y una respiración profunda por la nariz.

Estirarse en la cama:
APANASANA
RODILLAS AL PECHO

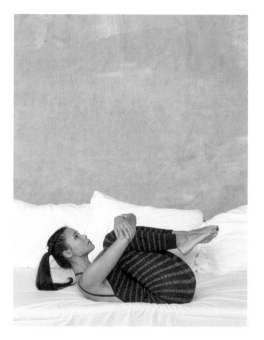

Inspira y estira brazos y piernas. Espira mientras abrazas tus piernas flexionando las rodillas y llevándolas al pecho. Redondea la espalda de tal forma que puedas tocar las rodillas con la frente. Repite tres veces este movimiento de alargar inspirando y recoger espirando.

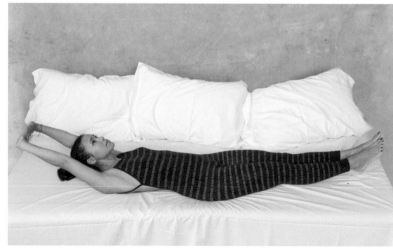

Accede al vídeo
de la práctica

Sentarse en la cama:
PARVATASANA
MONTAÑA SENTADA

Con los pies apoyados en el suelo y separados no más que el ancho de las caderas, mantén la espalda recta sin forzarla y entrelaza los dedos de las manos dirigiendo las palmas hacia fuera. Inspira y extiende los brazos por encima de la cabeza estirando la columna vertebral. Al espirar, redondea la espalda y lleva las manos hacia delante con la mirada hacia el ombligo para estirar el cuello. Repite tres veces este movimiento de crecer inspirando y redondear espirando.

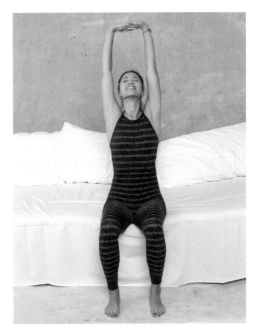

'Follow the Sun'. En *Spirit Bird*. De Xavier Rudd (2012).

Follow, follow the sun
and which way the wind blows
when this day is done.
Breath, breath in the air.
Set your intentions.
Dream with care.
Tomorrow is a new day for everyone.

Sigue, sigue el sol
y la dirección en la que el viento sopla
cuando se acaba el día.
Respira, respira el aire.
Haz tu intención.
Sueña con cariño.
Mañana es un nuevo día para todos.

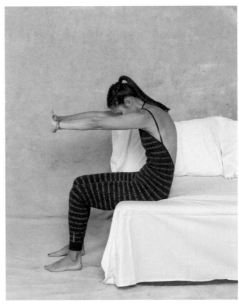

De pie al lado de la cama:
ESTIRAMIENTO LATERAL
DE LA COLUMNA

Mantén el cuerpo, la espalda y el cuello rectos, los brazos a ambos lados del cuerpo y los pies enraizados en el suelo separados al ancho de las caderas. Tras ocho horas estirado horizontalmente, céntrate en buscar la estabilidad en esta posición vertical. Después de unos segundos de adaptación, realiza el siguiente movimiento: inspira y levanta los brazos por encima de la cabeza cogiendo tu muñeca izquierda con la otra mano. Al espirar, estira el costado izquierdo inclinando el tronco hacia la derecha sin encoger los hombros. Inspira y vuelve al centro. Al espirar, cambia de muñeca y de lado. Repite tres veces este movimiento soltando el aire hacia un lado y tomándolo cuando llegas al centro.

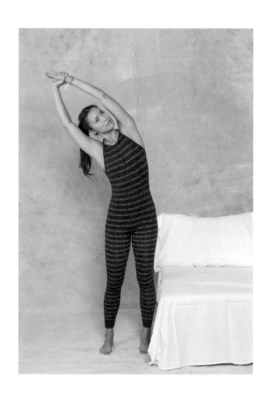

SECUENCIA EXPRÉS DE YOGA MATUTINO

Si por la mañana no puedes dedicar tiempo a una sesión completa de yoga, te propongo las siguientes opciones para que elijas la que se ajusta mejor a tu tiempo y a tus necesidades:

▸ Asanas wake up yoga stretch (5 minutos).

▸ Meditación. Puede servirte cualquiera de las que se describen en el libro, aunque si estás empezando, te recomiendo la del capítulo 4 (5 minutos).

▸ Tres surya namaskar (saludo al sol). En el anexo al final del libro encontrarás varias opciones (5 minutos aproximadamente).

▸ Establece una intención del día para guiar tu jornada con un propósito positivo.

PRANA Y SURYA NAMASKAR

«Prana» es una palabra sánscrita que se puede traducir como fuerza o energía vital. El término se usa en la filosofía hindú y yóguica para referirse a toda la energía manifiesta en el universo, presente tanto en seres vivos como en objetos inanimados. Se cree que el prana fluye dentro y fuera del cuerpo a través de la respiración. Un yogui puede utilizar técnicas de control de la respiración, conocidas como pranayama, y/o realizar posturas o asanas con la respiración para ayudar al prana a fluir más libremente con el fin de que mantenga así el cuerpo sano y vivo y mejorar la salud y el bienestar.

No busques una explicación científica al prana: no es aire, tampoco oxígeno. Está en el aire pero no es un elemento químico. El prana sustenta y está impregnado en la materia, pero no es la materia. No se trata de ningún nutriente en particular de los alimentos que comemos. Sin embargo, según los principios del Ayurveda, nombre con que se designa la medicina tradicional de la India, el prana también está presente en algunos ingredientes que ingerimos, principalmente en aquellos frescos de temporada, no procesados y cocinados en el momento. No confundas el concepto «energía vital» con desayuno energético. Lo que te ayudará a generar y mover tu prana individual (relacionado con el prana del universo) es el conjunto de tu actividad mental y física, de tu respiración y de tu alimentación.

«Surya namaskar» es otra palabra sánscrita, también conocida como saludo al sol. Se trata de una secuencia dinámica de movimientos coordinados con la respiración que tradicionalmente se practica al amanecer, antes de las asanas en los estilos derivados del hatha yoga. Su propósito consiste en generar energía honrando al sol, creador de vida y principal proveedor de prana. Al final del libro podrás encontrar varios estilos de saludos al sol descritos al detalle según distintas escuelas de la rama del hatha yoga (dharma yoga, ashtanga yoga y jivamukti yoga).

PLAYLIST

'Brand New Day'. En *Everything, Everytime, Everywhere*. De Trevor Hall (2011).

'Dancing in the Sun'. En *Only Love Is Real*. De MC Yogi (2016). Este es un reconocido yogui y artista cuya misión consiste en regalar buena música y energía al mundo.

'Follow the Sun'. En *Spirit Bird*. De Xavier Rudd (2012). Rudd es un joven cantante norteamericano de música espiritual de inspiración *folk* y *reggae*.

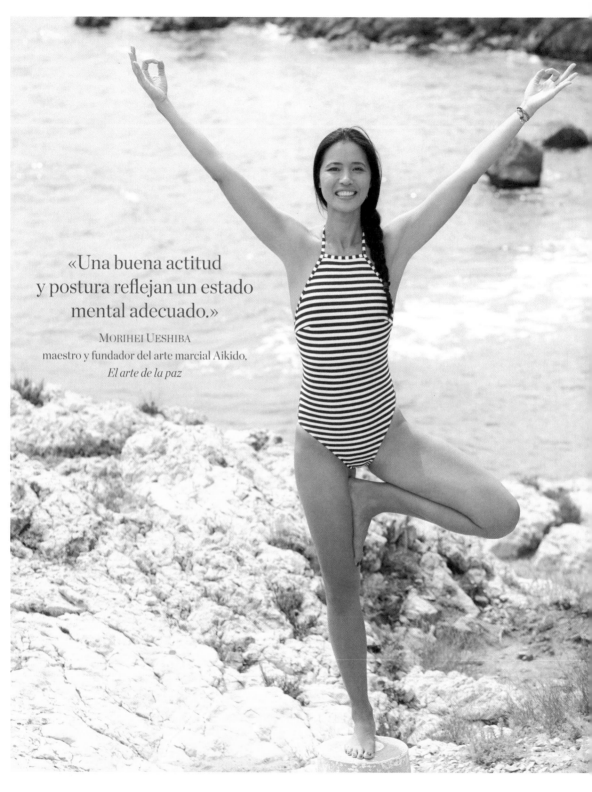

«Una buena actitud
y postura reflejan un estado
mental adecuado.»

MORIHEI UESHIBA
maestro y fundador del arte marcial Aikido,
El arte de la paz

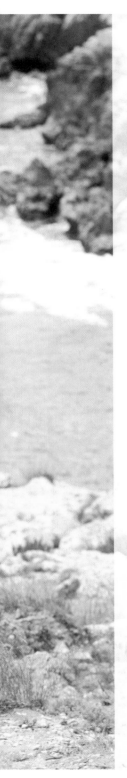

Capítulo 2

Observa tu postura, el espejo de tu estado de ánimo

Mantener una buena postura corporal resulta fundamental para la salud de los músculos y de las articulaciones. Asimismo favorece la circulación sanguínea y previene dolores de espalda, de cuello y de cadera causados por un desequilibrio corporal que intentamos compensar de manera inconsciente.

Si no cuidas tu postura —tanto de pie, como sentado o en movimiento— y además mantienes un estilo de vida sedentario, podrías llegar a desarrollar problemas graves y duraderos, como por ejemplo fatiga crónica, hernias discales o una mala alineación corporal.

Pero la importancia de una buena higiene postural va más allá de lo físico, pues la postura dice mucho de nuestro estado de ánimo: indica si estamos alegres o tristes, si tenemos miedo o nos sentimos seguros, si estamos cansados o con energía, etcétera. Por lo tanto, en el momento en el que uno toma conciencia de su postura, puede hacer las correcciones necesarias para, en consecuencia, influir en un cambio de su propio estado de ánimo.

DIARIO/

Analiza tu postura cuando caminas delante del cristal de un escaparate; mira unas fotografías tuyas (que no sean *selfies* posados), o presta atención a la posición de tus hombros y a la dirección de tu mirada cuando hables con tu jefe en el trabajo. Obsérvate de forma benevolente, sin juzgarte.

Responde:
¿Eres consciente de tu buena o mala postura en general o, por el contrario, no te das cuenta y no sabes qué deberías mejorar? Describe las situaciones en las cuales notes que no mantienes una correcta higiene postural.

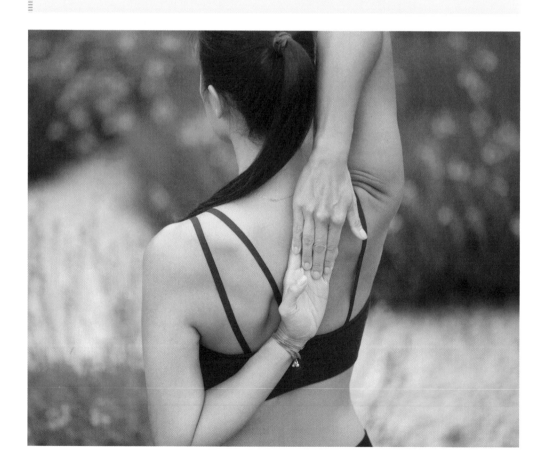

UNA BUENA POSTURA CORPORAL

Una postura correcta consigue utilizar la musculatura de forma eficiente y equilibrada, al tiempo que gasta poca energía. Del mismo modo, si mantienes los huesos y las articulaciones alineados correctamente, alivias la tensión en los ligamentos y evitas el sobreesfuerzo de las articulaciones.

Deberíamos ser conscientes de nuestro cuerpo en todo momento; pero sin un espejo mental o real puede resultar complicado corregir nuestra postura para que sea la correcta. Precisamente, el yoga desarrolla la conciencia corporal a través de movimientos lentos que permiten reajustes en cada momento durante la práctica.

Además, tal y como hemos visto, las emociones y los pensamientos marcan nuestra postura y energía, y también al revés, es decir, que ambas influyen a nivel psicológico. Esto significa que estar erguido produce un efecto hormonal que aumenta los niveles de testosterona (una deficiencia de esta puede provocar tristeza o depresión) y reduce los de cortisol, también conocido como hormona del estrés. No se sabe a ciencia cierta si sonreír hace que nos sintamos mejor o, si

> «A veces tu alegría es la fuente de tu sonrisa, pero a veces tu sonrisa puede ser la fuente de tu alegría.»
>
> THICH NHAT HANH, maestro zen

al estar bien, se nos dibuja la sonrisa. Sea como fuere, *smile*!

La relación entre esta acción-reacción ha sido investigada numerosas veces. Según las investigaciones de la psicóloga social Amy Cuddy, que se resumen en una conferencia TED de 2012, después de comparar dos grupos con sujetos que presentaban distintas posturas, llegó a la conclusión de que aquellos participantes que mantuvieron una postura erguida presentaron mayor autoestima y mejor humor que aquellos que estaban encogidos. Además, los que estaban sentados incorrectamente utilizaron una mayor cantidad de palabras negativas a la hora de describir su estado de ánimo que los que mantuvieron la espalda recta en la silla.

Así que la próxima vez que el trabajo te obligue a permanecer horas y horas sentado, vigila tu postura, ya que a medida que pasan los minutos, vas a tender a encorvarte de forma inconsciente. Lo mismo sucede con el móvil o el resto de los gadgets: cuanto más pequeños son, más te obligan a forzar el cuello y la espalda para mirar hacia abajo. La solución consiste en intentar romper con el sedentarismo y, si no tienes más remedio que tirarte toda la tarde tecleando para preparar la reunión de mañana, al menos cuida tu higiene postural y, cada hora, levántate y pasea (aunque sea hasta la cocina a por un vaso de agua).

Sin duda, podemos contrarrestar estas malas costumbres y, ¡buenas noticias!, de forma muy sencilla: tomando conciencia del cuerpo y practicando yoga con regularidad. En este capítulo te indico una serie de ejercicios que puedes realizar a diario en cualquier momento de la jornada para recuperar una buena postura. Si puedes, complementa la secuencia con un trabajo para fortalecer el core (franja abdominal), zona que sostiene la postura y protege las lumbares (secuencia del capítulo 12). También encontrarás en el capítulo 13 una secuencia de movimientos para que contrarrestes los efectos de las largas horas en la oficina.

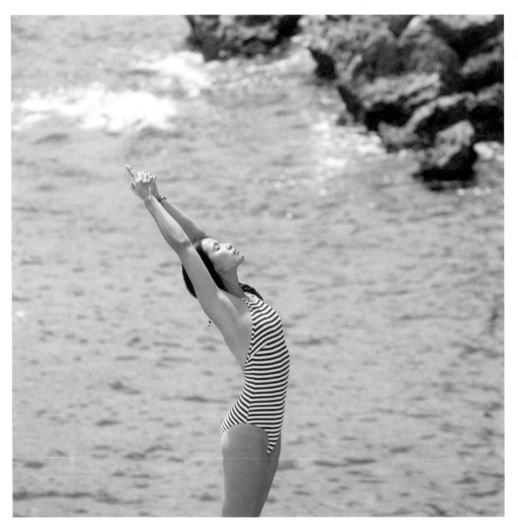

ASANA, MÁS QUE UNA POSTURA

El yoga es una práctica que cultiva una experiencia directa con el cuerpo, que implica su movimiento de forma consciente a través de una serie de posturas que permiten estirar y equilibrar el organismo. Aunque el yoga tiene muchos beneficios para la salud física, el objetivo subyacente consiste en unificar la mente y el cuerpo sumergiendo al individuo en las percepciones sutiles de cada músculo, gesto y pensamiento. En la práctica buscamos las sensaciones y la conciencia del cuerpo tanto al entrar, al mantener como al salir de la postura. Por eso mismo, en los estudios de yoga, a diferencia de los centros de danza y de *fitness*, difícilmente encontrarás espejos, ya que nos basamos en las sensaciones internas y la apariencia externa pasa a ser algo secundario.

Patanjali define asana como «**sthira sukham asanam**», que se podría traducir como la búsqueda de la comodidad y de la estabilidad en cada postura y en cada momento. El practicante de yoga debe aprender a valorar el esfuerzo, sus habilidades y sus limitaciones, y a escuchar las sensaciones de su cuerpo como guía de tal manera que disminuya la importancia de la apariencia física para desarrollar el sentido general del «yo» en su integralidad.

Yo misma soy un ejemplo de cómo el yoga nos hace crecer, no solo mentalmente, ¡también de forma literal! Nos ayuda a recuperar los centímetros que perdemos a causa de la edad, por una mala higiene postural y a causa de la compresión vertebral. Este crecimiento se debe a que en la mayoría de las asanas buscamos estirar la espalda de manera que se crea espacio entre las vértebras. Además, también combate la espalda encorvada. En mis clases, siempre insisto en que relajemos los hombros y que los llevemos hacia atrás y hacia abajo: de este modo se mejora toda la postura de la parte alta del tronco.

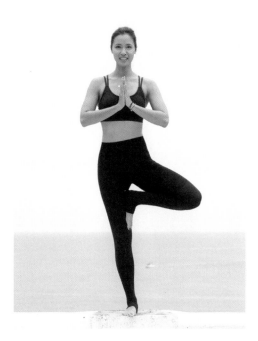

ASANAS PARA UNA ESPALDA SANA Y UNA POSTURA ERGUIDA

TADASANA
MONTAÑA

Estamos ante la madre de todas las asanas de pie. Se trata de la base de la que surgen las otras asanas. Parece una postura sencilla, pero hacerla correctamente requiere llevar la atención hacia cada parte del cuerpo, desde los pies hasta la coronilla.

Empieza de pie con los pies juntos o ligeramente separados. Deja las manos colgando a ambos lados del cuerpo; los brazos deben estar estirados pero sin tensión. Activa los muslos levantando las rótulas. Estira la columna vertebral llevando el coxis ligeramente hacia el suelo y levantando el pubis hacia el ombligo. Sin abrir las costillas flotantes, levanta la parte superior del esternón hacia el techo para ensanchar las clavículas. Busca alinear la coronilla directamente con el centro de la pelvis. Mantén la barbilla paralela al suelo, relaja los hombros. Tómate el tiempo que necesites para entrar en la postura poco a poco, y cuando te sientas estable, cierra los ojos. Debes aprender a equilibrar tu cuerpo mirando hacia dentro, sin la ayuda del punto estático en el que fijar la mirada para mantener el equilibrio.

Consejo: Cuando domines tadasana (montaña), después de unas respiraciones, realiza la variante **urdhva hastasana** (manos arriba). Al inspirar, eleva los brazos estirándolos por encima de la cabeza con las palmas juntas. Alarga el cuello sin levantar los hombros y lleva la mirada a las manos.

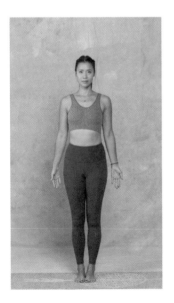
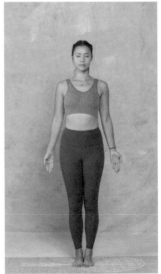
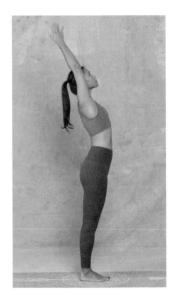

VRIKSASANA
ÁRBOL

Empieza en tadasana (montaña). Lleva el peso al pie izquierdo, levanta el pie derecho y ayúdate con la mano derecha para colocar la planta del pie contra la parte interna del muslo izquierdo (el talón debe aproximarse al pubis y los dedos del pie deben apuntar hacia el suelo). Mantén la mirada al frente en un punto fijo para estabilizar la postura sobre tu pierna izquierda. Con el tronco erguido, coloca las palmas de las manos juntas o en anjali mudra (capítulo 13) contra el pecho. Cuando estés estable, al inspirar eleva las manos sin separarlas por encima de la cabeza. Sal de la asana bajando primero las manos y, a continuación, el pie derecho en el suelo. Repite cambiando la pierna de apoyo y observa con qué pie mantienes mejor el equilibrio.

Consejo: Si no puedes colocar el pie derecho cerca del pubis, llévalo a la pantorrilla de la pierna de apoyo. Eso sí, nunca lo apoyes en la parte interna de la rodilla.

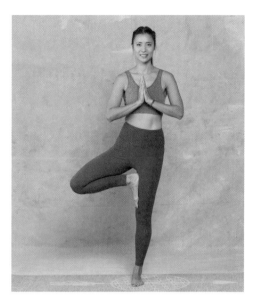

BENEFICIOS

▸ Mejora la postura corporal alineando el cuerpo en equilibrio.

▸ Fortalece la columna vertebral.

▸ Mejora la concentración y el equilibrio.

▸ Mantener esta postura estable mejora la confianza y la autoestima.

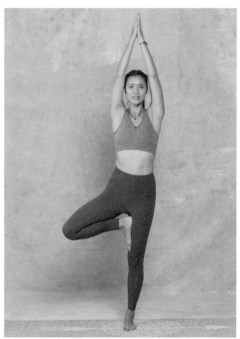

BHUJANGASANA
COBRA

Estírate boca abajo en la esterilla. Coloca tus manos debajo de los hombros con los codos pegados a las costillas. En la inspiración, presiona las manos en la esterilla para elevar la cabeza, el pecho y el esternón. Alcanza una altura que te permita mantener la asana sin tener que hacer mucha fuerza con los brazos notando el esfuerzo en la parte media de la espalda. Mantén las piernas activas, los empeines y el pubis en el suelo sin llegar a contraer las nalgas. Alarga el cuello bajando los hombros y lleva tu mirada al techo sin tensar los hombros, que deben permanecer alejados de las orejas. Sal de la postura bajando la frente al suelo lentamente con la espiración.

Consejo: No estires los brazos completamente, deja que tu espalda se vaya acostumbrando al arqueamiento poco a poco. Si tienes alguna lesión en la espalda, en vez de apoyarte en las manos, hazlo sobre los antebrazos.

BENEFICIOS

▶ Mejora la postura corporal abriendo el pecho y los pulmones, lo que hace que sean más flexibles y evita el encorvamiento.

▶ Fortalece la columna vertebral.

▶ Estimula los órganos abdominales.

▶ Alivia el estrés y la fatiga.

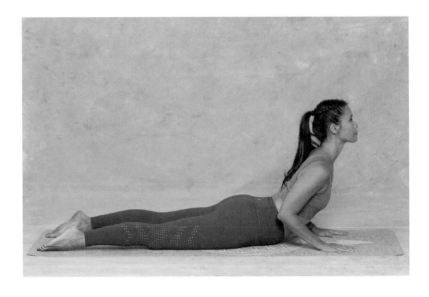

ADHO MUKHA SVANASANA
PERRO BOCA ABAJO

Esta asana es ideal para estirar toda la cadena posterior del cuerpo. Empieza en cuatro apoyos (manos y rodillas al suelo) y mueve las manos un palmo hacia delante. Con los brazos estirados, poco a poco, levanta las caderas hacia arriba estirando las piernas totalmente o parcialmente, manteniendo el pecho ligeramente abierto para no redondear la parte alta de la espalda. Presiona las manos contra el suelo mientras las nalgas apuntan al techo en todo momento. Relaja la cabeza. Las personas más flexibles llegarán a estirar ambas piernas de tal forma que los talones toquen el suelo sin modificar el estiramiento de la espalda. Esta asana puede parecer incómoda para principiantes, pero luego servirá de postura de descanso. No fuerces, el cuerpo se irá acostumbrando con el tiempo.

Consejo: Si tus isquiotibiales son cortos o notas mucho peso en las muñecas, dobla ligeramente las piernas y lleva las nalgas más atrás. Irás estirando las piernas con la práctica.

BENEFICIOS

▶ Mejora la postura corporal estirando toda la espalda.

▶ Fortalece las piernas, los brazos, la espalda, el cuello y las muñecas.

▶ Incrementa la irrigación y circulación de oxígeno al cerebro e invierte la posición de los órganos del tronco.

▶ Flexibiliza la cadena posterior de las piernas, los talones y los empeines, los hombros y las manos.

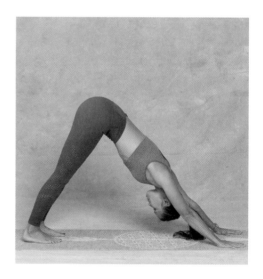

SENTADO EN VAJRASANA DIAMANTE Y TREN SUPERIOR EN GOMUKHASANA CARA DE VACA

Siéntate sobre tus talones con la espalda recta en vajrasana (diamante). Si no puedes, coloca un bloque o una manta enrollada entre las piernas para sentarte encima y descargar la presión en los empeines. Encuentra una postura cómoda al sentarte porque vamos a utilizar solo el tren superior. Extiende ambos brazos en cruz, levanta el derecho por encima de la cabeza, flexiónalo y lleva la mano a la espalda. El bíceps de este brazo debe quedar pegado a la oreja. Rota el hombro izquierdo hacia delante y flexiona el brazo llevando el antebrazo por detrás de la espalda buscando el centro de los omoplatos con tu mano izquierda. Abre el pecho e intenta juntar ambas manos en la espalda. Si no puedes, una correa de yoga te será de gran ayuda. Sal de la postura soltando lentamente el agarre de ambas manos o de uno de los extremos del cinturón y vuelve a repetir estirando los brazos en cruz y cambiando de lado.

Consejo: No se debe practicar en caso de lesión en un hombro.

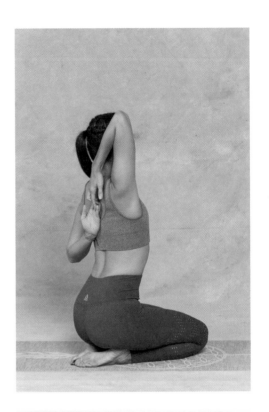

BENEFICIOS

▸ Mejora la postura corporal estirando los hombros y abriendo el pecho.
▸ Estira los empeines y tobillos.

PLAYLIST

'**Catch & Release**'. En *Catch & Release*. De Matt Simons (2015).

'**Ganesha**'. En *Yoga Revolution*. De Wah! (2010). Ganesha es el dios con cabeza de elefante que elimina los obstáculos en la mitología hindú.

'**Sonkolon**'. En *Fatou*. De Fatoumata Diawara (2011).

SECUENCIA DE *FLOW* POSTURAL (15 MIN)

Si tienes tendencia a adoptar una mala postura, la salud de tu espalda te agradecerá esta secuencia fluida.

Junta las palmas de las manos delante del pecho para cantar el mantra Om y piensa en tu intención para esta práctica.

▸ 3 surya namaskar (saludo al sol), estilo hatha yoga
1 Tadasana (montaña)
2 Tadasana ojos cerrados
3 Urdhva hastasana (manos arriba)
4 Vriksasana (árbol)
5 Vajrasana (diamante) y tren superior en gomukhasana (cara de vaca)
6 Bhujangasana (cobra)
7 Adho mukha svanasana (perro boca abajo)
8 Tadasana (montaña)

Para cerrar esta sesión, quédate de pie con el cuerpo erguido, observa tu estado de ánimo, y con una sonrisa interior, canta el mantra Om. Recuerda tu intención e incorpórate a tu rutina sin prisa.

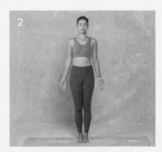

5 respiraciones

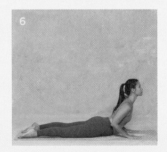

5 respiraciones | ojos cerrados

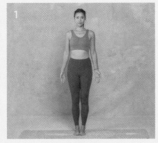

5 respiraciones

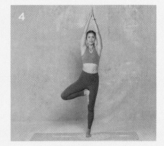

3 respiraciones | cambio de pierna

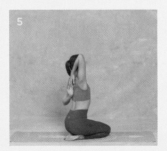

5 respiraciones | cambio de lado

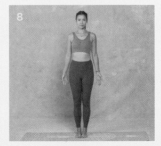

3 respiraciones

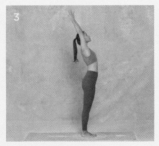

3 respiraciones

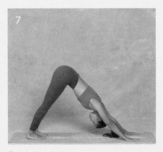

5 respiraciones

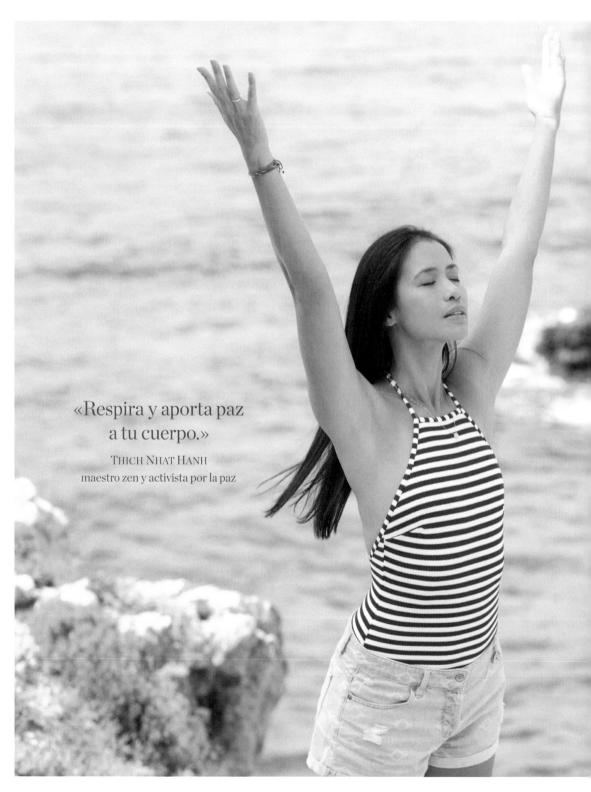

«Respira y aporta paz
a tu cuerpo.»

THICH NHAT HANH
maestro zen y activista por la paz

Capítulo 3

Escucha tu respiración, el puente con tus emociones

Respiramos de manera natural porque es una función vital que aporta oxígeno a nuestros órganos y lo hacemos sin pensar y, sin embargo, la forma en que respiramos puede modificar nuestra vida. Piensa en cómo se altera debido al ejercicio físico o a emociones como el miedo, la pasión o la ansiedad. Por ejemplo, cuando estamos tristes suspiramos con frecuencia; ante el enfado, la respiración se acelera, y con un susto, la retenemos.

Esta relación entre la respiración y el estado emocional resulta evidente, por lo que si controlas tu inspiración y espiración, conseguirás conectar mejor con tus emociones y sentimientos.

Es la única función vital que podemos controlar, a diferencia de la actividad de los riñones o del hígado: podemos tomar aire de forma profunda o retener nuestra respiración durante unos minutos, por ejemplo. Esta capacidad de conectar la respiración con la mente nos ofrece la posibilidad de devolver nuestra mente a nuestro cuerpo.

Cuando nos dejamos llevar por unos sentimientos o pensamientos solo podemos volver a anclar nuestra mente en el presente a través de nuestra respiración. Una vez que domines este método, serás capaz de utilizar la práctica para ayudarte en los momentos desafiantes. No se trata de negar ciertas realidades o de querer cambiarlas, sino de aceptar exactamente las cosas como son.

DIARIO/

¿Sabrías definir cómo es tu respiración natural: profunda o superficial, regular o irregular, larga o corta?

Responde:
Ahora respira y observa. Describe con palabras el antes y el después de los ejercicios de pranayama que te presento en este capítulo.

Después de tantos años de práctica de ashtanga y vinyasa yoga, he aprendido a controlar mi respiración para que no se acelere demasiado durante los movimientos y también a recuperar el ritmo rápidamente sin ahogarme. Recuerda que el término «vinyasa» define un estilo y unas secuencias fluidas de yoga en las cuales las posturas están conectadas y coordinadas a través de una respiración rítmica, por lo que la fuerza y la energía se crean en el cuerpo. El saludo al sol es por definición una secuencia de vinyasa.
Saber controlar el ritmo de la respiración a pesar del esfuerzo físico es una habilidad que tuve que desarrollar para poder dirigir masterclasses de yoga multitudinarias, como las de Free Yoga, un movimiento que fundé con dos amigas. En estas, doy las sesiones ante miles de personas que van siguiendo mis instrucciones gracias a un micrófono. Tengo que realizar todas las asanas al mismo tiempo que hablo pero sin que mi voz se corte ni me falte el aire. Debo admitir que se trata de un ejercicio bastante exigente: tu voz debe transmitir paz y tranquilidad cuando tu corazón está acelerado.

LA RESPIRACIÓN CONSCIENTE

El principio de la respiración consciente, o *mindful breathing* en inglés, consiste en prestar atención a la inspiración y la espiración naturales, sin pretender modificarlas, usando la respiración como ancla para volver al aquí y ahora. Observa y lleva tu atención a tu aliento, déjalo fluir mientras continúas con tus tareas. Esto te ayudará a entrar en un estado consciente del ser. La práctica se convertirá en una parte de ti y de tu vida diaria.

Para aprender a llevar a cabo esta respiración, lo mejor es hacerlo sentado cómodamente en un lugar tranquilo con los ojos cerrados para que puedas concentrarte en tu respiración sin distracciones. Más adelante descubrirás que puedes llegar a respirar conscientemente en cualquier momento y lugar, y no necesitarás hacerlo con los párpados cerrados. ¿Un ejemplo? Prueba a respirar de forma consciente mientras esperas el autobús o mientras estás en movimiento, por ejemplo caminando en casa o practicando unas asanas.

Esta manera de vivir el momento presente a través de la respiración consciente es el

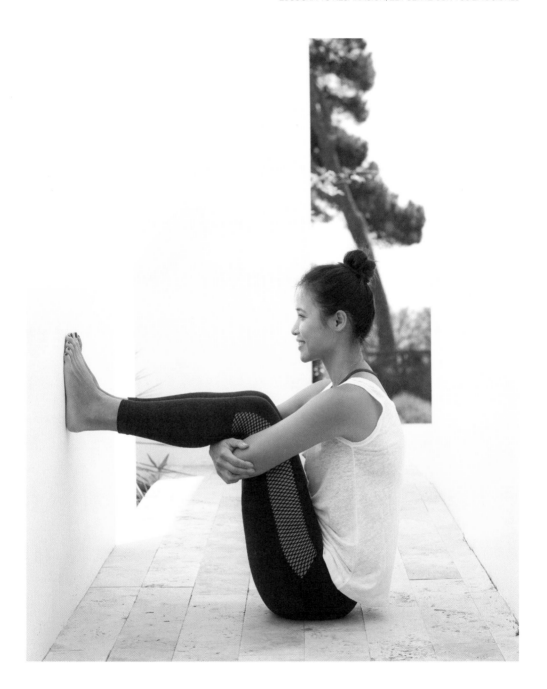

fundamento de la conciencia plena o atención plena, conocida como *mindfulness*, que explicaré en el capítulo 6.

LA IMPORTANCIA DE LA RESPIRACIÓN PARA LA SALUD Y EL BIENESTAR MENTAL

El oxígeno es un elemento esencial para la integridad del cerebro, de los nervios, de las glándulas y de los órganos internos. Podemos sobrevivir durante días con una mínima ingesta de alimentos y agua, pero apenas aguantaríamos unos minutos sin oxígeno. Resulta fundamental para nuestro bienestar, y cualquier esfuerzo para aumentar y mejorar la calidad del suministro de oxígeno que penetra en nuestro cuerpo tendrá efectos positivos, sobre todo en el cerebro, que es el órgano que más cantidad consume. Los yoguis se dieron cuenta de la importancia vital de una oxigenación adecuada hace miles de años, de ahí que desarrollaran y perfeccionaran técnicas de respiración, conocidas como **pranayama**.

Si le preguntas a cualquier persona si sabe respirar, enseguida te responderá que sí. Incluso puede que no entienda a qué te refieres exactamente, ya que esta acción es automática, espontánea y natural. Sin embargo, solemos desarrollar hábitos poco saludables sin darnos cuenta de ello. Tal y como hemos podido ver en el capítulo anterior, tendemos a adoptar malas posturas corporales; pues bien, estas también afectan a la forma de respirar, ya que disminuyen la capacidad pulmonar, lo que se traduce en que realizaremos respiraciones cortas. También hay que mencionar que las condiciones ambientales en las que vivimos, sobre todo aquellos que residimos en grandes ciudades alejados de la naturaleza, no ayudan a la salud de nuestro sistema respiratorio.

La primera regla para una respiración correcta es hacerlo por la nariz, ya que esta cuenta con varios mecanismos de defensa que evitan la inhalación de impurezas. Asimismo proporciona la humedad que falte en el aire a fin de evitar la sequedad del sistema respiratorio. También adapta el aire frío a la temperatura corporal y aumenta la absorción de oxígeno porque mantiene la elasticidad de los pulmones. Además, la ciencia del yoga cree que el órgano olfativo cumple la función de absorber el prana (energía) del aire. Por lo tanto, reserva la respiración por la boca solo para aquellos momentos en los que tienes congestión nasal o cuando el esfuerzo físico intenso te obliga a ello para oxigenar rápidamente tu musculatura.

Durante la práctica de yoga, sea cual sea el ritmo de los movimientos, respira por la nariz, y rompe con el hábito de hacerlo por la boca cuando practiques ejercicios. Puede que al principio te cueste, pero recuerda que en boca cerrada no entran moscas, ¡ni aire, claro!

PLAYLIST

'Every Breath You Take'. En *Jazz and '80s*. De Karen Souza (2007).
'Breathe'. En *Breathe*. De Télépopmusik (2015).
'Breathe Deep'. En *Ritual Mystical*. De MC Yogi (2016).

Extracto de las palabras (con su traducción) de la canción de MC Yogi que explica muy bien el papel clave de la respiración en caso de estrés:

Breathe Deep, Deep breath, deep breath.
Steady the breath to steady the mind.
Keep breathing till I feel that light shine.
[...]
Breathe deep, deep breath.
Inhale, exhale to release the stress.
[...]
In this modern day age in this information,
choose complication over stimulation.
We need to ease the stress feel the situation,
so I focused on my breath, steady concentration.

Respira profundo, una profunda respiración, una profunda respiración.
Calma la respiración para estabilizar la mente.
Sigue respirando hasta sentir esta luz brillar.
[...]
Respira profundo, una respiración profunda.
Inspira, espira para liberar el estrés.
[...]
En esta edad moderna, en esta información, elige complicación sobre estimulación.
Necesitamos aliviar el estrés, sentir la situación, así que me concentré en mi respiración y en estabilizar la concentración.

USA LA RESPIRACIÓN PARA CALMARTE EN UN MOMENTO PUNTUAL DE ANSIEDAD

¿Te sientes nervioso e inseguro porque tienes una entrevista de trabajo, una presentación importante, una actuación en directo, una primera cita o una pedida de mano? Ante episodios intensos emocionalmente, la respiración suele acelerarse y la mente tiende a nublarse, ¡cuando precisamente lo que necesitas es mantener la calma y tener las ideas claras! Te sitúas en la peor de las opciones y te presionas aún más a ti mismo recordándote lo importante que resulta que no falles.

En estas situaciones, recuerda que la respiración es una herramienta para calmar tu mente y volver a concentrarte. Te propongo un ejercicio fácil que puedes llevar a cabo antes de pasar a la acción y que te permitirá calmar la respiración y la sensación de estrés. Realízalo una hora o unos minutos antes del gran momento.

RESPIRACIÓN CONSCIENTE CONTADA

Cierra los ojos y observa la calidad de tu respiración natural. Mientras inspiras y espiras, siente el flujo de aire por la nariz. Nota el aire frío que entra y el caliente que sale.

Siéntate cómodo en una silla, en un cojín o sobre los talones en vajrasana (diamante) con la espalda erguida pero sin tensión.

Coloca una palma de la mano en el abdomen y la otra en el pecho y conecta con la respiración a través del movimiento de las manos. Cuenta tus respiraciones:

Inspiro-espiro, 1; inspiro-espiro, 2... Continúa hasta 10 y vuelve a 1.

No se persigue ningún objetivo; el simple hecho de contar ya te permite mantener la mente centrada en el momento presente sin que viaje por tus pensamientos.

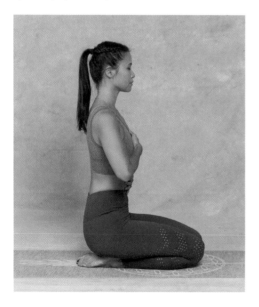

PRANAYAMA

Este término sánscrito está compuesto de dos palabras: «prana» (energía) y «ayama», que significa controlar y expandir o alargar. Pranayama representa el conjunto de técnicas de control de la respiración o expansión del prana. Se trata de una actividad respiratoria voluntaria y consciente, con una profunda dimensión espiritual, que engloba distintos ritmos, modos y frecuencias. La respiración controlada produce calma y relajación en el sistema nervioso. Existen tres tipos de pranayama:

Puraka: Inspiración o inhalación.

Rechaka: Espiración o exhalación.

Kumbhaka: Retención, ya sea con los pulmones llenos (antara kumbhaka) o vacíos (bahya kumbhaka). Las retenciones necesitan una práctica regular y gradual bajo la supervisión de un instructor.

Recuerda que la respiración en yoga se realiza siempre por la nariz. Aunque es cierto que hay ejercicios excepcionales que implican la respiración por la boca, utiliza siempre las fosas nasales, a no ser que se especifique lo contrario.

PRANAYAMA RECHAKA 2:1

En esta respiración con proporción 2:1, la duración de la espiración (rechaka) equivale a dos veces la de la inspiración (puraka). Esta técnica relaja el sistema nervioso.

Empieza sentado en un cojín o una silla con los pies en el suelo. Realiza de seis a ocho respiraciones naturales y observa la duración de cada inspiración y espiración sin ánimo de modificar nada.

Iguala la duración de la inspiración y de la espiración, es decir, lo que se conoce como samavritti o respiración equitativa. Para ello, cuenta mentalmente cuatro segundos mientras coges aire y suéltalo en el mismo tiempo.

Comienza a aumentar gradualmente la espiración llevándola a una duración de seis segundos. Hazlo contrayendo suavemente el abdomen durante varias respiraciones. Poco a poco alarga la espiración hasta llegar a ocho segundos, el doble de la inspiración. Sal de tu práctica realizando unas respiraciones naturales y relajadas.

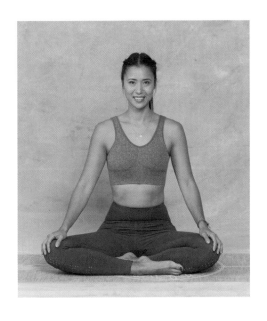

Precaución: Asegúrate de que no notas ninguna tensión o bloqueo a medida que la espiración va aumentando de duración. Si debes forzar mucho para alcanzar la respiración rechaka 8-puraka 4, vuelve a la proporción intermedia de rechaka 6-puraka 4. Con la práctica irás incrementando la capacidad pulmonar y la flexibilidad del diafragma para controlar tu respiración.

CREA UNA EMOCIÓN POSITIVA A TRAVÉS DE LA RESPIRACIÓN

Como hemos visto, muchas de nuestras emociones tienen su origen en la respiración. Pero una buena relación con tu respiración no solo depende del control de la inhalación y la exhalación. También puedes mejorar tu bienestar si aprendes a aprovechar el sentido del olfato, porque la respiración nos ayuda a captar olores, los olores traen recuerdos a la mente, y los recuerdos nos hacen sentir emociones que pueden ser agradables o desagradables.

EL EFECTO MAGDALENA DE PROUST

Es posible que alguna vez hayas pasado junto a una panadería y el aroma a pan recién hecho te haya transportado a tu infancia. Quizá hayas recordado a un antiguo amante por una colonia. O puede que el olor de las calles el primer día lluvioso de otoño te haya llevado a tus días de escuela o de instituto. Si te ha ocurrido, debes saber que esto tiene un nombre: el efecto magdalena de Proust.

Se trata de una asociación cerebral involuntaria entre una sensación que percibimos a través de nuestros sentidos, normalmente el olfato, y un hecho ocurrido en el pasado. A veces, gracias a este efecto, es posible incluso que nos venga a la memoria algo que creíamos olvidado por completo.

Este efecto toma su nombre del autor francés Marcel Proust y su obra *Por el camino de Swann* (que, casualidades de la vida, ¡se pronuncia justo igual que Xuan!). El primer volumen de esta obra empieza cuando el protagonista moja una magdalena en una taza de té y, al probarla, de pronto recuerda algunas escenas de su infancia.

Lo que nos interesa del efecto magdalena de Proust es que podemos provocar el recuerdo positivo para mejorar nuestro bienestar. Los días que estás triste, sientes soledad o te sobrepasan las circunstancias, te puede ayudar mucho saber cuál es tu magdalena de Proust. Quizá sea el cocido de tu abuela o el olor de la crema solar que te ponía tu madre antes de dejar que te bañases en el mar. Si es así, puedes preparar el cocido o ir a pasar una tarde a la playa. La cuestión es que es posible que te sientas mejor a través del sentido del olfato, porque gracias a él puedes recordar un momento dulce de tu vida o algún lugar en el que hayas estado a gusto. Se trata de llevar al presente las emociones agradables y positivas que surgen del pasado.

En mi caso, hay algunas recetas vietnamitas que me traen a la mente momentos dulces que pasé con mi familia. No las suelo preparar a menudo, pero cada vez que lo hago me transportan a situaciones felices y me generan una emoción agradable. El presente es lo único real, aunque hay recuerdos que tenemos grabados en nuestro corazón, nuestro cuerpo, nuestros tejidos y nuestras células, y a veces, en los momentos más duros, podemos hacerlos resurgir para darnos cuenta de que somos capaces de sentir emociones muy bonitas.

GỎI CUỐN, ROLLITO DE PRIMAVERA VIETNAMITA DE MI INFANCIA

Quizá sepas que nací y crecí en Francia, y que mis raíces son vietnamitas. Los rollitos de primavera frescos y ligeros del sur de Vietnam, llamados *gỏi cuốn* (*gỏi* significa «ensalada», y *cuốn* «rollo»), son uno de los platos más populares fuera del país y también de mis favoritos.

Tradicionalmente, se hacen con panceta de cerdo, gambas, brotes de soja, menta, fideos de arroz, rodajas de hierbas aromáticas al gusto y un tallo de cebollino. Después, se enrollan en una fina hoja de arroz crudo y se comen fríos con una salsa a base de *hoisin*. La receta puede variar, por ejemplo, reemplazando la carne de cerdo por pollo o tofu, o incluso quitándola, pero lo que no se puede cambiar es la salsa. Si vas a un restaurante y te sirven un *gỏi cuốn* con salsa de soja, seguro que el cocinero no es vietnamita.

Fuera de Vietnam, hay gente que confunde el *gỏi cuốn* con otros rollitos de primavera chinos salados o dulces (también exquisitos), hechos con hojas de trigo y fritos con una salsa agridulce, aunque, aparte de la forma y del nombre, ¡no tienen demasiado en común!

Me acuerdo de las tardes que pasaba preparando estos rollitos en casa con mi hermana para la celebración familiar del año nuevo lunar, llamado *Têt*, que coincide con la llegada de la primavera, que en vietnamita se dice *xuân* (y ya van dos veces que hablo de mi nombre en este capítulo). Al degustar este plato fresco, me vienen a la mente esos momentos con mi hermana, aunque no son tanto los olores los que me recuerdan a mi infancia como la mezcla de texturas, las hierbas, la salsa y la delicadeza de la hoja de arroz.

Este plato es ideal para compartir. Si quieres preparar la receta como parte de un picoteo, ten en cuenta que lo ideal son dos rollitos de tamaño medio por persona. También puedes hacer uno grande y partirlo por la mitad si tu menú es contundente. El tamaño del rollito lo decides tú con la cantidad de relleno que le pongas.

Puedes encontrar los ingredientes fácilmente y la receta no conlleva ninguna dificultad técnica. El secreto para que los rollitos queden deliciosos está en saber enrollarlos. Las hojas de arroz son muy finas y frágiles, y no hay que ir demasiado rápido ni demasiado lento. Además, la preparación de los ingredientes requiere una mente presente, atenta y dedicada.

Para cocinar este plato, se necesita tiempo, concentración, presencia, ritmo y práctica. Por eso, considero que supone un buen ejercicio de *mindful cooking*, un tipo de *mindfulness* que se podría traducir por «cocinar con atención plena». Hablaremos más en detalle de *mindfulness* y meditación en el capítulo 6.

A continuación, te muestro cómo preparar mi receta adaptada de *gỏi cuốn*.

Ingredientes (para 6 personas)

Para los rollitos

- 12 hojas de arroz de 18 cm (dos por persona, pero te recomiendo que compres más, porque las primeras se te pueden romper. Hay paquetes de 15)
- 80-100 g de fideos de arroz (*bún*)
- 200 g de tofu firme en lonchas (lo puedes marinar al gusto previamente)
- 150 g de brotes de soja
- 6 hojas grandes de lechuga
- Menta
- Cilantro (opcional)
- 1 zanahoria en juliana (opcional)
- 4 ramitas de cebollino chino o de ajo
- 12 gambas cortadas por la mitad (opcional)

Para la salsa

- 3 cucharadas colmadas de salsa *hoisin* (salsa preparada con soja fermentada salada, ajo, vinagre de arroz, aceite de sésamo, chile, sal y azúcar)
- 2 cucharadas de crema de cacahuete
- 1 cucharada de cacahuetes tostados ligeramente triturados
- 10 cucharadas de agua caliente
- 1 diente de ajo prensado

Paso a paso

Preparar los ingredientes

1. Hierve agua en una olla para cocer las gambas durante 2-3 minutos. Al sacarlas, sumérgelas en agua fría y pélalas completamente. Córtalas por la mitad a lo largo y resérvalas (otra opción es comprarlas cocidas).

2. Corta el tofu en lonchas finas de 1 cm y marínalo en limón, sal, pimienta y cilantro. Resérvalo.

3. Blanquea los brotes de soja en agua hervida durante 1 minuto. Escurre y reserva.

4. Prepara la salsa mezclando todos los ingredientes salvo los cacahuetes triturados (¡no queremos que se ablanden, sino que le den un toque crujiente a la salsa!).

5. Echa los fideos de arroz en agua hirviendo (¡sin sal!) durante unos 5 minutos. Después, ponlos en un colador y enjuágalos inmediatamente con agua fría. Escurre y reserva.

6. Si optas por usar zanahoria, lávala, pélala y rállala o córtala en juliana fina.

7. Lava la lechuga, las hierbas y el cebollino o ajo.

8. Reserva las hojas de menta y cilantro.

9. Corta las hojas de lechuga por la mitad, quitando la parte central, que está más dura. Corta los tallos de las cebolletas de ajo para insertarlos en los rollitos.

10. Saca tres trapos grandes: dos húmedos para hacer los rollitos, y uno seco para retirar el agua sobrante de las hojas de arroz.

11. Prepara un recipiente grande con agua caliente para remojar las hojas de arroz. Coloca todos los ingredientes en una mesa, al alcance de la mano.

Preparar los rollitos

1. Sumerge una hoja de arroz en agua caliente por un lado y luego por el otro con un movimiento muy rápido. Aunque te parezca que está un poco dura, se va a ablandar enseguida cuando la dejes reposar sobre

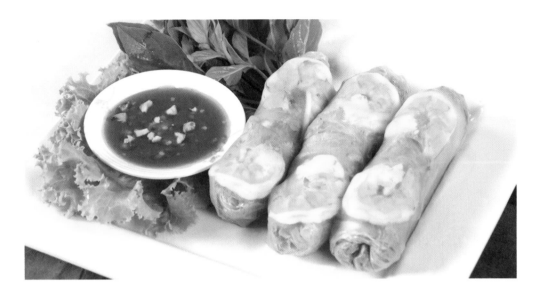

el trapo. Prepara la segunda hoja de arroz para darle tiempo a la primera de que se ablande adecuadamente.

2. Luego, en orden, coloca los ingredientes en el primer tercio de la hoja: media hoja de lechuga, una o dos hojas de menta, si hay otras hierbas agrega una hoja de cada, dos o tres lonchas de tofu, la zanahoria, brotes de soja (muy pocos) y, por último, los fideos de arroz (muy pocos).

3. En el centro de la hoja de arroz, coloca dos mitades de gamba.

4. Dobla ambos lados de la hoja sobre el relleno (a esto, mi madre lo llamaba «cerrar las orejas antes de enrollar») y luego empieza a enrollarla como un cigarro, hacia delante y sosteniéndola con firmeza. Cuando hayas enrollados dos tercios, inserta un tallo de cebollino (cortado y adaptado al tamaño del rollo, con 1 o 2 cm sobresaliendo por un lado), y continúa enrollando hasta el final para cerrarlo por completo.

5. Procede de la misma forma hasta tener todos los rollitos, humedeciendo siempre dos tortas de arroz alternativamente para ahorrar tiempo.

6. Sirve la salsa en cuencos pequeños y echa los cacahuetes triturados por encima. Añade una hoja de cilantro y chili cortado para decorar.

Los rollitos no se pueden tener muchas horas en la nevera porque se resecan, es mejor tomarlos al momento.

Tiempo de preparación con paciencia y *mindful cooking*: 1 hora para habituales o 1 hora y media para principiantes.

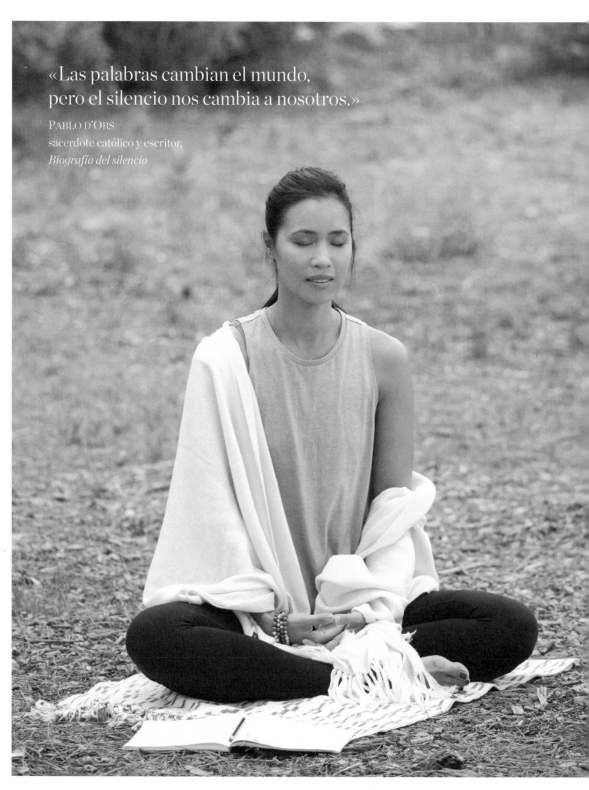

«Las palabras cambian el mundo,
pero el silencio nos cambia a nosotros.»

PABLO D'ORS
sacerdote católico y escritor,
Biografía del silencio

Capítulo 4
Reserva unos minutos de meditación cada día

La sociedad siempre ha relacionado la práctica contemplativa en silencio y la meditación con cierta imagen mística. Sin embargo, desde que los investigadores han demostrado que ambas producen efectos beneficiosos para la actividad cerebral, se han convertido en el remedio de moda para calmar y reducir el estrés, pero también para mejorar la memoria, las habilidades sociales y la toma de decisiones.

Un estudio llevado a cabo por la Universidad de Wisconsin-Madison (Estados Unidos) afirma que a través de la meditación tenemos el poder de cambiar nuestra mente. Los expertos llegaron a esta conclusión después de analizar las tomografías cerebrales por resonancia magnética de un grupo de meditadores y monjes budistas (con más de 10.000 horas acumuladas de Meditación de la Compasión) y descubrir que mostraban una actividad en el córtex prefrontal izquierdo superior a la de la media de la población. En la práctica, esto se traduce en una gran predisposición para el bienestar y las emociones positivas.

Olvídate de los prejuicios y tampoco te creas que sea algo milagroso porque eso genera expectativas y distorsiona la práctica.

Por último, es importante recordar que para notar los beneficios de la meditación debes entrenar el cerebro de manera paulatina pero repetida. Ten paciencia, pero empieza mañana.

DIARIO/

Apunta a diario cómo ha sido tu sesión de meditación: duración, lugar y hora escogidos para poder seguir tu evolución.

Responde:

¿Cómo valoras de 1 a 5 la calma o claridad que te ha aportado la meditación de hoy? ¿Tu cuerpo te ha molestado?

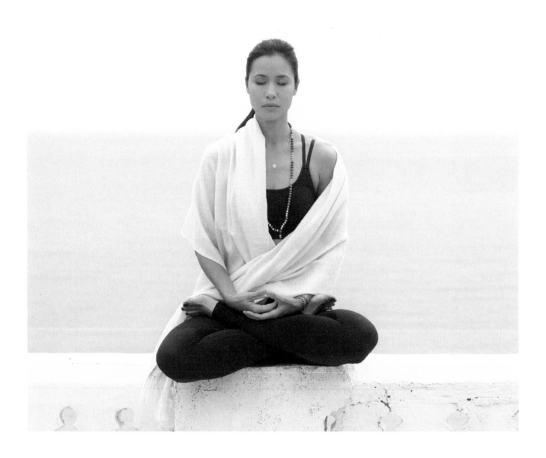

BENEFICIOS DE LA MEDITACIÓN

Meditar es tendencia, pero desgraciadamente en la actualidad se recurre a ella con el único objetivo de aliviar el estrés y la ansiedad en momentos puntuales, cuando debería ser una práctica habitual para alcanzar otros objetivos, tales como elevar el nivel de conciencia, desarrollar la compasión, descansar la mente o estimular los mecanismos de autosanación o los que crean una sensación de felicidad.

Sus beneficios más conocidos y populares entre los yoguis son:

- Potencia la salud mental y física.
- Desarrolla la inteligencia emocional y la empatía.
- Mejora la memoria.
- Combate el estrés, la ansiedad y la depresión.
- Reduce la presión sanguínea.
- Estimula y mejora el sistema inmunológico.
- Contribuye a situar a la persona en el momento presente.

«Samskara saksat karanat purvajati jnanam.»
A través de la meditación y el enfoque sostenido
en nuestros patrones, hábitos y condicionamiento,
obtenemos conocimiento y comprensión
de nuestro pasado y de cómo podemos cambiar
los patrones que no nos sirven para vivir
de manera más libre y plena.

PATANJALI, Yoga Sutra III, 18

EL OBJETIVO DEL YOGA ES CALMAR LA MENTE

En los *Sutras*, Patanjali define el yoga como «Yoga chitta vritti nirodha», que se podría traducir como «el yoga es el cese de las fluctuaciones de la mente». Para conseguir este objetivo ambicioso, el maestro describe un esquema de ocho aspectos interrelacionados que nos permite crecer como un árbol, desde las raíces hasta el fruto, como una unidad. Son los ocho pilares o estadios del ashtanga yoga (advertencia: no confundir con el estilo ashtanga vinyasa yoga creado por Sri Pattabhi Jois):

Yamas: Abstenciones y códigos de conducta.
Niyamas: Disciplinas personales.
Asanas: Posturas físicas.
Pranayama: Control del prana a través de la respiración.
Pratyahara: Aislamiento de los sentidos.
Dharana: Concentración.
Dhyana: Estado de meditación.
Samadhi: Estado de unión o superconciencia.

> «No se puede perfeccionar
> el hatha yoga (yoga físico) sin la práctica
> del raja yoga (yoga mental), y viceversa.
> Por lo tanto, se deben practicar
> los dos hasta que se obtenga la
> perfección en raja yoga.»
>
> *Hatha Yoga Pradipika*

Las asanas permiten fortalecer el cuerpo y prepararlo para la postura sentada de meditación; el pranayama aporta la fuerza vital adecuada; en pratyahara, los sentidos dejan de percibir los estímulos externos para que la mente se concentre en un solo objeto; etcétera. Todos los esfuerzos que realiza el yogui van encaminados a la obtención del estado meditativo para llegar a la iluminación, o samadhi en sánscrito. Pero aquí no buscaremos llegar a este estado espiritual muy ambicioso.

LA MEDITACIÓN COMO PARTE DE TU RUTINA DIARIA

Tienes que crear una rutina en tu día a día y conseguir que tu meditación sea un placer y un momento indispensable de tu jornada.

A continuación, te ofrezco cinco consejos para definir tu propia rutina de meditación.

1. Regularidad y constancia. Reserva un hueco en tu agenda para la meditación diaria. ¡Prueba con solo 5 minutos! Poco a poco irás aumentando el tiempo de práctica hasta que consigas meditar durante 15, 20 o 30 minutos cada día.

2. Decide tu momento. Meditar cada día a la misma hora nos ayuda a crear una ruti-

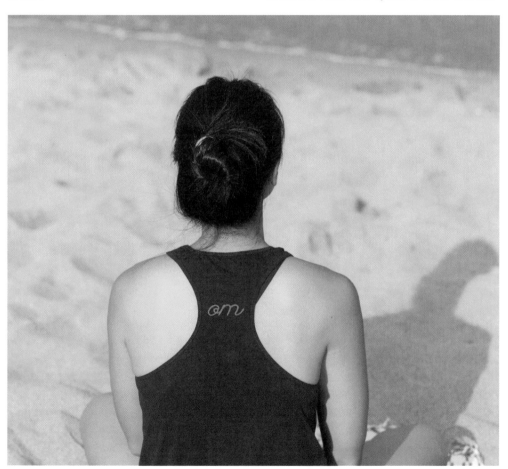

na de forma sencilla. Intenta encontrar el momento, ese en el que no te molesten y puedas estar a solas contigo durante al menos 5 minutos, para alargarlo gradualmente. Hay personas que meditan dos veces al día, ya que las sensaciones y los beneficios son complementarios. Yo suelo hacer mi meditación por la mañana, pero si no he podido por algún motivo importante, intento hacerla antes de acostarme, ya en pijama en la cama, sentada en mi almohada, preparándome para descansar.

Prueba varias opciones y quédate con la que mejor te vaya:

• **Por la mañana,** en ayunas antes de empezar tu jornada. Tu mente está fresca, tranquila y despejada, aún no ha sido invadida ni contaminada por las obligaciones del día. Sin embargo, el cuerpo conserva cierta rigidez y esto puede hacer que te duermas. Si la meditación matutina se ajusta a tu rutina diaria, deberías notar claridad mental y facilidad a la hora de focalizar tus pensamientos, así como una mejoría de tus capacidades mentales en general.

A mí me gusta salir de la cama con calma después de que suene el despertador. Te recomiendo realizar la secuencia wake up yoga stretch ya explicada, tomar un vaso de agua tibia con el zumo de medio limón y sentarte a meditar en pijama con una manta o una sudadera y calcetines para mantener el calor corporal. ¡Ah! Y lo más importante, no consultes tu móvil, controla tus ganas de conectarte con el resto del mundo, porque antes necesitas hacerlo con tu interior.

• **Por la tarde,** antes de acostarte o sentado en la cama.

La mente suele estar muy agitada con todo lo que has hecho durante la jornada, pero si consigues ralentizar el ritmo de pensamientos con una meditación, tendrás un sueño mucho más profundo y reparador.

3. Sin excusas. Debes mantener la mente abierta para adaptarte a los cambios y que estos no perjudiquen tu práctica. Por ejemplo, durante los viajes es muy probable que por momentos te veas en riesgo de saltarte la meditación, ya sea porque estás de vacaciones con gente que no la practica o por culpa del jet lag. Los motivos no importan. Tienes una cita contigo y no hay excusa que valga para saltártela. Plantéatelo como una ocasión para disfrutar de una meditación diferente.

Mi truco en los viajes es utilizar unos cascos con tecnología *noise-cancelling*, que además de que me permiten escuchar música, eliminan el ruido ambiental y me ayudan a meditar en un aeropuerto, un avión, un tren o donde haga falta.

4. Busca un espacio en tu casa que te guste. Escoge un lugar limpio y tranquilo, que no sea de paso y donde te sientas cómodo. Deja allí tu manta doblada, una velita, tu cojín de meditación y todo aquello que te inspire paz. Intenta que sea fácil de acomodar y de ordenar para tu meditación diaria.

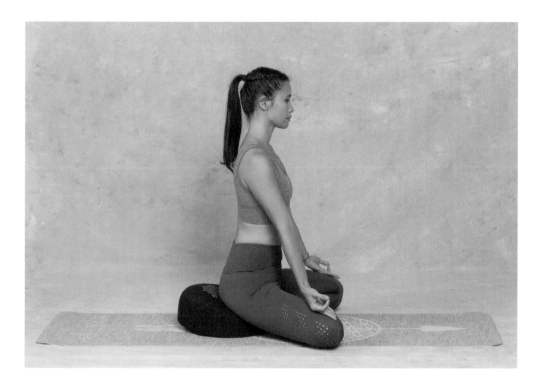

5. Escoge una postura cómoda al sentarte. Prueba las distintas opciones que te propongo a continuación y observa cómo reacciona tu mente ante las incomodidades que percibe tu cuerpo. Ten en cuenta que, con la práctica de asanas, tu cuerpo se hará más fuerte y flexible y, entonces, podrás cambiar la postura de meditación. Ábrete a la transformación, evolución y adaptación:

• **Siéntate en un cojín de meditación o zafu en sukhasana (postura fácil):** Cruza las piernas y déjalas caer para relajar las caderas y la espalda. Si las rodillas están más elevadas que las caderas, escoge un cojín más alto o cámbialo por una silla.

• **Siéntate en una silla:** Sin apoyarte en el respaldo, con los pies planos en el suelo o en un cojín.

• **Siéntate en el suelo contra la pared:** Mantén la espalda contra la pared. Separa ligeramente el tronco llevando hacia delante la cabeza y la parte alta de la espalda.

• **Siéntate sobre los talones en vajrasana (diamante):** Con las rodillas juntas o ligeramente separadas. Mantén la espalda erguida y la barbilla paralela al suelo. Las manos deben reposar en los muslos con las palmas hacia arriba y los brazos relajados.

En la primera sesión que llevé a cabo de meditación de 30 minutos lo pasé realmente mal.

En vez de sentarme en un cojín alto, lo hice sobre una manta doblada, ¡y a los 15 minutos ya me dolía la espalda! Y, lo peor, no me atrevía a moverme para no molestar a los demás practicantes (y seguramente también porque me daba vergüenza). Al final, no aguanté y tuve que mover el cuerpo y reajustar mi asiento, pero no conseguí volver a concentrarme. Fue una primera experiencia difícil, pero aprendí lo importante que resulta el asiento a la hora de meditar, que tenía que fortalecer mi espalda y que debía vencer la timidez.

PLAYLIST

'Oversky'. En *Forgotten Postcards.* De Luke Howard (2016).

'Time for Reflection'. En *Time for Reflection.* De Wah! (2010). De Izumi Tanaka (2016).

'River Flows in You'. En *First Love.* De Yiruma (2001).

«La meditación no es una evasión;
es un encuentro sereno con la realidad.»

THICH NHAT HANH

Accede al vídeo de la práctica

INICIACIÓN A LA MEDITACIÓN DE LA ATENCIÓN PLENA O *MINDFULNESS*

Existen muchos tipos de meditación: unas se centran en experimentar, pero no persiguen objeto alguno, mientras que otras giran en torno a un fin determinado. Quizá sea más sencillo empezar a meditar con la técnica que se focaliza en observar la respiración. Este tipo de meditación realizada a través de la respiración consciente es una de las técnicas de meditación de atención plena, conocida como *mindfulness* en inglés.

Se trata de dirigir la atención al momento presente, con compasión, interés, apertura y amabilidad, sin juzgar, independientemente de si la experiencia resulta agradable o desagradable.

La práctica tiene siete premisas básicas: no juzgar, no esforzarse, tener paciencia, mentalidad de principiante, confianza, aceptación y flexibilidad. Practicar la meditación no produce efectos inmediatos, es un recorrido largo que debes ejercitar a diario y disfrutar de cada pequeño avance.

Consejo: No te marques ningún objetivo, no te fuerces para conseguir poner la mente en blanco, sino al contrario, disfruta de esta preciosa oportunidad de relajarte y de ser tú mismo.

Se trata de observar la respiración natural, sin modificarla. Tal y como dice Thich Nhat Hanh, «para meditar en cualquier momento y lugar basta con prestar atención a tus inspiraciones y espiraciones, así conectarás cuerpo y mente y tomarás conciencia del momento presente, el único que existe. Cuando aparezca algún sentimiento o pensamiento, no lo rechaces, reconócelo».

Puedes aprender mucho observando lo que sucede en tu cuerpo y en tu mente durante la meditación sentada. Y, sobre todo, piensa que se trata de una oportunidad para ti de no hacer nada. Simplemente tienes que disfrutar mientras tomas y sueltas aire de forma consciente. Será más sencillo si mantienes los ojos cerrados, así nada te distraerá. Eso sí, centra tu atención, ¡no te vayas a quedar dormido! No dudes en sonreír, relaja los músculos de la cara, deja caer las manos sobre las rodillas sin tensión en los hombros, mantén la espalda y el cuello erguidos, sin apoyarlos pero sin tensión.

Si en algún momento notas molestias en zonas como la espalda o las piernas, no dudes en reajustar la postura sentada, pero hazlo muy despacio y con mucha atención para eliminar la incomodidad y poder volver a tu concentración.

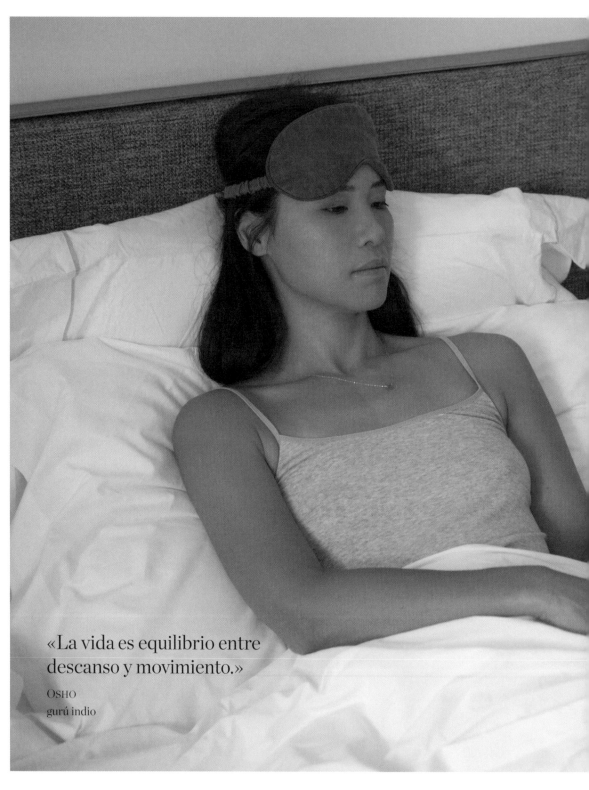

«La vida es equilibrio entre descanso y movimiento.»

OSHO
gurú indio

Capítulo 5
Buenas noches, ten un sueño reparador

Yoga y descanso están estrechamente vinculados. Aunque no recuerdo ninguna referencia a la calidad del sueño en los textos y libros de yoga clásico, está ampliamente demostrado el poderoso efecto que tiene esta práctica a la hora de conseguir dormir mejor. Con la práctica de la relajación en savasana (cadáver), los yoguis desarrollan una capacidad para entrar en un sueño profundo con mayor rapidez y, si se despiertan en medio de la noche, vuelven a encontrarse con Morfeo sin esfuerzo.

La magnate de los medios de comunicación y fundadora de *The Huffington Post*, Arianna Huffington, se ha convertido en una de las voces que predican la importancia del sueño de calidad desde que sufrió un colapso por agotamiento en el año 2007 mientras trabajaba. En cuanto se recuperó decidió cambiar su estilo de vida y cuidarse más dando prioridad al descanso. Además, creó el portal web de bienestar y salud *Thrive Global* y es autora del libro *La revolución del sueño* (Plataforma Editorial), que trata sobre el papel fundamental que tiene dormir bien en nuestro camino al bienestar. Ella es solo uno de los millones de ejemplos de personas que han mejorado su calidad de vida gracias a un buen descanso, y tú también puedes conseguirlo.

DIARIO/

Responde cada mañana:

¿Cuántas horas has dormido?, ¿cómo te sientes al despertar?, ¿has dormido bien? Por la tarde: en general, ¿cómo ha sido tu nivel de energía, concentración, motivación y alegría?

Analiza tus respuestas e indica si detectas alguna relación entre tu descanso y tu estado y energía durante el día.

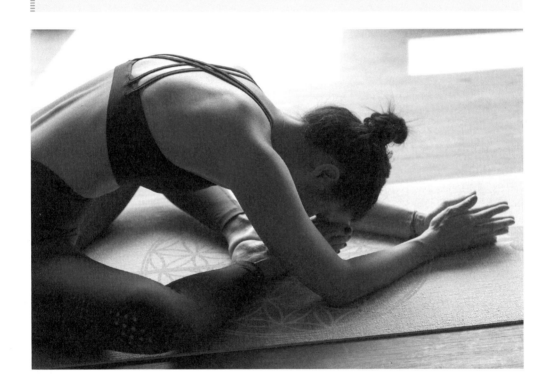

NUEVE CONSEJOS PARA MEJORAR EL SUEÑO

1. Cuidado con las sustancias estimulantes. Evita la cafeína, el alcohol, la nicotina y otros químicos, sobre todo antes de irte a dormir.

2. Tu templo. Convierte el dormitorio en un entorno inductor del sueño con un ambiente tranquilo y con luz tenue que invite a descansar.

3. Escoge un buen colchón y una buena almohada. ¡Piensa que pasamos un tercio de nuestra vida en la cama! Si hace mucho que no cambias el colchón, puede que este sea el culpable de tus alergias, dolores de espalda o de cabeza.

4. Crea una rutina relajante antes del sueño. Apuesta por actividades que calmen tu cuerpo y mente antes de acostarte. Date un baño, lee un libro o realiza algunas de las asanas de yoga restaurativo que te propongo en este capítulo.

5. No mires el reloj durante la noche. Gira el despertador y vence la tentación de consultarlo si te despiertas durante la noche, ya que esto solo acaba generando ansiedad, que a su vez fomenta el insomnio.

6. Mantén un horario de sueño constante. Así configurarás tu reloj biológico y acostumbrarás a tu organismo a que duerma a una hora determinada noche tras noche y, sobre todo, un mínimo de siete horas diarias.

7. Realiza ejercicio físico, pero a una hora adecuada. El deporte estimula la segregación de cortisol, la hormona del estrés, que activa el mecanismo de alerta del cerebro. Intenta terminar el entrenamiento al menos tres horas antes de meterte en la cama.

8. Gestiona tus preocupaciones. Anota lo que tienes en mente en tu diario, sabes que mañana no te habrás olvidado de las tareas e ideas que ocupan tu mente. Dejarás de darle vueltas para conseguir un mejor descanso.

9. Deja los gadgets electrónicos en modo avión y cargándose fuera del dormitorio. Leer e-mails o navegar por las redes sociales no debería ser lo último que haces en tu día, ¡ni lo primero! Alarga tu tiempo de descanso mental en la cama al máximo.

En mi caso, tengo prohibidos los dispositivos electrónicos conectados en la habitación. Prefiero limitar la presencia de los aparatos que provocan campos electromagnéticos —como la caja wifi, el televisor, el móvil y la *tableta*—, y por este motivo mi despertador funciona con pilas. La cama es un lugar tranquilo, aprovecho este momento íntimo para hablar e intercambiar confidencias con mi pareja.

UN BUEN DESCANSO DEBE SER REPARADOR

Para que las horas de sueño resulten de calidad, deben ayudar al organismo en la tarea de regeneración, organización y limpieza. El descanso del sistema cardiovascular ralentiza el corazón entre un 15 y un 20 por ciento, y permite que el cuerpo active la renovación celular de los distintos órganos. La inactividad de las células musculares hace que estas puedan recargar sus niveles energéticos.

Desde el punto de vista cognitivo, el sueño paradoxal (fase del sueño más profundo) permite un almacenamiento y clasificación de la información y de las emociones, al tiempo que mejora la memoria. Recientemente, un estudio de la Universidad de Rochester (Estados Unidos) reveló que du-

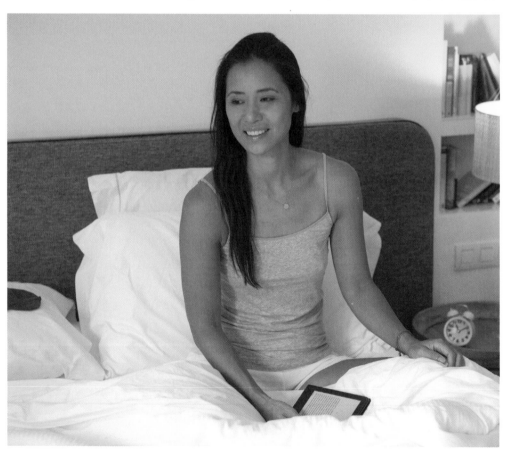

rante el sueño el cerebro elimina ciertos residuos que acumula durante el día.

Los beneficios físicos y mentales de dormir un mínimo de siete horas son indudables, pero no hay que confundir la cantidad con la calidad. Por eso mismo, a la hora de escribir en tu diario, no te limites a describir hechos objetivos como el número de horas seguidas que has descansado, sino que valora tus sensaciones. Si descubres que tu descripción es negativa, toma medidas e incorpora hábitos saludables de sueño.

CENAR LIGERO PARA UN MEJOR DESCANSO

La relación entre lo que te sirves en el plato a la hora de cenar y la cantidad de ovejas que debes contar en la cama es más estrecha de lo que puedes llegar a imaginar. Por eso mismo, debes incorporar pequeños cambios que te depararán grandes resultados y que te ayudarán a hacer las paces con el sueño.

Para empezar, aplícate el famoso dicho español: desayuna como un rey, almuerza como un príncipe y cena como un mendigo. Reduce las cantidades de alimentos ingeridos a medida que avance el día y, cuando llegue la última comida, toma conciencia de la actividad que vas a realizar en breve y prepara tu cuerpo. Mientras duermes, tu organismo asimila lo del día anterior y se prepara para la siguiente jornada, por eso mismo resulta fundamental tener en cuenta estos cinco consejos antes de sentarte a la mesa por la noche:

1. Ingiere pocas cantidades que no hagan que tu digestión resulte pesada, pero no te saltes la cena.

2. Apuesta por recetas que tengan mayor proporción de verduras y deja la fruta para el desayuno.

3. Toma proteína de alto valor biológico (como la de la clara de huevo), esta ayudará a tu musculatura a reconstruirse y fortalecerse durante la noche.

4. Mastica a conciencia cada bocado, de este modo no solo facilitarás la digestión, también conseguirás darle tiempo a tu estómago y a tu cerebro para que se conecten y te avisen al saciarte.

5. Olvídate de la cafeína y apuesta por bebidas relajantes e infusiones.

CREMAS DE VERDURAS PARA UNA CENA LIGERA

Me encantan las sopas y las cremas de verduras a todas horas, pero especialmente por la noche, ya que son fáciles de digerir. Si tengo poca hambre, como un único plato de crema al que añado unos taquitos de tofu, queso o un poco de quinoa para que resulte más consistente. Si tengo más apetito, la tomo de primero y sigo con un plato principal que contenga alguna proteína. En invierno apuesto por las cremas calientes y, con la subida de las temperaturas, me preparo cremas más refrescantes como esta que te presento.

CREMA FRÍA DE CALABACÍN Y MENTA CON GRANADA

Ingredientes (para 2 personas)

- 2 calabacines
- 1 puerro
- ½ granada
- 1 puñado de almendras tostadas
- 2 ramitas de cilantro
- 3 o 4 hojas de menta fresca cortadas finas
- 1 chorro de aceite de oliva virgen
- Sal y pimienta al gusto
- 15 cl de nata de avena o de soja para cocinar
- 1 cuchara de leche de coco

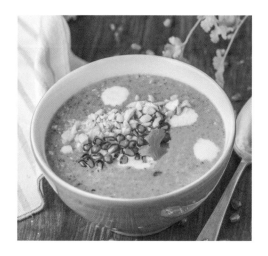

Paso a paso

1. Lava el puerro y los calabacines, y trocéalos.
2. Pica las almendras y el cilantro.
3. Sofríe el puerro con un poco de aceite en una olla, incorpora los calabacines, añade un poco de sal y pimienta y cuece todo hasta que comience a estar tierno.
4. Añade agua hasta cubrir las verduras y deja que hiervan durante 15 minutos.
5. Tritura todo hasta obtener una textura cremosa y déjalo enfriar.
6. Cuando aún esté tibia, añade las hojas de menta a la nata y déjala reposar en la nevera.
7. Sírvela en un bol, un plato sopero o unos vasos *shots* si se trata de un aperitivo. Para decorar, añádele unas gotas de leche de coco, las almendras, unas hojas de cilantro y los granos de la granada.

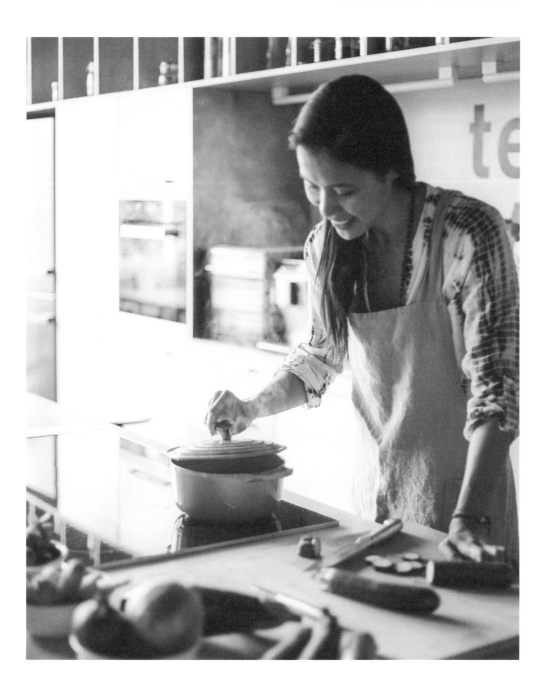

LAS INFUSIONES, PERFECTAS PARA DORMIR MEJOR

Las infusiones son preparados de hierbas o flores que se toman con agua caliente y, en contra de lo que muchas personas piensan, ¡no son tés!, ya que no contienen teína, un excitante natural. Existen muchas hierbas recomendadas para después de cenar o para antes de acostarte.

Las más comunes para conciliar el sueño son la tila, que además de calmar contiene un potente efecto diurético, y la manzanilla, que relaja la musculatura. La valeriana, con sus propiedades sedantes y tranquilizantes, y la melisa (o toronjil), con su aroma cítrico, también son excelentes calmantes naturales. Asimismo recomiendo la infusión de menta, que,

además de sus propiedades relajantes, le echa una mano al sistema digestivo. Eso sí, mejor si no lo haces siguiendo el estilo marroquí, es decir, sin añadir azúcar. Mis orígenes franceses me han llevado a adorar la hierbaluisa o verbena, que combate la ansiedad y relaja los músculos. Tengo una planta en mi terraza y preparo mi propia infusión de hierbaluisa colocando hojas frescas directamente en agua hervida. En primavera también preparo un bote de hojas deshidratadas para los meses fríos, que yo misma dejo secar durante dos días en un trapo.

Puedes encontrar mezclas ya empaquetadas en bolsitas en cualquier tienda, pero yo prefiero las de cultivo ecológico para asegurar así la calidad, el sabor y las propiedades.

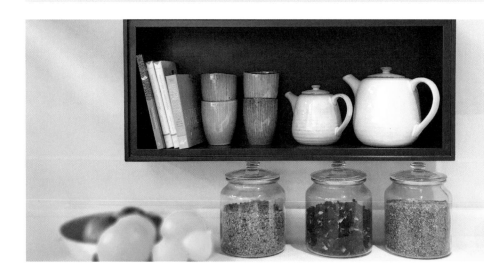

EL YOGA RESTAURATIVO

Descubrí el yoga restaurativo durante un retiro en el que hacíamos dos prácticas intensas diarias de ashtanga yoga. Al final de la semana, me llegó la menstruación, algo que en el yoga se considera como un periodo de limpieza femenina y en el que se recomienda hacer reposo al menos durante los tres primeros días. Como no iba a realizar la práctica dinámica y para no aislarme del grupo, la profesora me invitó a acudir a clase, pero para hacer yoga restaurativo. En ese momento me di cuenta de que en una asana se puede alcanzar una relajación profunda a nivel físico y, sobre todo, mental.

Este yoga tiene su origen en el método iyengar creado por el maestro de yoga indio B. K. S. Iyengar. Más adelante fue popularizado por una de sus alumnas, la profesora norteamericana Judith H. Lasater, que considera que «las posturas restaurativas son más de ser que de hacer». Se practican asanas con la ayuda de accesorios (como los cojines y bolsters, los bloques y la correa) de manera pasiva para mantenerlas varios minutos, sin aplicar tensión o dolor en la realización. Se trata de una práctica contemplativa en la cual se puede alcanzar la relajación física, mental y emocional.

Nuestro sistema nervioso parasimpático, responsable de nuestra tranquilidad, se estimula cuando nos relajamos en ciertas asanas, lo que induce una sensación de paz y reduce el estrés corporal, del mismo modo que disminuye la frecuencia cardíaca, calma la respiración y aumenta el flujo sanguíneo en los órganos vitales, entre otras cosas.

Puede que hayas escuchado hablar del sueño yóguico o yoga nidra, pero, a diferencia del descanso nocturno, este es un método tántrico de relajación profunda en el cual se mantiene la conciencia en todo momento, lo que permite que el cuerpo se relaje profundamente mientras la mente permanece alerta de sí misma. Si dominas este tipo de sueño o cuentas con un maestro que te pueda guiar, incorpóralo a tu sesión, de lo contrario, quédate con las posturas de yoga restaurativo y ¡dulces sueños!

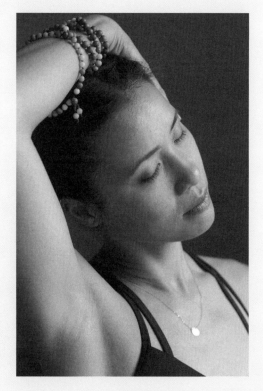

PRÁCTICA DE YOGA RESTAURATIVO

Realiza estas asanas con los siguientes accesorios y disfruta de una práctica mucho más cómoda: un bolster o unas mantas, un cojín duro o zafu y un bloque.

BALASANA (VARIANTE)
NIÑO APOYADO

Siéntate sobre los talones con las rodillas separadas y los dedos gordos de los pies tocándose. Coloca el bolster (o unas mantas dobladas) entre las rodillas. Espira inclinando el tren superior hacia delante y apoyando todo el tronco en el bolster. Relaja la cabeza y lleva los brazos a ambos lados. Observa tus sensaciones: debes notar más peso en el apoyo que en tus pies. Quédate en la postura 1 minuto antes de girar la ca-

beza hacia el otro lado y mantener la postura otro minuto más. Cuando hayas terminado, siéntate y estira las piernas dejándolas relajadas.

Consejo: Puedes añadir cualquier otro soporte para que la postura resulte todavía más cómoda. Por ejemplo, coloca unas mantas debajo de los antebrazos o siéntate en un cojín.

BENEFICIOS

▶ Alivia la zona lumbar y los hombros.

▶ Calma la mente profundamente.

▶ Estimula el sistema nervioso parasimpático.

▶ Alivia los dolores premenstruales.

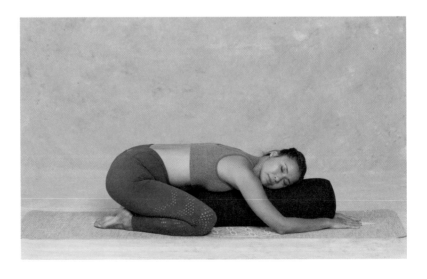

PASCHIMOTTANASANA (VARIANTE)
PINZA SENTADA CON CABEZA APOYADA

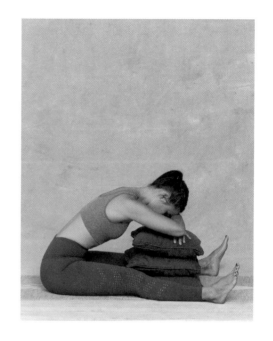

En esta versión de yoga restaurativo, no buscamos estirar la espalda ni tocar los pies, sino procurar un estiramiento de la lumbar sin hacer esfuerzo. Siéntate en el suelo con las piernas estiradas y separadas. Coloca varias mantas y cojines entre las piernas para crear un soporte alto. Al espirar, baja el tronco para apoyar las costillas y el pecho. Apoya los brazos en el soporte y coge tus codos con las manos de manera que se forme un cojín para tu frente.

Consejo: Si la altura de las mantas no resulta suficiente y notas un estiramiento en los isquiotibiales, coloca una silla encima de tus tobillos con una manta en el asiento, y apoya tus brazos encima.

BENEFICIOS

▸ Alivia la tensión en la espalda, el dolor de cabeza y las migrañas.

▸ Masajea y fortalece los órganos abdominales, el hígado y los riñones.

▸ Calma la mente y relaja el sistema nervioso.

SUPTA BADDHA KONASANA (VARIANTE)
DIOSA RECLINADA CON PIERNAS APOYADAS

Siéntate en el suelo y coloca el bolster detrás de ti de manera que toque la parte baja de tu espalda. Túmbate hacia atrás encima del bolster de tal forma que lo tengas entre tus omoplatos y que tu cabeza repose encima. Si no puedes hacerlo, coloca un cojín para que tu cabeza no quede colgando. Deja ambos brazos relajados a los lados del cuerpo con las palmas de las manos abiertas y mirando hacia arriba. Junta las plantas de los pies cerca de la pelvis, flexiona las rodillas y ábrelas a ambos lados. Coloca un cojín o un bloque debajo de cada muslo para darles soporte; añade más si notas que la cadera todavía sufre algún esfuerzo. Cierra los ojos y concéntrate en tu respiración durante 2 minutos, debes sentir cómo se relaja todo tu cuerpo.

Consejo: Cuando domines la postura, en tu práctica habitual de hatha yoga puedes realizar esta versión de supta baddha konasana (diosa reclinada) en vez del tradicional savasana (cadáver) estirado en el suelo.

BENEFICIOS

‣ Estira suavemente las ingles y abre las caderas, relaja la zona pélvica y la lumbar.

‣ Incrementa la circulación en el pecho y relaja los hombros.

‣ Remedia el agotamiento, el estrés, la presión sanguínea baja y la tensión abdominal.

‣ Puede reducir el flujo menstrual abundante.

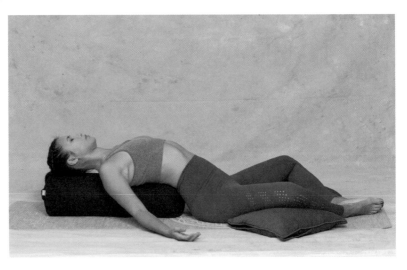

VIPARITA KARANI
PIERNAS ELEVADAS

Coloca una silla al final de tu esterilla. Túmbate boca arriba sobre la esterilla llevando el cóxis al final de esta. Eleva las piernas de tal forma que tus gemelos se apoyen en la silla. Tus piernas deben dibujar un ángulo recto. Separa los brazos del tronco y mantén las palmas de las manos mirando hacia arriba. Cierra los ojos y respira de forma natural, con una actitud consciente pero sin generar tensión. Observa las sensaciones físicas, siente cómo fluye la circulación sanguínea en las piernas. Aguanta 2 minutos.

Consejo: Si tus rodillas no llegan a la altura del asiento de la silla, puedes ajustar la altura de tus caderas para elevarlas, colocando unas mantas o unos cojines en la zona lumbar. Si, al contrario, tus rodillas sobrepasan la línea paralela que debe dibujarse en relación con tus tobillos, coloca una manta plegada en el asiento y apoya los gemelos encima. El objetivo es que la postura sea lo más cómoda posible.

Esta postura también se puede realizar con las piernas apoyadas en una pared.

BENEFICIOS

▶ Alivia los problemas circulatorios en las piernas.

▶ Descansa los pulmones y el corazón.

▶ Suaviza las ingles y el estómago.

▶ Calma la mente.

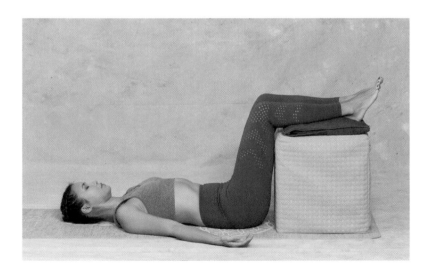

SAVASANA
CADÁVER

Túmbate en la esterilla boca arriba, con los brazos ligeramente separados del cuerpo y las palmas de las manos mirando hacia arriba. La cabeza debe estar alineada con el tronco y las piernas abiertas dejando caer los pies a ambos lados. Cierra los ojos y concéntrate en recuperar una respiración natural. Con cada espiración, libera la tensión acumulada y la rigidez muscular. Cubre tu cuerpo con una manta para favorecer la relajación corporal y mental.

Consejo: Para liberar la tensión de la zona lumbar, puedes colocar una manta enrollada o dos cojines debajo de las rodillas, que quedarán ligeramente dobladas.

BENEFICIOS

- Calma la mente, libera el estrés y combate la depresión.

- Relaja el cuerpo.

- Ayuda a reducir la presión arterial.

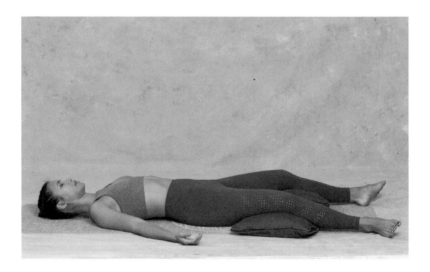

 Accede al vídeo de la práctica

PRÁCTICA DE YOGA RESTAURATIVO (5 A 10 MIN)

Si tienes problemas de insomnio o sueles irte a
dormir en un estado de agitación mental y/o física,
te recomiendo preparar tu noche con estas posturas.
Cada una se mantiene de manera pasiva durante
2 minutos, con una respiración suave y natural pero
consciente, sin contarla ni intentar controlarla. Puedes
cerrar los ojos pero ¡no te duermas!, es importante
que entres en un estado de relajación consciente.

▶ Prepara tu infusión relajante con agua hervida y
déjala enfriar mientras haces unas asanas de yoga
restaurativo.

▶ Empieza sentándote sobre los talones para cantar el
mantra Om. Piensa en tu intención para esta práctica.

▶ Realiza las cinco posturas de yoga restaurativo;
dedica 2 minutos para cada una. Al acabar esta
sesión, lleva las manos al pecho y vuelve a cantar
el mantra Om en silencio. Recuerda tu intención
e intenta mantener tu estado tranquilo hasta que
apagues la luz.

▶ Bebe tu infusión relajante.

Si además prefieres meditar por la noche, ¡perfecto!
Es un buen momento para llevar a cabo tu
meditación habitual y calmar tanto el cuerpo como la
mente a fin de prepararte para una buena noche de
sueño.

PLAYLIST

**'Comptine d'un autre été,
l'après-midi'**. En *Amélie*.
De Yann Tiersen (2001).

'Mere Guru Dev'. En *Greatest Hits of the Kali*. De
Krishna Das (2004).

'Kothbiro'. En *The Constant Gardener*. De Auyb
Ogada (2015).

Esta es mi selección de
canciones sin letra a fin
de que estas no llamen
la atención de la mente.
Pero recuerda, tu atención debe estar únicamente en la relajación.

«El yoga es para la limpieza interna,
no para el ejercicio externo.
Yoga significa verdadero autoconocimiento.»

Sri Pattabhi Jois
maestro de yoga y fundador de la escuela de ashtanga yoga

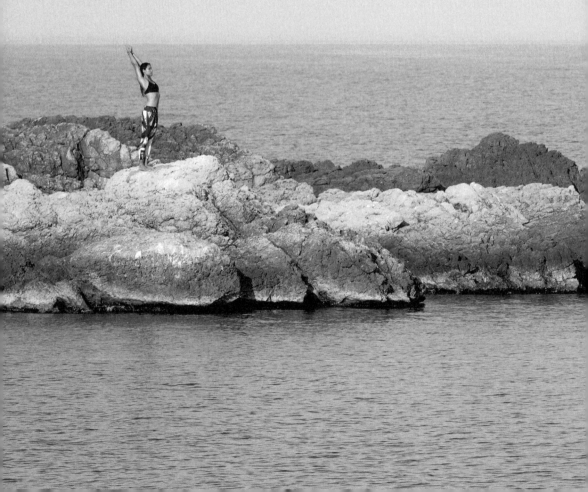

SEGUNDA ETAPA
LIMPIA, SANEA Y RESETEA

El yoga es unión, es introspección, es un camino espiritual en el que se descubre todo un mundo interior. En la primera etapa nos hemos adentrado en las técnicas de observación y escucha personal para reconectar, al mismo tiempo, con tu ser profundo, con tu cuerpo y con tus emociones porque todo es uno. Las personas suelen creer que se conocen a la perfección, que han disfrutado de su cuerpo y mente desde que nacieron, pero no es así. De hecho, muchas se hacen daño a sí mismas sin darse cuenta cuando ingieren comida basura e información engañosa, cuando compran y desean objetos que realmente no necesitan o cuando no aceptan la realidad del presente y viven en el deseo permanente, y así acumulan energía negativa que se traduce en trastornos y malestar.

Y como el ser más importante en tu vida eres tú, vale la pena sincerarse con lo que tu corazón te inspira. Elimina los malos hábitos vitales y de pensamiento, y vuelve a una actitud acorde con tus valores para sentirte bien contigo.

En esta segunda etapa te propongo que te sanees por dentro y por fuera sin que eso se convierta en un proceso drástico. No leas estos consejos con la intención de aplicarlos en un futuro, hazlo en el presente, ¡no existe otro momento! La fuerza, la voluntad y la felicidad ya están dentro de ti, elimina lo que sobra para liberarte.

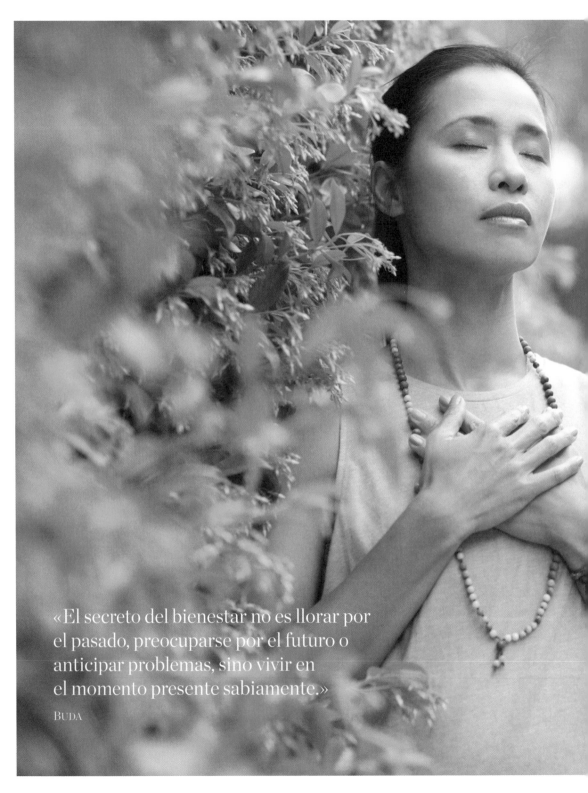

«El secreto del bienestar no es llorar por el pasado, preocuparse por el futuro o anticipar problemas, sino vivir en el momento presente sabiamente.»

BUDA

Capítulo 6
Vive el momento presente con el *mindfulness*

Los términos *mindfulness* y «atención o conciencia plena» se refieren al mismo concepto. Simplificando, esto constituye una forma determinada de estar consciente en cada momento. Lo contrario sería tener el piloto automático encendido cuando se realizan tareas rutinarias sin prestar atención. El cerebro se pone en modo alerta cuando sucede algo imprevisto o para llevar a cabo varias tareas simultáneamente, el famoso y peligroso *multitasking*. Es un arma de doble filo, ya que nuestra atención está repartida entre distintas tareas, lo que reduce nuestra capacidad de concentración y la efectividad personal y profesional. Entonces es cuando aparecen despistes, errores o una sensación de sobrecarga que pueden provocar cansancio o estrés.

Vivir en el momento presente es una forma saludable de controlar el botón del piloto automático de nuestro cerebro, de focalizar la atención en cada tarea y de conectarnos a la realidad del momento presente mediante un desarrollo mayor de la capacidad de discernir entre lo que realmente importa y lo que es superfluo. El *mindfulness* se considera una actitud y un estilo de vida, pero para conseguir vivir de manera consciente hay que entrenar la mente a través de técnicas de meditación.

En mi caso, noto que la práctica diaria de la meditación *mindfulness* me ayuda a ser mejor profesora. He aprendido el oficio de maestro con la experiencia y los miles de horas que he pasado dando clases. Pero mi profesión tiene dos facetas: la primera es la del enseñante que transmite un conocimiento a sus alumnos. No se trata de un ejercicio trivial, ya que dedico mucha energía y atención a cada practicante, de tal modo que me prohíbo enseñar como si fuera un robot que recita su clase con el piloto automático encendido. Estoy muy agradecida por poder ejercer este trabajo que amo y disfruto viviéndolo plenamente en cada instante.

La segunda faceta del instructor de yoga consiste en aceptar ser un alumno humilde frente a la sabiduría. Siempre tendré que seguir aprendiendo porque la ciencia del yoga es milenaria y tan amplia que no cabe en un curso (o varios) de formación. Además de interiorizar el conocimiento teórico, hay que experimentarlo y sentirlo.

La meditación es un gran ejemplo, no se puede hablar de ella sin practicarla. La atención plena me permite estar más conectada a mis emociones, pensamientos y deseos que se despiertan tanto durante mi práctica como fuera de la esterilla. Solo experimentándola en cuerpo y alma puedo ser capaz de transmitir y explicar en mis clases de yoga lo que se siente y orientar a mis alumnos en su propio camino hacia el sentir y el escuchar.

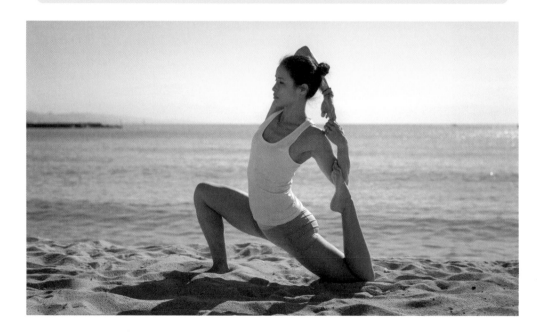

DIARIO/

¿Cuáles son las tareas que haces sin pensar? Levantarte de la cama, lavarte los dientes, hacer la compra, ir al trabajo... Te propongo que cada día escojas una y la realices con atención plena. Describe las sensaciones y emociones de estas experiencias sencillas que se convierten en momento únicos.

EL *MINDFULNESS*

Se trata de una antigua práctica de meditación budista, pero podemos incorporarla sin tener que hacernos budistas, e incluso sin profesar ningún tipo de creencias religiosas, tan solo hemos de limitarnos al objetivo de aprender a apreciar la plenitud de cada momento. Lejos de tratar de controlar las cosas para que se ajusten a nuestro gusto y deseo, practicar la atención plena solo requiere que nos enfoquemos en estas cosas y que las aceptemos tal y como son, sin intentar modificar nada.

Nos preocupamos constantemente por el pasado y por el futuro. Buscamos algún otro lugar en el que estar, con la esperanza de que allí todo sea mejor y distinto. Así se crea una insatisfacción permanente que nos atrapa en una especie de fantasía mental que nos creamos. Vivir con el deseo de este mundo imaginario creado por nuestros pensamientos y emociones genera ansiedad y estrés.

Según el Dr. Jon Kabat-Zinn, creador de la técnica Mindfulness Based Stress Reduction (MBSR), traducida como «Reducción del estrés basada en la atención plena», que integra las enseñanzas de meditación del budismo zen, el *mindfulness* es «la conciencia que aparece al prestar atención deliberadamente, en el momento presente y sin juzgar». No se reduce a una técnica de meditación que se practica a ratos, sino que se trata de una habilidad que nos permite centrar la mente en el presente y que nos pone en contacto con lo que ocurre en nuestro mundo interior para comprender la esencia de nuestro ser íntimo.

Más allá de los momentos de meditación, Kabat-Zinn explica que «el *mindfulness* o la atención plena se basa en estar completamente despiertos en nuestras vidas. Tratar de percibir la exquisita intensidad de cada momento. También de tener acceso inmediato a nuestros propios recursos internos para la transformación y la curación».

CONSEJOS DE *MINDFULNESS* PARA EL DÍA A DÍA

Ser plenamente consciente es estar de verdad vivo y presente. Para mí se trata de una habilidad que se desarrolla gracias a la meditación y que luego se transforma en una virtud y actitud de vida. Para practicar la meditación *mindfulness* o de atención plena puedes consultar el capítulo 4.

La meditación no es una técnica que resuelve todos los problemas, sino un entrenamiento, una forma de tomar contacto con las intenciones, emociones, pensamientos y, de manera más amplia, con todas las situaciones vitales.

Puedes ser consciente sin que hayas meditado nunca, pero las investigaciones y los expertos aseguran que la práctica regular de la meditación es lo que te llevará de forma más segura a la atención plena. De todas formas, te animo a practicar el *mindfulness* en tu día a día, más allá de tu sesión diaria de yoga y de meditación.

OCHO CONSEJOS PARA DESCONECTAR EL PILOTO AUTOMÁTICO

1. Camina. Esto te ayudará a despejar la mente y a disfrutar de un rato tranquilo de introspección. Si conoces la meditación ca-

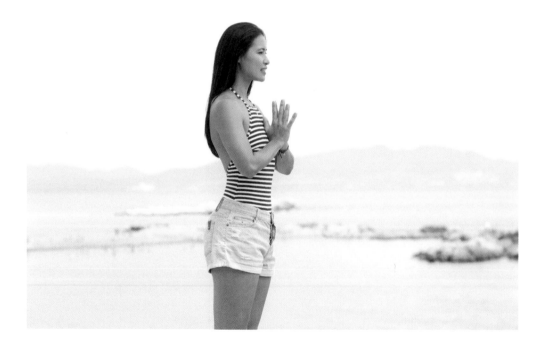

minando descrita en mi primer libro, *Mi diario de yoga*, podrás unir los beneficios de la meditación *mindfulness* con un paseo relajante sin objetivo ni destino.

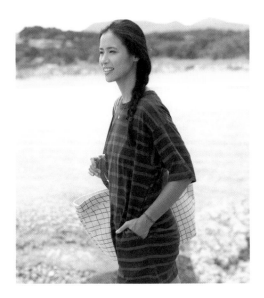

2. Transforma tu rutina. Cuando realices acciones de forma automática, como lavarte los dientes, ducharte, beber un té o hacer la cola del supermercado, conecta contigo y con tu entorno, convierte tu inconsciencia en atención plena y, entonces, te darás cuenta de que estos momentos pueden llegar a ser únicos.

3. Observa tu respiración. Tal y como hemos visto en el capítulo 3, esta es un indicador de nuestro estado físico y mental, además de la base de la atención plena. Focalizarte en tu inspiración y espiración calmará tu mente.

4. Sé monotarea. ¡Olvídate del *multitasking*! Ya sé que puede parecer contraproducente, sobre todo hoy en día que parece que incluso se premia a quien es capaz de hacer más de una cosa al mismo tiempo, pero en cuanto lo pruebes y consigas centrarte en una única tarea por vez, lograrás realizarla más rápidamente y mejor. No corras detrás del tiempo, aprovéchalo mejor.

5. Cambia la relación con tu *smartphone*. Hacer un uso saludable de nuestro teléfono resulta fundamental. Ya lo he comentado, pero ¡insisto! Cuando estés con una persona acostúmbrate a conversar mirándola a los ojos, ¡deja el móvil! Se trata de la clave para mantener y fortalecer conexiones interpersonales.

6. Consume con cabeza. Sé consciente de lo que adquieres y de cómo alimentas tu estómago y tu cerebro. Cuidado con la comida y la información basura, pueden ser sumamente perjudiciales.

7. Usa recordatorios de *mindfulness*. Puedes colocar pegatinas en sitios estratégicos como el espejo de tu baño, la nevera (sobre todo si eres una persona golosa) o el móvil, o llevar una pulsera en la muñeca: al verlas te acordarás de que debes volver al momento presente. Además, puedes ayudarte de *apps* específicas de meditación como Headspace o Calm (disponibles en App Store y en Google Play).

8. Gestiona tu tiempo. La sensación de que las horas pasan a toda velocidad o que lo hacen lentamente se debe a una percepción mental. Si vives en el presente, te darás cuenta de que es el momento real que existe y, por lo tanto, el único en el que puedes actuar. El aquí y ahora no pasa volando, disfrútalo y deja de correr como si quisieras viajar al futuro. Vuelve al presente. Para aprovechar mejor tu tiempo, te recomiendo que planifiques y priorices tus tareas. No olvides reservar momentos para aquellas actividades que te aportan placer y bienestar, ya sea una sesión de yoga, una clase de pintura o de música o jugar con tu hijo.

MINDFUL COOKING

Estar presente en cada momento no es fácil, y muchas veces a lo largo del día acabamos haciendo algunas tareas de manera rutinaria y lo más rápidamente posible para pasar a la siguiente. A muchas personas, la cocina les ofrece ese rato de placer, pues la consideran una actividad relajante que permite observar la transformación de unos alimentos que primero lavas, luego cortas y preparas con cariño y paciencia. Para ser honesta, debo decir que yo no soy una cocinera creativa, me inspiro en recetas y platos que he probado, y muchos durante mis viajes. Aunque cuento con bastante paciencia, soy detallista y me gusta hacer las cosas bien, no soy de las que se tiran horas y horas en la cocina. Me gusta elaborar platos sencillos y rápidos, pero también he aprendido que no se puede cocinar con prisas y sin estar presente. Para este apartado de recetas he escogido una bebida de la India y un plato caliente italiano para despertar tus sentidos y trabajar tu paciencia mientras los preparas.

El té *chai latte o masala chai* me transporta a la India. Se encuentra en cualquier cafetería o bar y, normalmente, ya viene azucarado. Es una bebida caliente estimulante con mucho aroma debido al té negro y a las especias, ¡cada trago es un viaje exótico! Es imprescindible beberlo poco a poco porque quema mucho.

Por otro lado, el *risotto* es un plato italiano que se prepara también con calma. A pesar de que su preparación es bastante fácil, requiere estar atento, vigilar y añadir el caldo poco a poco, por eso es un buen trabajo de paciencia y *mindfulness*.

TÉ *CHAI LATTE*

Tomo té *chai latte* muy a menudo y, a veces, lo preparo yo misma. Es fácil encontrar las especias y realizar la mezcla en casa, es más sabroso e intenso que echar una bolsita en agua caliente. En la India, el té *chai latte* se toma tradicionalmente con leche de vaca, sin agua, aunque para mí así resulta un poco pesado y prefiero preparar por un lado el *chai* con agua y añadir la leche vegetal después, ya que de este modo se consigue una textura y sabor más suaves. Pero hazlo a tu gusto: si quieres dejar el café tradicional, esta es una buena alternativa por la mañana.

Ingredientes (para 1 taza grande)
Para la mezcla de especias:
- 1 trozo de jengibre fresco
- 2 cucharadas de canela
- 2 cucharaditas de clavo
- 1 cucharada de cardamomo
- 1 cucharadita de pimienta blanca

Resto de ingredientes:
- 1 taza de bebida vegetal
  (la que más te guste: arroz,
  soja almendras o avena)
- 1 cucharada rasa de té negro
  (Ceylan, Darjeling o Assam)
  o rooibos (versión sin teína)
- 1 taza de agua
- 2 dátiles sin hueso para endulzar
  (opcional)

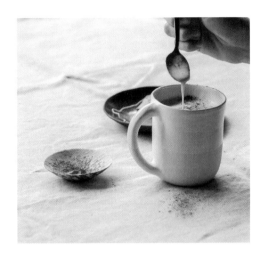

Paso a paso

1. En un cazo pon las especias, el té y el agua hasta que alcance el punto de ebullición. Retira, tapa y deja reposar 2 minutos.

2. En el caso de que prefieras endulzarlo, vierte la mezcla de té con los dátiles en una batidora.

3. Cuela la infusión y viértela en una taza grande hasta la mitad y llena el resto con leche vegetal muy caliente.

4. Añade un poco más de mezcla de especias o de canela por encima para decorar.

RISOTTO DE SETAS

Esta receta es estupenda para el otoño, debido a su consistencia y a que lleva un ingrediente de temporada: las setas, que llegan con el frío y están consideradas un alimento con una fuente de vitaminas, minerales y antioxidantes muy importante. También son ricas en fibra, reducen el colesterol y mejoran el funcionamiento del sistema inmunitario. Puedes mezclar distintos tipos y añadirlas en cualquier guiso. Durante la elaboración de este *risoto* disfruto mucho de la mezcla de sabores y aromas a vino blanco, ajo, setas y queso fundido.

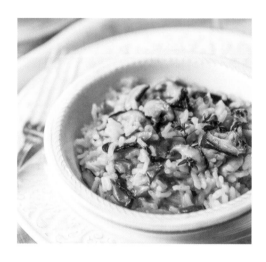

Ingredientes (para 2 personas)

- 350 g de arroz para *risotto*
- 1 diente de ajo
- 400 g de mezcla de setas, a poder ser frescas
- 60 g de queso parmesano rallado y unas láminas para decorar
- ½ cebolla
- 1 l de caldo de verduras
- 200 ml de vino blanco
- 1 chorro de aceite de oliva virgen
- Sal y pimienta al gusto

Paso a paso

1. Corta el ajo y la cebolla en tiras muy finas y saltéalos con aceite de oliva en una sartén.

2. Añade las setas limpias y troceadas y rehógalo bien.

3. Incorpora el arroz, deja que se tueste un poco y añade el vino. Una vez que se haya reducido, salpimenta al gusto.

4. Durante unos 20 minutos añade el caldo bien caliente, poco a poco con un cucharón y sin dejar de remover.

5. Para acabar, espolvorea el parmesano rallado, mézclalo y déjalo reposar unos minutos. Sírvelo en un plato sopero, añade pimienta y las láminas de queso parmesano.

PRACTICA UNA SESIÓN DE YOGA
MINDFUL EN *SLOW MOTION*

El yoga puede ser estático, dinámico, lento, pasivo, rápido, deportivo o acrobático. En todo caso, siempre será mucho más pausado que una clase de aeróbic o de baile latino, pero esto tiene sus ventajas. Cuando mueves el cuerpo lentamente debes estar concentrado: solo así podrás mantener la estabilidad y desarrollar lo que se conoce como conciencia corporal. Además, este control de la velocidad mejora el uso de los grupos musculares, ya que reparte la carga, creando menos tensión y cuidando las articulaciones.

En esta sesión de yoga *mindful* te propongo realizar varios surya namaskar (saludos al sol) según el estilo dharma yoga (ver la secuencia en anexo final). Eso sí, vamos a ralentizar el ritmo de la secuencia, aunque sin llegar a quedarnos nunca quietos. Es tan sencillo como contar mentalmente 3 segundos al entrar en cada postura con la respiración. No llegues a pausarte, debes seguir un estilo muy fluido, como en *slow motion*.

Si dominas esta secuencia, puede que llegues a completarla de forma automatizada, haciendo que el movimiento y la asana prevalezcan sobre la respiración, cuando debería ser al contrario. Como tienes que contar los 3 segundos, te estarás obligando a coordinar el cuerpo y a ralentizar el ritmo del movimiento. Si lo ves muy fácil, amplía el tiempo a 4 segundos.

PLAYLIST

Estos ritmos lentos son perfectos para disfrutar de un momento o práctica en *slow motion*.

'You're gonna live forever in me'. En *The Search for Everything*. De John Mayer (2017).

'Holocene'. En *Bon Iver*. De Bon Iver (2011).

'Gran Torino'. En *The Pursuit*. De Jamie Cullum (2009).

Accede al vídeo de la práctica

CAMINAR CON *MINDFULNESS*

Nuestras actividades cotidianas ofrecen muchas oportunidades para practicar la atención plena y adoptar una actitud *mindful* o consciente en cualquier momento.

La atención plena es la capacidad de estar presente en todo momento, de quitar el piloto automático y prestar atención a lo que estás haciendo y a las personas que te rodean. Por eso, puedes practicar *mindfulness* lavando los platos, conversando con una amiga o dando un paseo. Siguiendo estos ejemplos, si estás presente, no te perderás el tacto del agua y el olor del jabón, escucharás a tu amiga y te darás cuenta de cuántos detalles habías pasado por alto en tu entorno.

Aunque el *mindfulness* es una gran herramienta para aumentar el bienestar, nuestra mente no puede estar siempre atenta. Y el piloto automático causa problemas, pero también es útil, ya que nos permite relajar nuestra atención en tareas habituales que no requieren demasiado esfuerzo. No intentes practicar *mindfulness* las 24 horas, porque podrías agotarte. Cada día, puedes elegir alguna tarea que suelas hacer y concentrarte más en ella.

Cuando caminamos por una nueva ciudad o vamos de excursión a la montaña o al campo, prestamos atención y conseguimos apreciar la belleza del entorno. Pero, cuando nos dirigimos a coger el autobús o seguimos el mismo recorrido de siempre, no nos damos cuenta de los cambios y tampoco nos fijamos en las personas con las que nos cruzamos ni en los detalles del paisaje.

MEDITACIÓN CAMINANDO CON CONSCIENCIA

Te propongo probar la meditación caminando, una técnica de *mindfulness* en movimiento, en lugar de sobre un cojín.

Durante la caminata consciente, nuestro viaje no tiene que ver con el destino, porque el objetivo es prestar atención a la actividad diaria de caminar. Como la mayoría de las actividades conscientes, se puede realizar en cualquier lugar, incluso en la cima de una montaña, pero te recomiendo practicarla mientras haces un recorrido conocido. Tu paseo habitual hasta la parada del autobús o el camino que sigues cuando sacas al perro, si lo combinas con una apreciación del aquí y ahora, se convierte en una sesión de conciencia plena. En ese momento, te darás cuenta de que, sin saberlo, ya tenías esa sesión preparada.

Para una persona atenta y consciente, un destello de luz en un charco sucio de la ciudad es igual de bonito que una puesta de sol en la playa más paradisíaca. Por eso, te recomiendo que practiques la meditación en movimiento haciendo un recorrido que conozcas bien.

*Cómo practicar la meditación
en movimiento*

No necesitas ningún accesorio para esta práctica, solo una mente abierta y un lugar para caminar. Puedes hacer la caminata consciente mientras te diriges a la parada del autobús, pero también puedes cambiar tu recorrido habitual o caminar sin destino definido y sin prisa.

Mientras caminas, céntrate en las sensaciones de tu cuerpo. ¿Cómo sientes tus pies dentro de los zapatos? ¿Qué movimiento hacen tus pies cuando tocan el suelo? ¿Cómo se mueve el resto de tu cuerpo? Observa el balanceo tus brazos, nota el peso de tu bolso o mochila, o fíjate en cómo tu perro tira de ti.

También puedes utilizar técnicas de respiración, como la respiración contada (que aprendiste en el capítulo 3) o incluso contar tus pasos. Otra opción es ir cambiando la velocidad del paseo, por ejemplo, andar más despacio, sincronizando cada paso con tu respiración (un paso con una inspiración, un paso con una espiración). Esto te obligará a ralentizar el ritmo y concentrarte en tu respiración.

Por último, fíjate en lo que te rodea. Primero, escucha los ruidos de la calle. Después, intenta captar los olores o notar la temperatura. Finalmente, mira la gente con la que te cruzas, el cielo y los edificios.

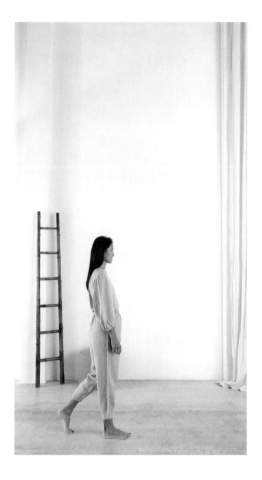

Todo esto te ayudará a ser más consciente de cómo te sientes y de tu entorno, y esto hará que te lo pases bien y vivas el momento presente disfrutando de las vistas, los sonidos y los olores. Haz esta práctica con una actitud relajada, una mente abierta y un corazón compasivo.

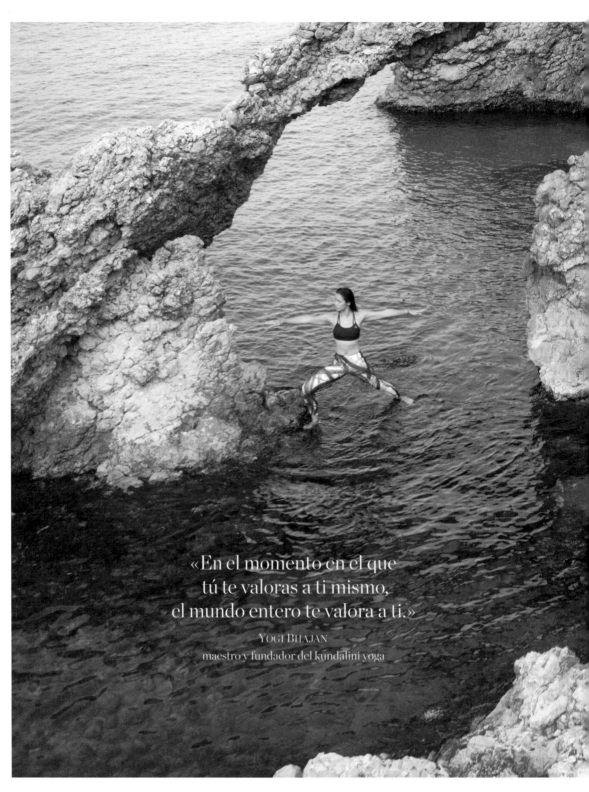

«En el momento en el que
tú te valoras a ti mismo,
el mundo entero te valora a ti.»

YOGI BHAJAN
maestro y fundador del kundalini yoga

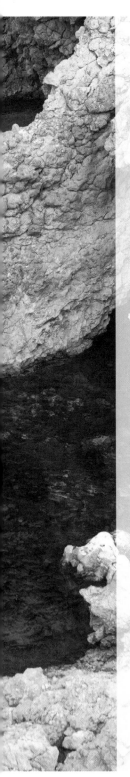

Capítulo 7
Evita la autocrítica, sé benevolente contigo

Creer en nuestro potencial, ser conscientes de lo que valemos y saber que tenemos derecho a ser felices constituye una necesidad. Esto nos permitirá disponer de la libertad para tomar las decisiones adecuadas a fin de desarrollar nuestro propio bienestar sin que opiniones ajenas nos influyan.

Aprender a querernos tal y como somos no es una tarea fácil, nos sobran complejos, vergüenza y miedos, por eso no nos mostramos al natural, por temor a lo que los demás puedan pensar. La autoestima aumenta con la conciencia de uno mismo, por eso el proceso de observación es uno de los pilares para conocerse mejor, quererse y buscar siempre este estado de bienestar profundo en función de los momentos vitales.

Cuando alguien nos pregunta cuáles son nuestras habilidades nos cuesta responder, pero a la pregunta: ¿qué no nos gusta de nosotros?, tenemos mucho que decir. ¿Por qué solemos mostrar esta tendencia a menospreciarnos y a autocriticarnos? El amor propio no debe confundirse con la arrogancia, toda persona se debe querer con humildad. La autoestima es una valoración subjetiva que depende de un barómetro propio y que no debería subordinarse al exterior.

Echando la vista atrás y analizando cómo me encontraba y cómo me siento ahora, puedo afirmar con total honestidad que desde que enseño yoga estoy en armonía y confío en mis capacidades. Esta satisfacción la encuentro al sentir que mi trabajo y mis esfuerzos tienen un propósito, el de ayudar a mis alumnos a emprender su camino hacia el bienestar. Desde la humildad, considero que, al disfrutar de lo que hago, lo realizo lo mejor posible y logro conectar con los practicantes consiguiendo que estos vuelvan a mis clases. La buena energía que se despierta en mí cuando enseño ha resultado clave para ayudarme a descubrir lo que realmente me hace feliz y me ha hecho crecer como persona y como profesional.

Gracias a las redes sociales, recibo comentarios de apoyo que me emocionan y me motivan a seguir, pero también me expongo a leer todo tipo de críticas que, de no tener fe en mí misma, de seguro me hundirían. Mi bienestar mental y emocional no depende de un mensaje positivo o negativo, pero evidentemente me importa la opinión de la gente y, si puedo mejorar, estoy abierta a escuchar palabras constructivas.

Saber quién soy, sentirme en sintonía con mis propios valores y ser consciente de lo que soy capaz de hacer me ha dado alas para emprender y me ha proporcionado la valentía necesaria para dejar un trabajo corporativo estable en la banca con el objetivo de dedicarme plenamente al yoga. Al principio di el salto a mi pasión en unas condiciones precarias, pero en ningún momento sentí miedo o arrepentimiento, ya que confiaba en mis capacidades y en mis ganas de hacer lo que me llenaba.

Este giro profesional de 180 grados me reveló esta fuerza interior que nunca se había manifestado, pero que atesoraba dentro de mí. Aunque el hecho de darme cuenta de la necesidad de cambiar de proyecto profesional no ocurrió de repente. A decir verdad, fue el resultado de diez años de práctica regular de yoga como alumna, de los cientos de horas de meditación y de la búsqueda espiritual.

DIARIO/

¿Te gustas?

Responde con un mínimo de 5 puntos a cada pregunta:

¿Cuáles son tus cualidades personales?

¿Qué es lo que más destacan tus amigos de tu carácter?

Y tú, ¿qué es lo que más aprecias de ti?

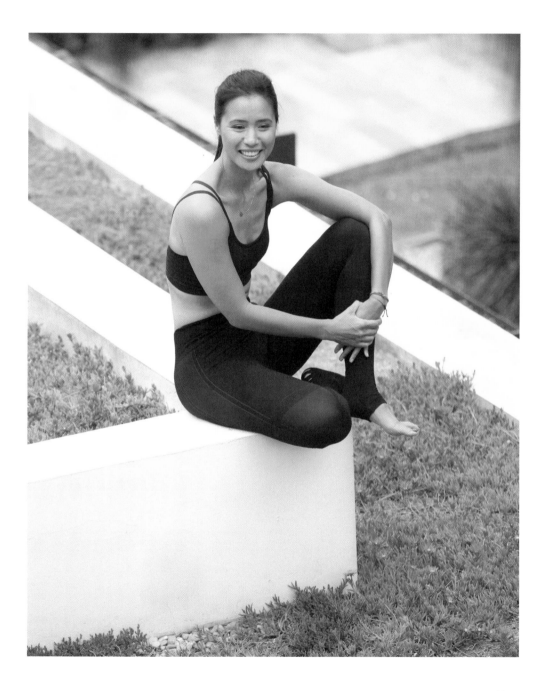

SEIS PUNTOS CLAVE PARA DESARROLLAR AUTOCONFIANZA

1. Lleva una vida consciente. Sé presente, ten curiosidad y una actitud abierta con lo que te rodea, te interesa y te enriquece.

2. Acéptate tal y como eres. Primero reconoce tus cualidades y fortalezas; entonces, define los puntos débiles por mejorar.

3. Afírmate en ti. Muestra autenticidad en la vida social, niégate a falsear por miedo a la mirada de los demás.

4. Sé responsable. Sé responsable de tus elecciones y acciones, porque puedes influir en el resultado de tus proyectos.

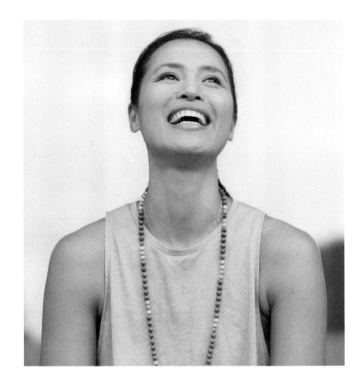

5. Identifica tus objetivos. Visualízalos y define un plan de acción para lograr materializarlos.

6. Mantén la integridad. Vive en armonía con lo que piensas, con tus valores, con lo que admiras y lo que vives.

PLAYLIST

'Feeling Good'. En *I Put A Spell On You.* De Nina Simone (1965).

¡Me encanta este clásico y sus muchas versiones!

¿Eres más de jazz?
Escucha la versión de Michael Bublé del disco *It's Time* (2005).

¿Prefieres el rock?
Dale al *play* a la versión de Muse de *Origin of Symmetry* (2001).

LA FILOSOFÍA DEL YOGA PARA LA AUTOESTIMA

Los **yamas** (códigos de conducta) y **niyamas** (códigos personales) de Patanjali representan una parte importante de la base filosófica del yoga, porque nos ayudan a mantener una relación más positiva con los demás y, sobre todo, con nuestro interior. Nuestro crecimiento personal se convierte en algo negativo cuando basamos nuestro sentido entero de paz y felicidad en elementos externos. La autoestima es una percepción que debería seguir unos criterios personales e íntimos, pero lamentablemente solemos guiarnos por la opinión de los demás y, en función de esta, nos valoramos de una forma u otra. Aplica estos yamas y niyamas y aprende a quererte y a amar tu entorno.

Ahimsa, palabra del sánscrito que se traduce como «no violencia», es el primer yama y uno de los más importantes, porque tiene un sentido muy amplio que se puede aplicar en la práctica de asanas y en el día a día. Se refiere a la no intención de causar daño con actos, palabras y pensamientos a nuestro entorno, pero también a nuestro propio ser. Existen muchas formas de lastimarse e ir en contra de ahimsa, por ejemplo, al forzar el cuerpo en una postura que no nos conviene o al menospreciarnos. Practica ahimsa contigo y desarrolla una actitud benevolente con tu ser. Eres dueño de tus reflexiones. En vez de pensar en términos negativos sobre ti, demuéstrate que eres capaz, que vales, que nadie te puede decir lo contrario.

Satya, el segundo yama, se traduce como «honestidad» y hace referencia a la verdad de pensamiento, palabra y comunicación. Interaccionar con sinceridad constituye otra condición fundamental para relacionarse con los demás y estar en armonía. Como el anterior, este concepto también se puede extender a nuestra propia persona. No se puede vivir en la mentira para complacer la opinión de terceros. Al final, lo único que conseguimos es engañarnos y no podremos encontrar la paz interior, al contrario, sentiremos malestar y sentimientos desagradables.

Santosha, un niyama que significa «contentamiento», se interpreta como aceptación y saber apreciar lo que tenemos y lo que somos. En vez de buscar en nuestro interior, solemos recurrir a elementos externos pensando que nos harán felices, como, por ejemplo, perder peso o tener una casa mejor. Pero lo exterior solo alimenta la espiral infinita de nuestro ego, que siempre nos lleva a desear más en cuanto nos comparamos con los demás. Para trabajar el santosha, empieza por aceptarte, valora la persona estupenda que eres y que aprecian tus amigos y familiares y, entonces, potencia tus cualidades y transfórmate en una mejor versión de ti, manteniendo tu autenticidad.

Comprométete a aceptarte y amarte, y asume la responsabilidad de crear en tu interior las fuentes de bienestar que antes solías buscar en elementos externos.

ANTOJO SALUDABLE

Para subir el ánimo no hay nada mejor que un pequeño regalo para el paladar. Esto me lo enseñó mi padre, que cuando era pequeña y llegaba triste a casa porque había tenido un mal día, me sorprendía elaborando unas crepes. Yo le ayudaba a pesar los ingredientes y me encargaba de deshacer los grumos de harina en la mezcla, mientras mi herma- na mayor y mi padre, sartén en mano, intentaban girarlas en el aire para dar- les la vuelta. Lo mejor era elegir entre acompañarlas con chocolate, limón o crema de avellana. Otro aliciente con- sistía en darles forma (enrollada o do- blada). Las crepes son fáciles de hacer, sabrosas y animan cualquier tentempié. Aquí te dejo una versión saludable, y iah!, ya sabes, no te pases con la can- tidad.

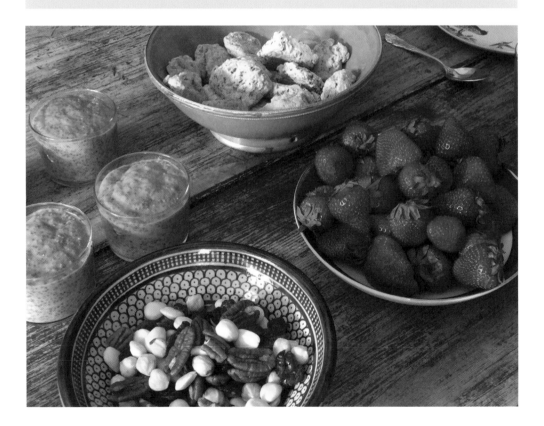

CREPES DE TRIGO SARRACENO CON CREMA DE AVELLANAS Y COCO

Para elaborar la crema de avellana con cacao:

* 60 g de avellanas crudas
* 1 cucharada de margarina de coco
* 1 cucharada de cacao en polvo
* 1 cucharada de azúcar de coco
* 1 chorro de aceite de coco

Para elaborar la masa:

* 2 huevos ecológicos
* 125 g de harina de trigo sarraceno
* 500 ml de leche de almendra sin azúcares añadidos
* Aceite de coco (en sustitución de la mantequilla clásica para la elaboración)
* Sal al gusto

Paso a paso

1. Empezaremos por preparar la crema. Para ello, tritura las avellanas y mézclalas con la margarina y el aceite de coco. Añade el cacao y el azúcar de coco y bate todos los ingredientes hasta obtener una crema. Si hace falta, puedes añadir un poco de agua.

2. ¡Ahora vamos a por las crepes! En un bol grande, tamiza la harina, añade la sal, la leche vegetal y los huevos. Mezcla todo hasta

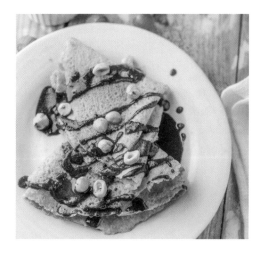

que la masa quede homogénea, y asegúrate de que no haya grumos. Deja reposar durante unos 20-30 minutos.

3. Pinta una sartén antiadherente con el aceite de coco y vierte un cucharón de la mezcla anterior.

4. Déjala cocer durante unos 2 minutos a fuego medio antes de girarla con mucho cuidado para dejarla otros 2 minutos más. Espera a que los lados se despeguen para manipular la crepe. A medida que vayas cocinando las crepes, apílalas en un plato para evitar que pierdan la humedad.

5. Sirve las crepes con la crema caliente. Como no hemos añadido azúcar a las crepes, aprovecha las que te sobren para tu desayuno, tanto salado como dulce.

LOS FRUTOS SECOS

Existe una gran variedad de frutos secos que suelen estar rodeados de una cáscara dura. La mayoría son ricos en proteínas, en ácidos omega 3 y 6, en minerales y en vitaminas del grupo B, pero no todos aportan los mismos nutrientes. Seguro que has escuchado millones de veces lo buenos que son, ¿verdad? Pues tomar frutos secos como tentempié entre comidas es beneficioso siempre y cuando estén crudos y no tengan sal. Además, hay que controlar la cantidad, porque tienen un elevado contenido calórico. Los frutos secos más famosos por sus propiedades saludables son:

- **Avellanas:** Contribuyen al buen funcionamiento del sistema cardiovascular (gracias al ácido oleico) y del sistema inmunológico, entre otras propiedades.

- **Almendras:** Ricas en fibra, ayudan a retrasar el envejecimiento, cuidan nuestros sistemas muscular, nervioso, inmunitario y cardiovascular.

- **Nueces:** También ayudan a luchar contra el paso del tiempo por su alto contenido en antioxidantes. Y son ricas en proteínas, ideales para los que siguen una dieta vegetariana.

- **Anacardos:** Gran fuente de energía, proteínas y magnesio.

Además, existen otros frutos secos como los piñones, los pistachos o los cacahuetes (estos no son exactamente un fruto seco pero suelen entrar en esta categoría). Hay que tener en cuenta que las frutas deshidratadas como las escamas de coco, los dátiles, las uvas pasas y los higos secos no son frutos secos, sino frutas desecadas, es decir, a las que se les ha eliminado una gran parte de su contenido en agua. Cuentan con innumerables nutrientes pero, al tener un elevado nivel de fructosa, también hay que consumirlas con moderación.

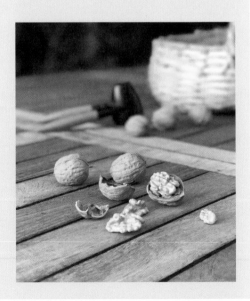

CÓMO LA PRÁCTICA DE ASANAS AYUDA A MEJORAR TU AUTOCONFIANZA

Tal y como os confesaba al principio de este capítulo, al embarcarme en la aventura de cambiar de trabajo, necesité valor y confianza en mí misma, y estoy segura de que los años de práctica de yoga y de meditación me ayudaron a conocerme, aceptarme, quererme y potenciar mis cualidades. Ahora, con el paso del tiempo, puedo analizar y compartir lo que considero como los pilares de los beneficios del yoga para sentirnos bien:

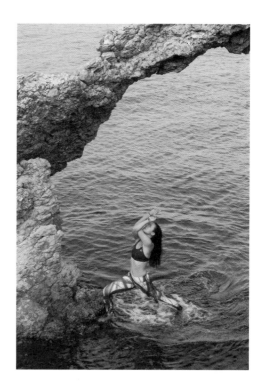

- **No hay metas marcadas.** El yoga no es un deporte, no hay objetivos competitivos ni la presión de una performance o de una marca temporal que debas superar. El placer y la satisfacción residen en sentir la progresión y los cambios tanto en el cuerpo como en la mente, sin que eso te haga sentir inferior ni tampoco mejor que otros.

- **No hay comparaciones.** Cuando practicas, rápidamente te das cuenta de que algunas asanas te salen mejor que otras, por lo tanto, dejas de fijarte en cómo lo hacen tus compañeros y pasas a centrarte en ti. Cada uno sufre y disfruta de las asanas, sin sentirse observado o juzgado.

- **Practicar es aprender.** Los practicantes de yoga no son socios ni miembros de un club, son alumnos. Practican para aprender, no para entrenar: esto significa que no es necesario hacerlo perfecto, simplemente hay que desenrollar la esterilla y probar, aprender y sentir. ¡Déjate llevar!

- **Tiempo pausado.** En una clase de yoga, el ritmo varía según el estilo y el momento de la sesión, pero nunca será tan intenso y rápido como una clase de aeróbic. Te da tiempo de entrar en cada asana, de mantenerla, de reajustarte y de sentirla. Se trata de un momento de introspección para ti.

- **Comodidad.** ¿Recuerdas el concepto de sthira sukham asanam? Define una asana

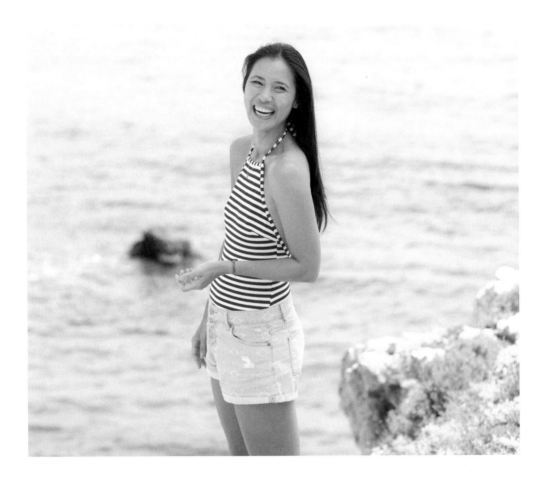

como cómoda y estable, en la que uno no debería hacerse daño. No te fuerces y no pretendas llegar donde tu cuerpo no quiere o no puede. El yoga se practica respetando y amando cuerpo y mente.

- **El yoga es para todos los públicos.** Todo aquel que se puede mover puede ser practicante, no hay discriminación. El yoga es para todos los cuerpos, géneros y edades.

- **Asanas para descubrir tu cuerpo y tu mente.** La práctica constante te enseñará a aprender a superar tus límites físicos y psicológicos.

- **Introspección.** Las asanas te llevan a lo más profundo de tu interior, un lugar íntimo que nadie conoce y al que solo se puede acceder a través de tu cuerpo, de tu respiración y de tu psique.

ASANAS PARA POTENCIAR LA AUTOCOMPASIÓN

URDHVA MUKHA SVANASANA
PERRO MIRANDO HACIA ARRIBA

Empieza tumbándote boca abajo en la esterilla con los pies separados al ancho de las caderas. Flexiona los brazos y apoya las palmas de las manos a la altura de las costillas flotantes. Al inspirar, presiona firmemente con las manos, estira los brazos y levanta todo el cuerpo dejando solo los empeines en el suelo. Mantén los muslos, los glúteos y las piernas firmes, los brazos estirados y levemente rotados hacia fuera, de manera que los codos apunten hacia atrás. Evita arquear demasiado la espalda, abre el pecho para que quede delante de los brazos. Alarga el cuello llevando los hombros hacia atrás y abajo. Puedes mirar hacia delante o hacia arriba siempre que no colapses la zona cervical y la garganta.

Consejo: Si no puedes mantener esta postura, haz bhujangasana (cobra), que es una asana similar, ya que también implica una apertura de pecho y la mirada hacia arriba con orgullo, pero es menos intensa y exigente para la lumbar, los brazos y las muñecas.

BENEFICIOS

▸ Fortalece los brazos, las piernas, los hombros y la espalda.

▸ Estira el pecho, los pulmones y el abdomen.

▸ Te hará sentir más orgullo hacia ti.

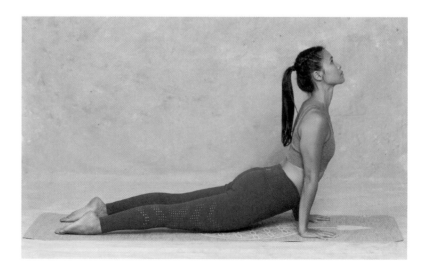

VIRABHADRASANA I Y II
GUERRERO I Y II

Se trata de dos asanas muy poderosas que harán que te sientas valiente y fuerte. No te fijes
en tu entorno, concéntrate en cómo te sientes. Enlaza las dos asanas en las secuencias
dinámicas. Empieza en tadasana (montaña) y
da un gran paso hacia atrás con el pie izquierdo. El pie derecho se mantiene paralelo a los
laterales de la esterilla con los dedos mirando hacia delante. Flexiona la pierna derecha y
lleva la rodilla hasta que quede a la altura del
talón: debe dibujar un ángulo de 90 grados.
Si la rodilla sobrepasa la línea imaginaria con
el talón, abre más las piernas. Apoya toda la
planta del pie de atrás en el suelo a 45 grados
(los dedos del pie miran hacia delante con el
pie en diagonal).

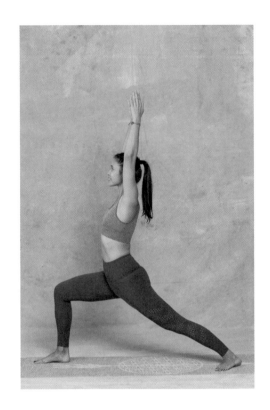

VIRABHADRASANA I
GUERRERO I

Desde la base, mantén la cadera mirando
hacia delante y el tronco recto sin arquear la
zona lumbar. Sube los brazos a la vertical, alineando muñecas y manos, y sobre todo relaja
los hombros. Las palmas de las manos se miran o, si puedes, júntalas de tal manera que se
cree un espacio entre los hombros y las orejas.
Lleva la mirada hacia las manos sin tensar el
cuello.

VIRABHADRASANA II
GUERRERO II

Sin modificar la posición anterior de las piernas y de los pies, al espirar gira un poco las caderas de tal forma que miren hacia la izquierda, y lleva los brazos en cruz a la altura de los hombros juntando los omoplatos en la espalda. Las palmas de las manos miran al suelo. Los brazos y hombros se extienden hacia los lados. Alarga el cuello y la nuca, mantén el pecho erguido y gira la cabeza llevando la mirada a la mano derecha.

Consejo: Mantén el tronco erguido en las dos asanas, es decir, no dejes que se incline hacia delante. Asegúrate de que la rodilla delantera se alinea por encima del talón.

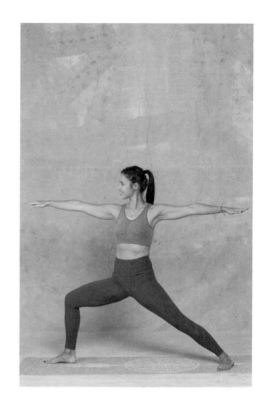

BENEFICIOS

▸ Fortalecen los brazos, las piernas, los hombros y la espalda.

▸ Estiran las ingles, el pecho, los pulmones y los hombros.

▸ Estimulan los órganos de la cavidad abdominal.

▸ Aumentan la resistencia.

▸ Virabhadrasana II mejora la apertura de las caderas.

UTKATA KONASANA
DIOSA

Esta asana elevará tu autoestima y te en-señará a aceptarte. Empieza en tadasana (montaña) y, al inspirar, separa los pies de tal forma que la distancia entre ellos sea de una pierna y abre tus pies con la punta hacia el exterior. Al espirar, flexiona tus rodillas hacia los lados, abre tus caderas y siente las piernas firmes. Coloca tus brazos en forma de «cactus», con tus codos a la altura de los hombros, los antebrazos en perpendicular y las palmas de las manos mirándose. Con el pecho orgulloso, mantén erguida la espalda sin forzar la zona lumbar. Mira al frente y concéntrate en lo que sientes. Para salir de esta posición, estira las piernas y relaja los brazos para volver a tadasana.

Consejo: Las rodillas no deben sobrepasar la línea imaginaria que se dibuja con la punta de los pies. Lleva el coxis ligeramente hacia abajo y presiona tus caderas hacia delante mientras haces fuerza hacia el exterior con los muslos.

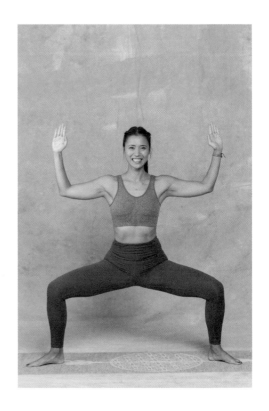

BENEFICIOS

▸ Estira los hombros, el pecho, los muslos, las ingles y el abdomen.

▸ Mejora el equilibrio.

▸ Fortalece las piernas y los glúteos.

NATARAJASANA
BAILARÍN

Esta asana se basa en la danza que realiza Nataraja, una de las representaciones del dios hindú Shiva, al principio de cada ciclo de la creación. Es una asana de equilibrio estéticamente muy bonita y considerada avanzada. Conseguir mantener con gracia y estabilidad esta postura concede al practicante de yoga una sensación de satisfacción que mejora su autoestima. Te propongo entrar en esta asana del mismo modo que yo lo he aprendido del maestro Dharma Mittra:

Empieza de pie en tadasana (montaña). Al inspirar flexiona la pierna derecha hacia atrás hasta que puedas agarrar el tobillo con la mano derecha y el talón quede tocando la nalga. Estira el brazo izquierdo al cielo, estira el cuerpo hacia arriba y busca la estabilidad en una pierna. Al espirar, mientras inclinas el tronco hacia delante, intenta separar el pie de la nalga, elevando la rodilla sin soltar el agarre. No abras demasiado la cadera hacia un lado y asegúrate de abrir el pecho arqueándolo un poco y de mantener los hombros a la misma altura. La pierna de apoyo debe estar muy activa para mantener el equilibrio. Relaja los músculos que no estés utilizando. Para salir de esta posición, suelta de forma gradual y controlada la pierna elevada para volver a la postura base vertical.

Consejo: Aunque debes mantener la concentración hacia el interior, clava la mirada en un punto fijo, así podrás mantener el equilibrio.

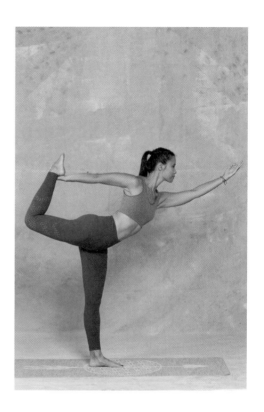

BENEFICIOS

▸ Estira los hombros, el pecho, los muslos, las ingles y el abdomen.

▸ Mejora el equilibrio y la concentración.

▸ Fortalece las piernas y los tobillos.

SECUENCIA PARA HACERTE UN AUTORREGALO (20 MIN)

Solemos dar regalos cuando apreciamos a alguien o nos parece que se lo ha ganado. Para esta práctica, te propongo que te hagas un autorregalo, porque eres una persona estupenda que se merece disfrutar de los beneficios del yoga. Las asanas de esta secuencia pueden parecer desafiantes, pero te harán más fuerte física y mentalmente a medida que las domines.

Empieza cantando el Om. Piensa en una intención: yo te propongo que te dediques esta práctica a ti.

‣ 3 surya namaskar (saludos al sol), según el estilo jivamukti yoga
1 Tadasana (montaña)
2 Adho mukha svanasana (perro boca abajo)

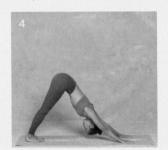

3 respiraciones

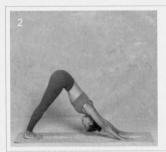

3 veces

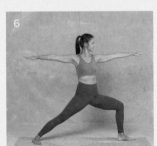

5 respiraciones

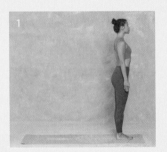

5 respiraciones | cambio de pierna

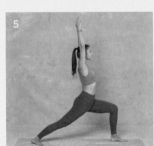

5 respiraciones | cambio de pierna

3 Urdhva mukha svanasana (perro mirando hacia arriba)

4 Adho mukha svanasana (perro boca abajo)

5 Virabhadrasana I (guerrero I)

6 Virabhadrasana II (guerrero II)

7 Utkata konasana (diosa)

8 Tadasana (montaña)

9 Vriksasana (árbol)

10 Natarajasana (bailarín)

11 Balasana (niño)

12 Savasana (cadáver)

Canta el Om y recuerda tu intención. Date las gracias por premiarte con este momento, te lo mereces.

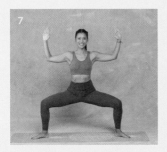

5 respiraciones

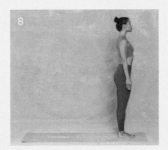

3 respiraciones

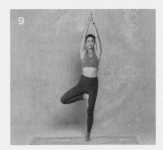

5 respiraciones | **cambio de pierna**

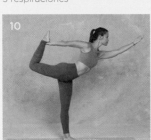

5 respiraciones | **cambio de pierna**

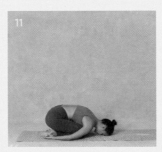

5 respiraciones

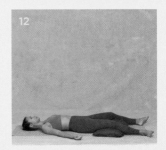

2-3 min

Accede al vídeo de la práctica

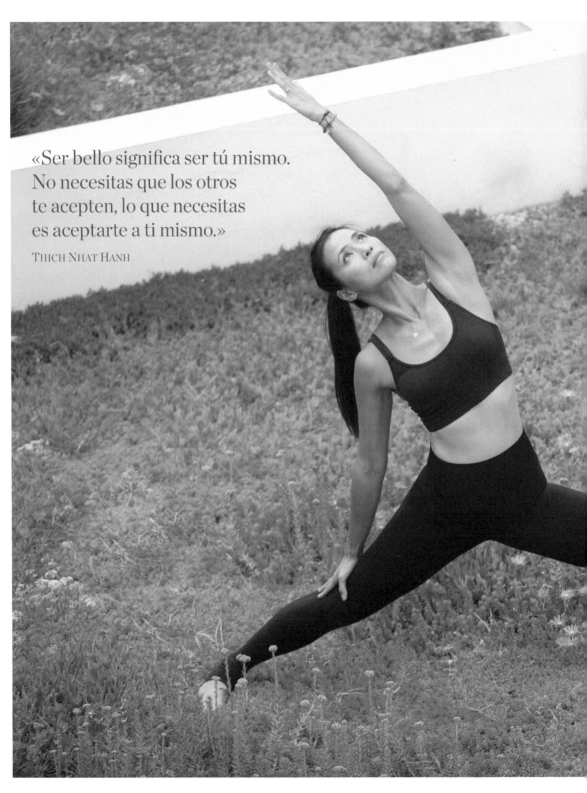

«Ser bello significa ser tú mismo.
No necesitas que los otros
te acepten, lo que necesitas
es aceptarte a ti mismo.»

THICH NHAT HANH

Capítulo 8

Perder peso comiendo con conciencia

Todos sabemos que perder peso es muy difícil, de hecho, cuando no se consigue suele convertirse en una obsesión, y fuente de frustración. Y, todavía peor, cuando se logra y enseguida se vuelve a engordar, el malestar se multiplica por dos.

A decir verdad, no existe dieta milagrosa que te quite tres kilos en una semana sin devolvértelos en dos meses. Por eso mismo en este capítulo no vamos a hacer una dieta exprés, al contrario, vamos a comprender cómo cambiar nuestra relación con la comida en el día a día para evitar el estrés de la operación bañador. De este modo, no solo conseguiremos un peso saludable, además lograremos mantenerlo sin tener que someternos a ningún régimen.

Si tu bienestar pasa por sentirte a gusto con tu cuerpo, debes valorar si el objetivo que persigues resulta realista y si el proceso para conseguirlo también lo es. Piensa que somos miles de millones de seres humanos en este planeta y no hay dos iguales. Todos somos distintos, únicos e incomparables. Quizá el problema no radica en tu peso, sino en aceptar y aprender a percibir la belleza de tu propio cuerpo.

Realiza ciertos cambios en la actitud y en la postura y trabaja tu estética exterior para transmitir una imagen con la que te sientas más identificado. Aprende a potenciar lo que te gusta, quizá sean tus ojos o tu sonrisa, y adapta a tu forma de ser aquellas cosas que preferirías mejorar.

Pero hazlo pensando en lo que puede favorecerte a ti: el corte de pelo acorde con la forma de tu cara, el look según tu altura, el maquillaje dependiendo de tu edad o tonificar los músculos que te ayuden a modelar tu cuerpo.

Por último, pero no menos importante, acepta aquello que no se puede cambiar y que es fuente de dolor y sufrimiento. Ama tu cuerpo porque es tuyo: mejóralo, acéptalo y sé la mejor versión de ti para sentirte feliz con tu ser.

Si esto no resulta suficiente y tu deseo de perder unos kilitos sigue perturbándote, cambia tu relación con la comida, haz ejercicio físico que te ayude a tonificar y ponte en manos de un profesional que pueda valorar tu situación y personalizar una dieta. También es importante que analices por qué quieres adelgazar. ¿Se trata simplemente de ponerte en forma o de verdad tienes un problema de salud? Si tu sobrepeso no es debido solo a una mala alimentación sino a un problema de salud, no dudes en consultar a tu médico y a un especialista en nutrición que te asesore a la hora de alimentarte.

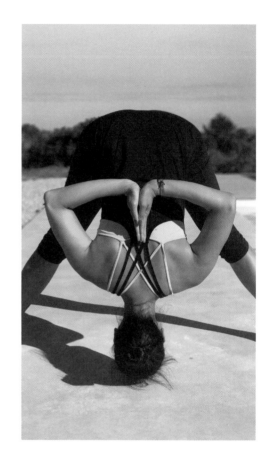

«Finalmente me di cuenta de que estar agradecida con mi cuerpo era clave para darme más amor.»

OPRAH WINFREY
periodista y filántropa

DIARIO/

¿La imagen que ves en el espejo no coincide con el ideal que te gustaría reflejar y transmitir? ¿Cuáles son las partes de tu cuerpo que te agradan para hacer un trabajo de aceptación?

¡Reconoce que hay muchas cosas bellas en ti antes de pensar en lo que no te gusta! Pregúntate también si la imagen a la que aspiras es la adecuada.

Soy una persona que disfruta del buen comer. Me encanta tanto lo dulce como lo salado, y nunca he sufrido problemas de sobrepeso, pero, como todo el mundo, he pasado por periodos en los cuales no he podido cuidarme como debía, por culpa de una sobrecarga de trabajo, por los viajes o, simplemente, por permitirme unos excesos durante las vacaciones. También he seguido dietas de todo tipo a fin de perder esos kilitos pensando que resultaría sencillo y rápido, pero con la experiencia (y la edad) me he dado cuenta de que mi cuerpo no responde como yo quisiera, ni como prometía el autor de la dieta milagrosa.

He aprendido a amar mis formas atléticas, aunque debo confesar que no siempre me han gustado. Ahora las cuido con deporte, yoga y una alimentación equilibrada para mantener una silueta que me agrade. Se trata de un esfuerzo natural continuo.

Tengo una buena flexibilidad porque la trabajo con constancia desde hace años, pero tiene sus limitaciones. Esto solía generarme frustración hasta que me di cuenta de que ser capaz de poner los pies detrás de la cabeza no era el verdadero objetivo del yoga y que podía vivir en plenitud sin hacerlo. Cuido mi alimentación pero me concedo ciertos antojos de forma controlada, porque sé dónde se sitúa el placer puntual del paladar y de la mente para que se mantenga dentro de los parámetros de mi salud y de mi bienestar.

El *Bhagavad Gita*, uno de los textos sagrados más importantes de la filosofía del yoga, nos enseña el poder del desapego, del no buscar fuera de nosotros la felicidad y de comprender que la paz y la prosperidad están en nuestro interior.

Decirnos que cuando adelgacemos nos sentiremos bien no es más que una ilusión, ya que una vez conseguido esto seguiremos persiguiendo otros deseos. Esta forma de pensar solo hace que nos alejemos del momento presente sin que percibamos lo hermoso que es. Trabajar el niyama santosha (contentamiento) nos permite vernos y aceptarnos tal y como somos con independencia de lo que nos rodea, y darnos cuenta de que debemos ser la persona más importante de nuestras vidas.

CÓMO MANTENER UN PESO SALUDABLE

Hablamos de estar conectados a nuestros sentimientos y emociones y de vivir con plena conciencia para mejorar el equilibrio entre nuestra mente y nuestro cuerpo, pero es curioso cómo nuestro cerebro parece incapaz de distinguir entre aquellos alimentos que pueden beneficiarle y los que elevan el colesterol y ponen en riesgo la salud. También resulta llamativo comprobar cómo nuestro organismo puede identificar si se ha producido un cambio drástico, por ejemplo, la ingesta de una dieta que restringe las grasas, aunque sea incapaz de detectar si ese cambio es saludable. El organismo, de forma automática, enviará señales para activar el modo de supervivencia y, entonces, empezará a quemar menos calorías y grasas para aumentar las reservas.

Aunque nuestra voluntad de seguir la dieta sea fuerte, también debe combatir la fisiología y la actitud del cerebro, que nos incitará a convertirnos en una máquina hambrienta obsesionada por la comida. Seamos sinceros: en estas condiciones, ¡qué difícil es mantener una dieta! Pero que no cunda el pánico, porque la clave una vez más radica en el equilibrio entre cuerpo y mente. Aquí te dejo mis consejos para seguir cualquier régimen saludable:

- **Aceptación:** No desees parecerte a una imagen ideal e irreal; debes dar gracias por lo que tienes, entender que todo no se puede cambiar para no crear falsas expectativas.
- **Voluntad:** Piensa que vas a seguir una dieta realista y saludable y recuerda esta motivación cuando sientas la tentación abandonarla.
- **Paciencia:** Ninguna dieta saludable y efectiva es rápida. Ármate de paciencia y piensa que merece la pena, que te sentirás muy bien con tu cuerpo.
- **Cambia tus hábitos alimenticios progresivamente reorientando tus gustos:** Si sabes cuáles son tus debilidades en la cocina, trabaja la atención plena para crear nuevos hábitos. Por ejemplo, si te gustan los dulces, evita tener galletas o bombones en casa, opta por el chocolate negro con menos azúcar para calmar tus antojos y utiliza el *mindfulness* para no comer más de 30 o 60 gramos.
- **Come con conciencia:** Practica la comida con atención plena o *mindful eating*, método que se detalla en este capítulo.
- **Haz ejercicio físico regularmente:** Mueve el cuerpo a diario (camina al menos 30 minutos) y practica yoga y/o deporte, escoge una disciplina que te guste para motivarte a ir regularmente (2 veces por semana).
- **Descansa:** Duerme lo suficiente. Tal y como ya hemos visto en el capítulo 5, los beneficios de un sueño reparador son innumerables. Y sí, ¡dormir mal también afecta a tu apetito!

DIEZ TRUCOS PARA COMER DE FORMA MÁS SALUDABLE Y SIN PASAR HAMBRE:

1. No llegues a la hora de las comidas con hambre. Para ello, toma una fruta, un yogur, un *snack* saludable o frutos secos (crudos o tostados, pero no fritos) a media mañana o a media tarde.

2. Sirve la comida en platos más pequeños. Así engañarás visualmente a tu cerebro, ya que estos parecerán más llenos.

3. Aumenta el porcentaje de verduras de tu plato. De este modo te asegurarás de que te llenas de comida saludable.

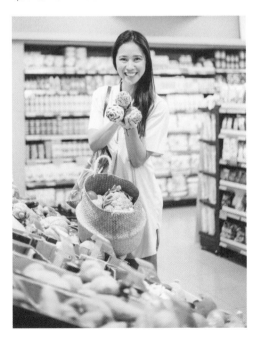

4. ¡Nada de repetir por muy rica que esté la comida!

5. Reduce el consumo de sal y de azúcar. Prueba la comida antes de hacerte con el salero y reduce a la mitad la cantidad de azúcar que añades de manera automática.

6. Llena tu nevera de alimentos frescos y de temporada. Prioriza este tipo de alimentos por encima de los platos preparados que llevan aditivos, conservantes, sal y azúcar.

7. Incorpora a tu dieta aquellos alimentos saludables que no sueles comer. ¿Has probado el seitán, el tempeh (ambos son productos vegetales ricos en proteínas), las algas, el tofu, la pasta de kamut, el trigo sarraceno, los germinados, la nata de avena, etcétera? Espero que mis recetas te inspiren para descubrir nuevos ingredientes.

8. Cambia tu forma de cocinar. ¡Guarda la freidora en el fondo del armario! Intenta cocinar al vapor, a la parrilla, al horno o saltea con poco aceite.

9. Juega con las especias. ¡Te descubrirán un nuevo mundo de sabores que despertarán tus sentidos!

10. No confundas la sed con el hambre. Para ello, bebe un gran vaso de agua y escucha cómo reacciona tu cuerpo.

ALIMENTACIÓN CONSCIENTE Y EMOCIONES

EL HAMBRE EMOCIONAL Y LOS ANTOJOS

Mantener una alimentación saludable es fácil cuando te organizas bien, has descansado, tu situación en el trabajo es buena y te sientes a gusto con tu cuerpo. Pero ¿qué pasa cuando se acerca un *deadline* en el trabajo, las facturas de fin de mes se acumulan, los niños están enfermos y los pantalones te aprietan más que hace un mes? Muchas personas se consuelan comiendo algo que les gusta mucho.

Los antojos de comida suelen ser un signo de estrés emocional. Esto no significa que siempre sean malos. Comer algo que te apetece es una respuesta emocional que funciona de vez en cuando, pero, si lo haces muy a menudo, es posible que termines sintiéndote mal. Cuando tienes hambre emocional y tratas de saciarla con comida, nunca tienes suficiente, e incluso es posible que comas demasiado y te duela la barriga. Esto se debe a que el hambre emocional no se puede calmar con alimentos. Se necesitan nuevas herramientas para afrontar lo que sentimos:

1. Establece tus límites. Haz una lista de tus antojos. Primero, apunta los que son un «sí, con moderación», porque son saludables. Después, los que son un «tal vez, a veces», porque no son muy saludables, pero te

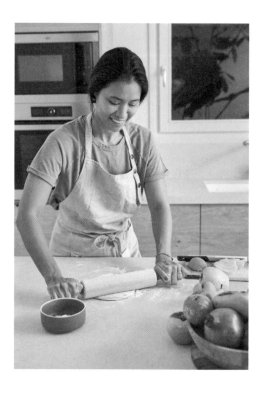

gustan mucho y has decidido que quieres tomarlos de vez en cuando. Al final, apunta los que son un «mejor que no», porque cuando empiezas a comer no consigues parar y luego te duele la barriga o sientes más culpa que satisfacción. Un antojo debe ser agradable, tienes que disfrutarlo para que cumpla su rol emocional positivo. Si te provoca una emoción negativa, es mejor que no lo comas. En estos casos, sugiero establecer límites claros y conscientes. Respeta tus propios límites y tus patrones personales sin miedo, aunque no se correspondan con lo que lees o escuchas. Es decir, no te dejes llevar por la presión social. Imagina cómo te sentirías si no necesitaras que los demás aprueben tu aspecto o te acepten por cómo es tu cuerpo. Si tu seguridad solo depende de ti, nadie te la podrá quitar. Para ello, te serán útiles los consejos del capítulo anterior sobre cómo evitar la autocrítica y aprender a quererte.

2. Haz una lista de alternativas al hambre emocional. Identifica los factores que desencadenan el hambre emocional en ti y nuevas formas de afrontarla que no sean a través de la comida, por ejemplo, darte un baño relajante, escuchar música o llamar a un ser querido. Piensa en lo que hubieras hecho antes y lo que vas a hacer a partir de ahora. Esto te permitirá tomar las riendas de tu hambre y de los antojos emocionales.

3. Escucha tus pensamientos y sentimientos para descubrir por qué tienes hambre emocional. La atención plena o el *mindfulness* es una herramienta eficaz para combatir el hambre emocional. El *mindfulness* consiste en observar nuestros pensamientos y emociones sin juzgarlos, y por eso ayuda a tratar la vergüenza y la culpa que suelen sentir las personas que se dan atracones. Un estudio de la Universidad de Harvard ha demostrado que la práctica de la atención plena ayuda a distinguir entre las señales del hambre física y el hambre emocional. También te permite identificar qué creencias ocultas tienes respecto a ti o pensamientos de autocrítica (soy débil, nunca podré conseguirlo...) que pueden estar en el origen de este comportamiento.

MINDFULNESS PARA MEJORAR TU RELACIÓN CON LA COMIDA

Lo opuesto a la alimentación consciente se llama «alimentación distraída» y consiste en tener costumbres como comer mientras se conduce, se trabaja o se ve la televisión u otra pantalla (teléfono, tableta) sin prestar atención a la comida ni disfrutarla. El motivo de este tipo de comportamientos puede ser emocional, como la ansiedad, pero la alimentación distraída también se puede deber a la simple falta de tiempo o de organización, lo cual crea malos hábitos y automatismos. A veces, tras la falta de tiempo se esconde una incapacidad para establecer prioridades, y la alimentación debería ser una de ellas. No tener interés por lo que comes, por los ingredientes o por los momentos de las ingestas te lleva a descuidar la calidad de tu alimentación, cosa que puede perjudicar tu salud.

Si comes de forma distraída, no estás en un estado de concentración ni disfrutando de la experiencia de la comida. El interés por la alimentación consciente ha crecido como estrategia para comer con menos distracciones y mejorar los comportamientos alimentarios.

BUDA BOL

Un buda bol es un plato que combina varios alimentos simples y sanos. Se podría decir que es un «plato combinado sano», porque es una comida completa, saludable y saciante. El origen de este plato no está claro, pero, según el sacerdote zen Dan Zigmond, coautor del libro *La dieta de Buda*, parece ser que procede de los alimentos que Buda llevaba en sus viajes. Estos alimentos saludables y de temporada se los entregaba la gente que se encontraba por el camino, y luego Buda los mezclaba. Desde entonces, los monjes budistas comen gracias a las ofrendas que reciben, juntando los ingredientes básicos donados. De ahí surge el nombre del bol.

El buda bol se compone de seis ingredientes básicos:

1 **Hortalizas crudas:** sobre todo verduras —de hoja verde— y otras (espinacas, kale, lechuga, zanahoria, pepino...).

2 **Cereales:** arroz, quinoa, trigo sarraceno, kamut, mijo o pasta.

3 **Proteínas:** tofu, legumbres, *edamame*, *tempeh*, huevo, queso.

4 **Hortalizas cocidas:** de temporada, ya sean hervidas, al horno o al vapor.

5 **Grasas saludables:** aguacate, frutos secos o semillas (girasol, calabaza, sésamo...).

6 **Salsa:** en el momento de elegir la salsa, hay que tener en cuenta opciones saludables para que el buda bol siga siendo un plato nutritivo y sano. Algunas opciones son el aceite de oliva virgen extra, el hummus, el *tahini*, el zumo de cítricos o las vinagretas con especias.

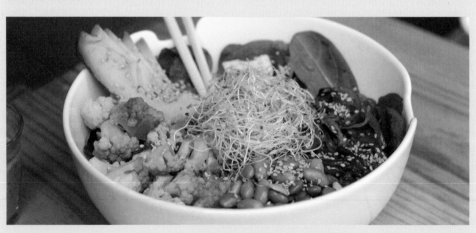

KARMA BOL SOLIDARIO

Puedes hacer tu buda bol de mil maneras distintas, pero yo te propongo la receta del karma bol solidario que creé en 2018 para el restaurante de boles saludables Breathe Green, de mi amiga Irene. Junto con otra amiga, María, organizamos una campaña de recaudación de dinero para la Fundación Radika, una organización sin ánimo de lucro que imparte clases de yoga en comunidades en riesgo de exclusión. Por cada karma bol vendido en Breathe Green, se destina un euro a un proyecto que ofrece clases semanales de yoga a mujeres refugiadas.

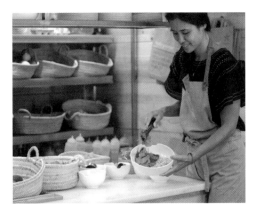

Mis ingredientes básicos (para un bol)
- Espinacas *baby*
- Arroz integral con cúrcuma
- *Edamame* (al vapor y sin sal)
- Brócoli o coliflor (cocidos y en trozos muy pequeños)
- Aguacate y semillas de sésamo tostadas
- Vinagreta de miso y jengibre

Ingredientes extra muy saludables
- Algas wakame: promueven la remineralización del cuerpo y de la sangre. Estimulan el metabolismo porque llevan yodo, que es alcalinizante y rico en calcio. Tienen propiedades antioxidantes, antiinflamatorias y neuroprotectoras, y además son muy saciantes.
- Encurtidos (fermentados): son una fuente natural de probióticos baja en calorías, rica en nutrientes y con un elevado contenido de agua. Grandes aliados de la microbiota y, por lo tanto, del sistema digestivo.
- Germinados de soja, alfalfa u otros: son ricos en vitaminas y minerales, estimulan los procesos digestivos (ayudan a la predigestión de proteínas) y aportan una gran cantidad de antioxidantes.

Paso a paso
Coloca los ingredientes en un bol de forma que se vean todos. Para prepararlo con atención plena, pasa al siguiente apartado.

LA CONCIENCIA PLENA APLICADA A LA COMIDA O *MINDFUL EATING*

El *mindfulness* también puede llevarse a la práctica en el momento de comer o cuando aparece el hambre. Hacerlo te ayudará a disfrutar de la comida como si se tratara de una experiencia en la que intervienen los sentidos pero con la voluntad de nutrir tu cuerpo, mente y corazón con bondad. Existen siete tipos de factores que pueden despertar el apetito:

Los ojos: A través del sentido de la vista puedes llegar a salivar. ¿Nunca te ha sucedido en cuanto ves la foto de un plato bonito y apetecible?

La boca: El gusto es el sentido más relacionado directamente con el apetito. A menudo solemos seguir comiendo pese a sentirnos saciados por culpa de las papilas gustativas.

La nariz: A través del sentido del olfato se pueden despertar todo tipo de antojos. El olor a pan recién horneado o a café son clásicos.

El estómago: Su criterio se basa en la cantidad, es decir, en si está lleno o vacío.

La mente: Esta es la voz interior que nos dice qué debemos comer y qué no.

Los alimentos y sus nutrientes: El cuerpo habla cuando está deshidratado, o cuando le falta energía y se siente débil.

El corazón: Este apetito se da cuando comer compensa sentimientos de dolor, tristeza o nervios.

La técnica de la conciencia plena aplicada a la comida se centra en la sensación del hambre para aprender a escuchar, a despertar el cuerpo y a recuperar la posesión de tus sentidos. De esta manera conectas con tu apetito y te alimentas con intención y atención. Así te acercas a la comida siendo consciente de tu estado mental y sin que se transforme en un acto compulsivo. Enseguida notarás que este nuevo hábito te permite controlar tus ingestas y, por lo tanto, tu peso de manera más fácil y con poco esfuerzo.

MINDFUL EATING O COMER CON ATENCIÓN PLENA

Cuando incorporas el *mindful eating* a tu vida, la comida deja de ser un simple trámite. El *mindful eating* no es un ritual para ingerir alimentos, sino una experiencia para tus sentidos y para tu corazón.

Prepara tu buda bol escogiendo cada ingrediente de manera consciente. Algunos los tendrás en la nevera ya listos del día anterior, otros los habrás cocinado o cortado a propósito. Colócalos en el bol o el plato de manera que se vean todos, esforzándote para que el plato resulte bonito a la vista, listo para una foto de Instagram.

Antes de empezar a comer y en la mesa (no practiques el *mindful eating* frente al televisor o con un *tupper* delante del ordenador), sigue los siguientes pasos:

1. Cierra los ojos. Inspira profundamente y, al espirar, despídete de tus preocupaciones.

2. Da las gracias por alguna cosa importante abriendo tu corazón y haz una respiración profunda.

3. Mira el plato o tu buda bol, observa los ingredientes (los colores, las formas, las texturas) y escucha lo que te dice tu cuerpo, lo que le apetece más.

4. En cada bocado, cierra los ojos e intenta definir qué tipo de hambre tienes en este momento. Cada alimento puede generar una emoción o sensación diferente, no tiene que ser igual para todo el plato.

5. Sigue comiendo, pero dedica tiempo a masticar (de siete a diez veces cada bocado), apreciando todas las texturas, sabores, olores y contrastes de temperatura. Puede que en un mismo bocado notes el aguacate fundiéndose, la acidez del encurtido y el crujiente de las semillas de sésamo tostadas. ¡Saborea cada bocado con atención plena!

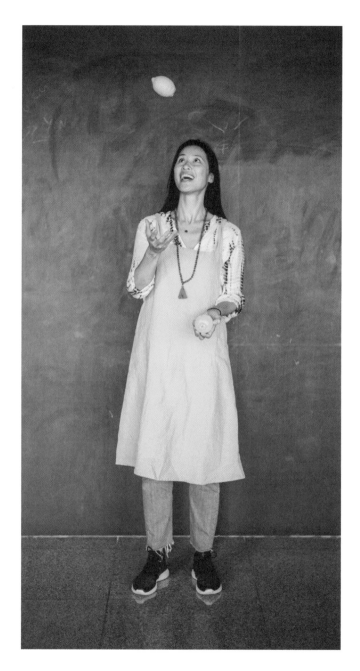

6. Ralentiza tu ritmo habitual dejando el tenedor en la mesa unos instantes de vez en cuando para disfrutar de la comida, sin ingerirla de manera automática. No te lleves otro bocado a la boca hasta que hayas acabado el anterior.

7. Cuando ya no puedas más, deja de comer y escucha a tu cuerpo.

Observa los alimentos que quedan en tu bol, reflexiona sobre la intensidad del apetito que tenías antes de empezar y compárala con la de tu estómago. Quizá otro día prepares tu buda bol de otra manera. Personalmente, el arroz me sacia rápido, así que cuando tengo clase de yoga prefiero poner más espinacas y menos arroz. El bol parece igual de lleno, pero es más fácil de digerir. Así, por la tarde me siento más ligera al hacer varios perros boca abajo.

8. Cierra los ojos, haz una respiración profunda y despídete de tu comida. Hazlo mentalmente o diciendo en voz alta: «Namasté».

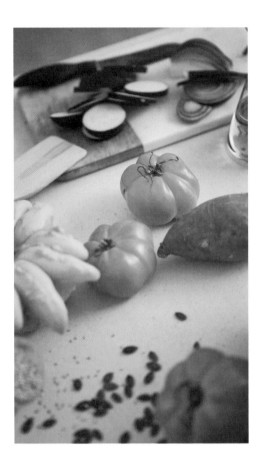

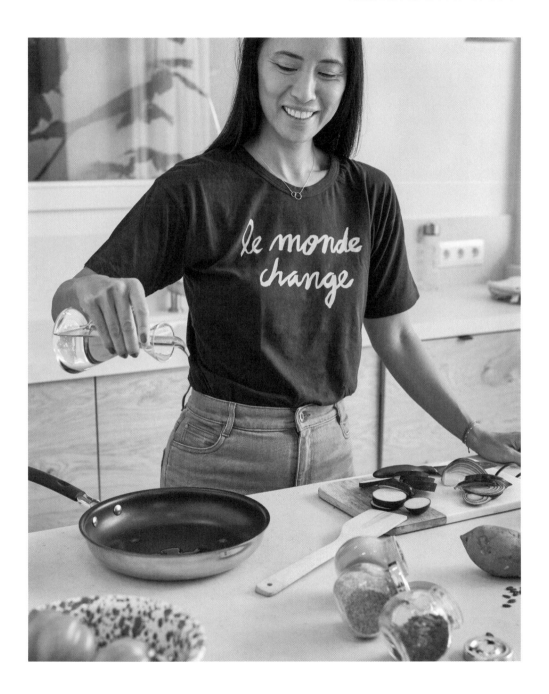

ASANAS PARA UN VIENTRE PLANO Y UNOS ABDOMINALES MARCADOS

Solemos asociar una dieta de adelgazamiento con perder unos centímetros de cintura, ¡y parece que solo nos acordamos de esta zona cuando toca ponerse el bañador! Pero en realidad estamos hablando de una parte que es muy importante trabajar, ya que desempeña un rol fundamental a la hora de proteger la zona lumbar.

Practica estas posturas con movimiento para activar el core (franja abdominal) y tonificar los distintos músculos, tanto los superficiales (la famosa tableta de chocolate que solo tiene una función estética) como los más profundos, que nos ayudan a mantener un centro fuerte y una postura correcta.

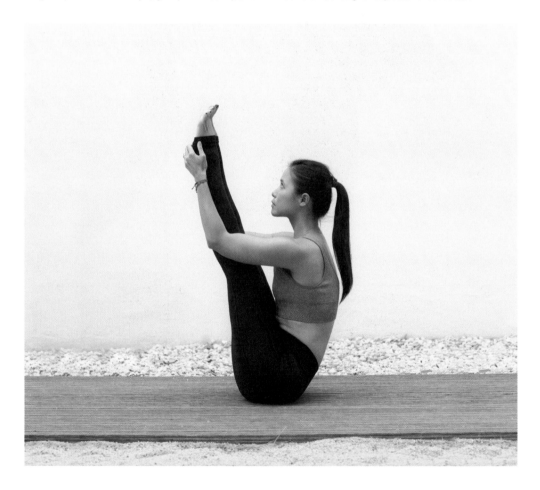

NAVASANA
BARCA

Esta postura intensa combina el trabajo de los abdominales, de la espalda y el equilibrio. Como se practica sentándonos en el suelo, no sentirás miedo de caerte, pero para mantener la asana completa no debes forzar la espalda. Empieza por sentarte en el suelo con las piernas flexionadas hacia delante al ancho de las caderas. Apoya las manos en el suelo detrás de tu espalda para bascular el tronco hacia atrás. Al inspirar levanta los pies del suelo, busca el punto de equilibrio en las nalgas y mantén las pantorrillas paralelas al suelo con los pies relajados o en punta. Al espirar, estira los brazos hacia delante paralelos al suelo. Mantén el pecho abierto, sin curvar la espalda. Si pue-

des, estira las piernas sin cambiar la posición de la espalda, pero no sacrifiques la espalda para hacer la postura completa. Mantén la mirada en los dedos de los pies o el horizonte.

Para salir de la postura, espira mientras apoyas los pies en el suelo y vuelves la espalda a la posición vertical, para que descansen las lumbares.

Consejo: Para conseguir la postura completa necesitarás fortalecer el core y la musculatura de la espalda.

BENEFICIOS

▸ Tonifica el core al completo, desde los abdominales hasta la zona lumbar.

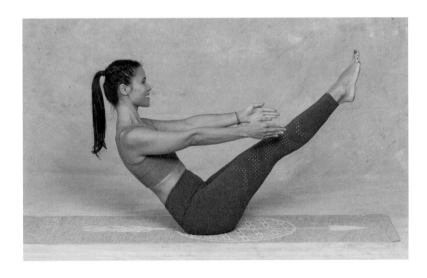

PARIVRTTA PARSVAKONASANA
ESTIRAMIENTO LATERAL DE PIE CON TORSIÓN

Empieza en tadasana (montaña), da un gran paso hacia atrás con el pie izquierdo manteniendo las caderas y el tronco mirando hacia adelante, y flexiona la rodilla sin que sobrepase la línea imaginaria que se dibuja con respecto a al talón. Inspira, lleva el tronco hacia delante al mismo tiempo que lo giras ligeramente hacia la derecha y lleva el codo izquierdo por fuera de la rodilla derecha presionando uno contra el otro.

Mantén firmes tus piernas y el core activado. Haz palanca con el codo izquierdo para conseguir más torsión y junta las palmas de las manos en el centro del pecho sin tensar los hombros.

Consejo: Si no puedes aguantar el equilibrio, apoya la rodilla de la pierna que está detrás en el suelo.

BENEFICIOS

◗ Activa el core y estimula el sistema digestivo aliviando el estreñimiento.

◗ Fortalece los glúteos, las piernas y los tobillos.

◗ Mejora el equilibrio.

◗ Aumenta la resistencia.

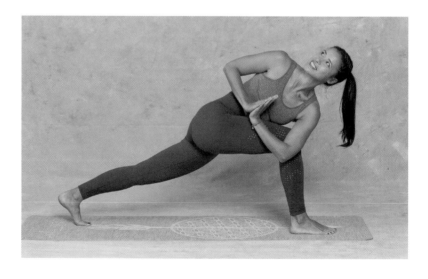

PHALAKASANA

PLANCHA

Empieza de pie en tadasana (montaña), lleva las manos al suelo al lado de los pies y haz dos grandes pasos hacia atrás de tal manera que los hombros queden alineados por encima de las manos y el cuerpo firme en una línea recta desde los talones hasta la coronilla. Activa el core para que no se arquee la zona lumbar y mantén el cuello estirado alejando los hombros de las orejas.

Consejo: Mantén activo el core para evitar que la espalda se curve y cargar la zona lumbar. Si la postura es estable y firme, puedes intentar bajar a chaturanga dandasana (bastón) flexionando los codos y manteniéndolos cerca de las costillas para que formen un ángulo de 90 grados sin colapsar los hombros.

BENEFICIOS

▶ Tonifica el core al completo, desde los abdominales hasta la zona lumbar.

▶ Estira toda la columna.

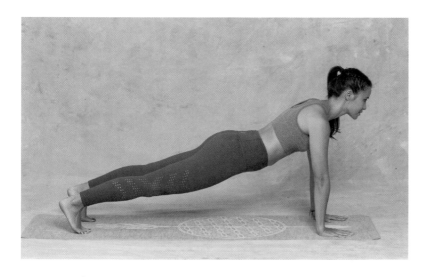

VASHISTASANA
PLANO LATERAL INCLINADO

Empieza con phalakasana (plancha). Al inspirar, gira el cuerpo hasta que quede de costado llevando el peso a la mano derecha y al borde exterior del pie derecho. Apoya el pie izquierdo sobre el derecho. Intenta alinear todo el cuerpo en un solo plano, y estira el brazo izquierdo hacia arriba.

Si dominas la postura, inspira y flexiona la pierna izquierda en vriksasana (árbol), es decir, para que el pie quede pegado al interior del muslo derecho.

Consejo: Concentra tu mirada en un punto fijo para mantener el equilibrio, activa el core y mantén la cadera elevada.

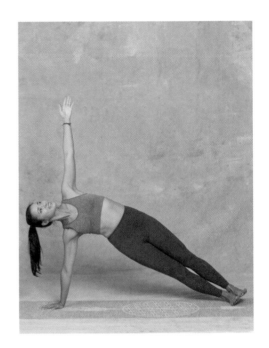

BENEFICIOS

‣ Tonifica el core al completo, desde los abdominales (principalmente oblicuos) hasta la zona lumbar.

‣ Estira toda la columna.

‣ Fortalece las articulaciones, sobre todo las del tren superior.

ARDHA PINCHA MAYURASANA
O MAKARASANA
DELFÍN

Empieza en phalakasana (plancha) con apoyo de manos y pies. Apoya los antebrazos paralelos al suelo y las palmas de las manos también apoyadas. Esto es lo que se conoce como plancha delfín. Activando el core, empieza a caminar con los pies hacia los codos hasta llegar a una postura similar a la de adho mukha svanasana (perro boca abajo). Mantén las orejas alejadas de los hombros presionando los antebrazos contra el suelo.

Si ya dominas la asana con piernas estiradas y la cadera alineada por encima de los hombros podrás probar pincha mayurasana (pavo real con la cola desplegada), que es una de las más retadoras para el equilibrio sobre antebrazos (descrita en el capítulo 14).

Consejo: Cuando camines hacia delante, mantén las piernas flexionadas si no tienes suficiente flexibilidad en los isquiotibiales.

BENEFICIOS

▶ Tonifica el core al completo, desde los abdominales hasta la zona lumbar.

▶ Fortalece los brazos y los hombros.

▶ Estira toda la columna.

▶ Al ser una postura invertida, altera la posición de ciertos órganos estimulándolos.

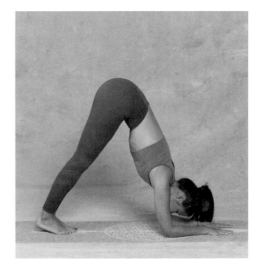

SECUENCIA DINÁMICA DE CORE YOGA (20 MIN)

Empieza cantando el Om. Piensa en una intención de amor hacia tu cuerpo.

▶ 3 surya namaskar (saludos al sol), según el estilo ashtanga yoga
1 Tadasana (montaña)
2 Uttanasana (flexión de pie)
3 Parivrtta parsvakonasana (estiramiento lateral con torsión)
4 Adho mukha svanasana (perro boca abajo)
5 Ardha Pinchamayurasana (delfín)
6 Balasana (niño)
7 Vashistasana (plancha lateral)
8 Balasana (niño)
9 Navasana (barco)
10 Ardha Matsyendrasana (torsión al suelo)

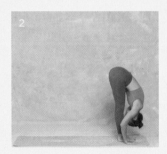

3 respiraciones

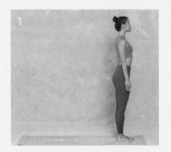

3 respiraciones

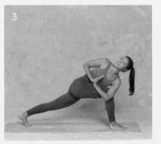

5 respiraciones | cambio de lado

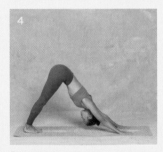

3 respiraciones

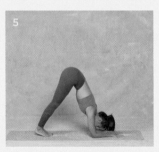

3 veces

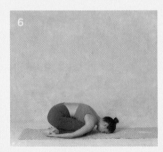

3 respiraciones

Accede al vídeo de la práctica

Puedes hacer una relajación savasana (cadáver) de 2 o 3 minutos. Lleva tu atención hacia la zona abdominal y la espalda media para relajar la musculatura.

Para cerrar esta sesión, siéntate con las piernas cruzadas para cantar el mantra Om y recordar tu intención.

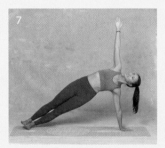

5 respiraciones | cambio de lado

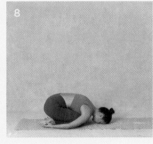

3 respiraciones

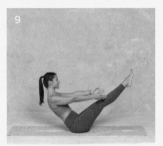

3 respiraciones

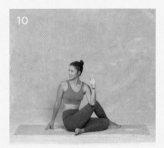

3 respiraciones | cambio de lado

PLAYLIST

Cada vez que escucho estos tres temas me dan ganas de bailar, de mover mi cuerpo al ritmo de la música sin vergüenza ni complejos, disfrutando de este cuerpo que es el mío. En casa suelo bailar sola o con mi marido, pues es una manera de expresarme a través del cuerpo, ¡de sentirlo vivo! Anímate, déjate llevar por la música y ama cada gesto.

'I Feel It Coming'. En *Starboy*. De The Weekend & Daft Punk. (2016).

'Paradise'. En *Let Them Talk*. De Noa Moon (2014).

'All About That Bass'. En *All About That Bass*. De Meghan Trainor (2014).

Esta canción es una oda a la autoestima. Aquí te dejo mi fragmento favorito con la traducción:

[...] If you got beauty, beauty, just raise'em up.
Cause every inch of you is perfect from the bottom to the top [...]

[...] Si tienes belleza, belleza, solo reálzala.
Porque cada pulgada (centímetro) de ti es perfecto desde abajo hasta arriba [...]

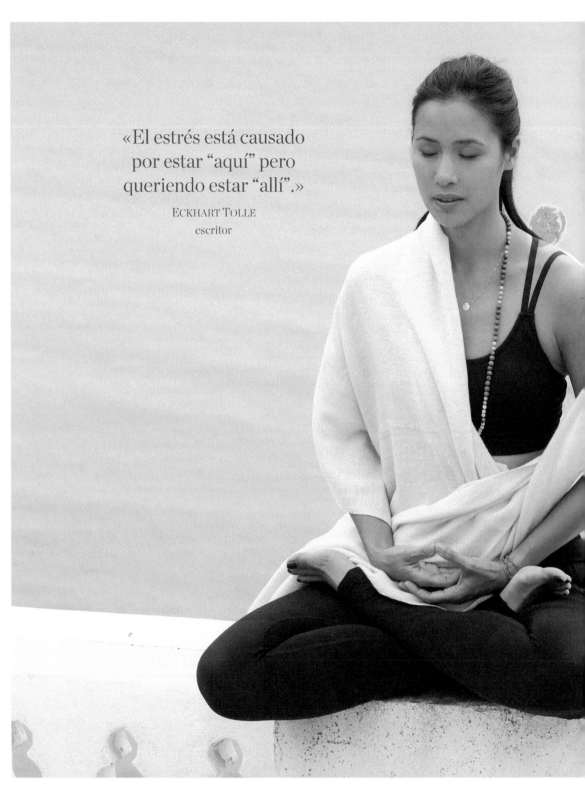

«El estrés está causado
por estar "aquí" pero
queriendo estar "allí".»

ECKHART TOLLE
escritor

Capítulo 9
Reconoce
y reduce el estrés

El estrés en sí mismo es un proceso natural físico y fisiológico esencial para la supervivencia, pero, cuando se vuelve crónico, puede contribuir significativamente al malestar, al debilitamiento del sistema inmunitario y a la aparición de diversos trastornos y enfermedades. En respuesta a los factores estresantes, el cuerpo ha desarrollado mecanismos reflejos que alteran de forma significativa el equilibrio biológico que, a corto plazo, permiten que el cuerpo reaccione adecuadamente. Sin embargo, a largo plazo, pueden acarrear trastornos severos.

El estrés y la ansiedad son problemas que afectan a muchas personas. En estas páginas no pretendo ofrecer el remedio para curarlos, pero sí que encontrarás consejos prácticos que permiten detectarlos y gestionarlos con técnicas ancestrales que han demostrado una eficacia reconocida por la ciencia y utilizada por la medicina.

CÓMO ACTÚA EL ESTRÉS EN NUESTRO ORGANISMO

Es importante explicar la parte fisiológica del estrés para entender cómo podemos detectarlo y gestionarlo antes de que produzca efectos negativos en la salud.

El estrés se activa a partir de las respuestas emocionales y físicas a una situación particular o a estímulos concretos. Se trata de una reacción natural; de hecho, podemos decir que existe un tipo de estrés positivo que nos ayuda a tomar decisiones, a ser más creativos y reactivos. Es cierto que no lo etiquetamos como estrés debido a las connotaciones negativas del término, pero no deja de ser una reacción que pone en marcha una serie de mecanismos que voy a describir más adelante.

El problema aparece cuando el estrés se convierte en crónico, y entonces puede considerarse patológico y conducir a dolores de cabeza, trastornos del sueño y digestivos, entre otros.

Cuando surge un estímulo de estrés, todo el organismo reacciona bajo el control del sistema nervioso y de las glándulas endocrinas en dos fases beneficiosas que hacen que el cuerpo active sus recursos al máximo y reaccione ante la situación. El conflicto aparece cuando se da una tercera fase. A continuación, describimos las tres fases de activación del estrés:

• **Fase de alarma.** En esta primera fase, ante un estímulo amenazante, el organismo se prepara para afrontarlo con energía y pasa a liberar hormonas como la adrenalina y el cortisol a fin de ponerse en modo alerta y poder reaccionar de inmediato. Esto hace que el sistema nervioso autónomo aumente nuestra capacidad de atención, fuerza muscular y reflejos. Es lo que se conoce como respuesta de lucha o de huida. Este sistema es el que ha permitido a nuestros antepasados sobrevivir a lo largo de la historia a amenazas como cruzarse con un oso después de haber salido de la cueva para ir a pescar. Es decir, hemos sido diseñados para reaccionar ante peligros puntuales.

• **Fase de resistencia o de adaptación.** Si la exposición al estímulo estresante se prolonga, el organismo entra en la segunda fase conocida como de resistencia o de adaptación. En esta, el cuerpo mantiene una activación fisiológica máxima para resistir y adaptarse a la situación llevando al organismo al modo de supervivencia. Esta fase puede durar semanas, meses o años; pero si se alarga demasiado, se considera estrés crónico. Una vez que termina el periodo estresante, el individuo puede retornar a un estado estable. En esta etapa se puede aprender a gestionar el estrés con el objetivo de que no se prolongue mucho más en el tiempo, pues puede llegar a desencadenar consecuencias nefastas para el bienestar.

• **Fase de agotamiento.** Si la situación estresante perdura demasiado tiempo sin que la persona pueda resolverla o bien si

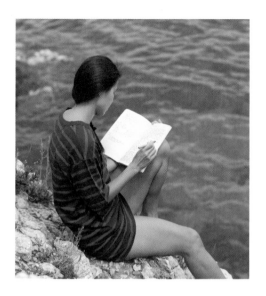

estos capítulos estresantes son demasiado frecuentes, se puede entrar en una tercera fase en la cual los mecanismos de reacción pierden eficacia. Esto se debe a que como deben estar funcionando de forma constante, los recursos terminan por agotarse. Entonces, la situación puede provocar trastornos metabólicos y fisiológicos severos. El cuerpo está cansado, algunos órganos y sistemas se debilitan y el organismo se ve incapaz de regular el equilibrio bioquímico correctamente, se esté o no se esté ante un estímulo estresante.

El cuerpo humano ha desarrollado estos mecanismos para reaccionar ante un estímulo amenazante puntual y de corta duración. Según el departamento americano de salud Health and Human Services, de la misma forma que el organismo reacciona ante el estrés, también necesita una fase de relajación. Sin embargo, si nuestro día a día se ha convertido en una constante exposición a estímulos, perdemos la capacidad de reacción, tanto de estrés como de relajación. Nos conectamos y desconectamos al mismo tiempo, ya sea en el trabajo con el *multitasking*, en un atasco, a causa del ruido excesivo de nuestro entorno, de una película violenta, de tener que hablar en público, del bombardeo informativo con noticias alarmantes y negativas o, simplemente, por el hecho de estar recibiendo mensajes y llamadas con notificaciones sonoras constantes.

CÓMO GESTIONAR EL ESTRÉS

No podemos evitar la aparición del estrés, pero podemos trabajar para afrontar sus efectos negativos e intentar que no aparezca la fase de agotamiento. Para ello tenemos que seguir unos hábitos saludables de prevención y de gestión del estrés.

Antes de enumerar una serie de consejos prácticos, me gustaría resaltar lo que me parece más complicado e importante a la hora de lidiar con el estrés: identificar los signos de estrés (emocional, físico y mental), pues reconocerlos y aceptarlos es el primer paso para combatirlos. Aplica lo que hemos aprendido a lo largo de la primera etapa: observa y escucha.

Según explica el autor y maestro espiritual Eckhart Tolle en su libro *El Poder del Ahora* (ediciones Gaia): «El origen del estrés está en querer que algo sea distinto a como es». Por lo tanto, debemos aceptar el presente tal y como es. Un plan de acción antiestrés efectivo parte de una correcta alineación interior con la realidad exterior, es decir, observarla sin juzgar ni sentir ira o frustración, sin etiquetas ni ganas de anticipar el futuro.

DIEZ CONSEJOS PARA NO DEJARSE LLEVAR POR EL ESTRÉS:

1. Practica ejercicios de relajación y duerme lo suficiente. Las posturas de yoga restaurativo ya descritas te ayudarán a serenar la mente y a preparar tu noche de sueño.

2. Aprende a respirar conscientemente. La respiración se acorta ante una situación de estrés. Si percibes este cambio, consulta las técnicas de pranayama que hemos descrito en las páginas anteriores y regúlala consiguiendo que, a través de cada inspiración y espiración, tu mente vuelva a calmarse.

3. Medita a diario. Recuerda lo que hemos aprendido sobre cómo iniciarse en la meditación. Además, en este capítulo te propongo una técnica que incluye la repetición de un mantra.

4. Aprende a «no hacer». Pasea sin un destino marcado, escucha música, siéntate en un parque o en la playa en modo contemplativo, ¡no pasa nada si no estás en acción constantemente!

5. Identifica y define tus objetivos y prioridades. Ya hemos abordado el poder de la organización como una herramienta potente que te permite mantener la concentración y la atención sobre lo que te hace sentir bien.

6. Evita las situaciones que te provocan estrés. Es cierto que nos topamos a menudo con estímulos externos inesperados, pero hay algunos que puedes detectar y anticiparte.

7. Mantén el contacto con tu familia, amigos y todas las personas que te quieren. Son los que mejor te conocen, por lo tanto, serán los primeros en ayudarte a detectar las señales de estrés en tu cambio de carácter y forma de ser.

8. Practica yoga o una actividad física a diario. Nunca me cansaré de repetirlo.

9. Ten una vida social activa. Se trata de un tema que abordaremos más en detalle en la tercera parte del libro, pero mientras tanto, ¿por qué no llamas a tu hermano y os tomáis un café?, ¿cuánto hace que no os veis?

10. Consulta a un profesional si es necesario. No tengas vergüenza de acudir a un terapeuta o a un doctor si la situación de estrés se prolonga y afecta a tu salud y a tu equilibrio emocional y social. El estrés puede atacar a cualquiera.

RECITAR UN MANTRA CONTRA EL ESTRÉS

La meditación es un entrenamiento con resultados a medio y a largo plazo. No se practica solo de forma puntual cuando sobrevienen esas situaciones de estrés y de nervios, a fin de serenarte en 20 minutos, porque la meditación ino es una pastilla tranquilizante!

Cuando tu mente está muy agitada, puede que te cueste sentarte a solas con tus pensamientos y concentrarte en silencio, por eso mismo, puedes ayudarte con un mantra. Este permite focalizar la concentración en un único punto: las palabras, su sentido y las vibraciones que producen al pronunciarlas en voz alta.

El mantra no tiene por qué ser una frase en sánscrito, ipuedes orar aquello que tenga sentido para ti! Te propongo varias opciones, escoge el mantra (una o varias frases) con el que te sientas más cómodo:

«Om gam ganapataye namaha»:

Este mantra invoca el poder de Ganesh, el dios hindú con cabeza de elefante que elimina los obstáculos.

«Me quiero, me cuido.»
«No soy mis pensamientos.»
«Me merezco vivir en armonía.»
«En todo momento, la paz es mi elección.»
«Digo "no" al estrés, digo "sí" a mi paz interior.»
«Inspiro paz, espiro amor.»

DIARIO/

Ante una sensación de estrés: ¿has notado más tensión y discusiones con tu familia, amigos o compañeros de trabajo? ¿Qué situación te ha provocado estrés? ¿Lo has gestionado en el momento o aún sigue perturbándote? ¿Es la primera vez que te enfrentas a este estímulo estresante? Describe los síntomas físicos y/o mentales que has experimentado.

En 2017, participé en el *talent show* televisivo *Operación Triunfo* (TVE), también conocido como OT. Tuve la oportunidad de ser la primera profesora de yoga de la larga historia de OT con un reto importante: enseñar a un grupo de jóvenes cantantes las herramientas yoguis para gestionar la presión del concurso y el estrés de actuar en directo delante de un jurado y un público cada semana. Para ello, creé un mantra que cantábamos en cada clase.
Espero que este mantra te inspire paz y amor y pueda ayudarte en tu meditación, en tu práctica de yoga o para superar unos momentos difíciles en tu vida.

«Respiro hondo.
Escucho mi ser profundo.
Abro mi corazón. Libero la tensión.»
mantra creado por XUAN LAN

MEDITACIÓN *JAPA MALA*

Nuestra mente es inquieta y rebelde por naturaleza, por eso un mantra puede ser de gran ayuda para trabajar la atención plena. Cuando te dejas llevar por el sentido de las palabras, seguro que tus preocupaciones se desvanecerán. Si quieres llevar más allá tu meditación y controlar las repeticiones que completas de tu mantra, te propongo que dirijas tu energía hacia un objeto físico muy especial: el collar *japa mala* o *mala*. Se trata del rosario hindú o budista tibetano que está compuesto de cuentas esféricas del mismo tamaño hechas de madera, de semillas sagradas o de piedras naturales. El collar tiene 108 cuentas y la pulsera, 27; además, siempre hay una más grande que indica que se ha acabado la vuelta. Seguramente lo hayas visto como accesorio de moda, pero en realidad se trata de un elemento sagrado ideal para repetir un mantra sin perder el hilo. Se coge con la mano izquierda, se apoya sobre el dedo corazón y se utiliza el pulgar para pasar de cuenta en cuenta sin usar el dedo índice. Canta el mantra completo antes de saltar a la siguiente cuenta del *mala*.

Gracias a la focalización en este elemento físico y en el sentido del mantra, el meditador logra la conexión espiritual. Puedes entonarlo en voz baja o alta, con mucha conciencia y escuchando y notando la vibración sonora que genera. También puedes repetirlo en tu mente al tiempo que sientes y disfrutas del significado desde tu corazón y tu alma.

Para el yogui, los mantras constituyen una herramienta fundamental y, aunque cantarlos es algo íntimo y personal, ya que cada mantra tiene un significado propio para el que lo entona, también se pueden cantar de forma colectiva en lo que se conoce como *kirtans*, que significa canto devocional. En estos, los practicantes se unen en un mismo canto espiritual y suele acompañarse de música en directo y un ambiente repleto de energía. El yogui y gurú hinduista Paramahansa Yogananda definió los *kirtans* como «una forma efectiva de yoga o disciplina espiritual que requiere una profunda concentración e intensa absorción en la raíz del pensamiento y del sonido».

Compré mi primer *japa mala* de cuentas de madera en un mercadillo en Myanmar, un país budista que también conserva la tradición de usar el *japa mala* para repetir mantras. Pero debo admitir que este objeto no tenía ningún significado especial para mí hasta que aprendí a utilizarlo y, desde entonces, se ha convertido en algo imprescindible para mí. El *mala* que suelo llevar cada día está confeccionado de semillas del árbol rudraksha y se lo compré a un sacerdote hindú en Rishikesh (India). El religioso me explicó la diferencia entre los collares que se encuentran en el mercadillo y un *mala* de verdad. Este está elaborado con una selección cuidadosa de las cuentas y una determinada calidad del hilo; además, se diferencia por cómo ha sido fabricado y consagrado a través de bendiciones y mantras, y también limpiado energéticamente.

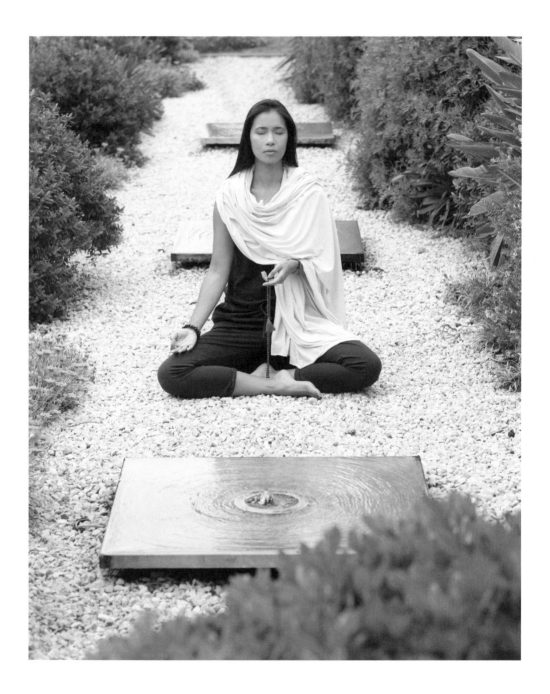

ASANAS PARA SOLTAR
LAS EMOCIONES NEGATIVAS

Svadhisthana, el segundo chakra responsable de hacer fluir las emociones, está situado a la altura de las caderas, y en el yoga se considera que las emociones negativas se acumulan justo en esta zona corporal. Aunque los síntomas de estas pueden manifestarse como tensión en los hombros, en las cervicales o en el estómago, o problemas de insomnio, se cree que abrir las caderas puede ayudar a liberar el malestar almacenado. Además, estirar y flexibilizar las caderas permite que se aumente la movilidad que, con el paso del tiempo y un estilo de vida sedentario, se va atrofiando.

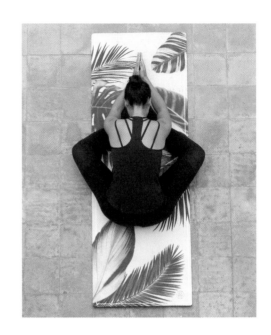

PLAYLIST

Te propongo tres ritmos para liberar la tensión:

'I Can See Clearly Now'. En *Cool Runnings*. Cover de Jimmy Cliff (1993).

Es un mensaje positivo que describe un momento de claridad después de eliminar unos obstáculos en la vida.

'La tortura'. En *Fijación Oral Vol. 1*. De Shakira y Alejandro Sanz (2005).

Shakira es también conocida por su dominio de la danza del vientre, que aporta una gran flexibilidad a la zona lumbar, tonifica el core y elimina tensiones en la zona pélvica.

'Sarvesham Svastir Bhavatu (Peace Mantra)'. En *Children Beyond*. De Tina Turner (2011).

Es un tradicional mantra en sánscrito en formato *kirtan* que está cantado por la famosa cantante de soul norteamericana.

MALASANA
GUIRNALDA

Empieza en tadasana (montaña), separa los pies un poco más del ancho de las caderas y haz que las puntas de los pies miren hacia fuera. Al espirar flexiona las piernas al máximo poniéndote en cuclillas. Las plantas de los pies deben estar completamente apoyadas en el suelo; entonces abre las rodillas. Inspira, saca pecho y junta las palmas de las manos al mismo tiempo que presionas ligeramente con los codos para ampliar la apertura de las rodillas. Estira la columna como si quisieras crecer. Para salir de la postura apoya las manos en el suelo y ponte de pie lentamente.

Consejo: Si no puedes mantener los talones en el suelo, apóyalos en dos bloques o una manta enrollada. Debes sentir comodidad y ser capaz de aguantar en esta asana sin hacer un gran esfuerzo.

BENEFICIOS

▶ Apertura de caderas. De hecho, es muy recomendada para las futuras mamás que practican yoga prenatal.

▶ Relaja la zona lumbar.

▶ Esta postura es perfecta para compensar los efectos negativos de la vida sedentaria.

▶ Aumenta la confianza y libera estrés.

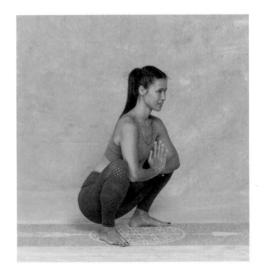

UPAVISTHA KONASANA
FLEXIÓN SENTADA HACIA DELANTE

Empieza sentándote en el suelo, separa bien las piernas y mantenlas estiradas. Los pies deben estar en flexión apuntando al cielo. Al inspirar, alarga la columna buscando crecer desde la coronilla. Al espirar, lleva el tronco hacia el suelo caminando hacia delante con las manos. Usa varias respiraciones para bajar el tronco y dejar que se abran más tus caderas sin forzar y aprovechando la gravedad con el peso del tronco. Para salir de la postura sube el tronco poco a poco con la ayuda de las manos y cierra las piernas con la ayuda de las manos.

Consejo: No fuerces la apertura de tus piernas al límite, debe ser amplia pero no máxima.

BENEFICIOS

▸ Estira la columna vertebral y la parte interior de las piernas.

▸ Apertura de caderas.

▸ Estimula los órganos abdominales mejorando la digestión.

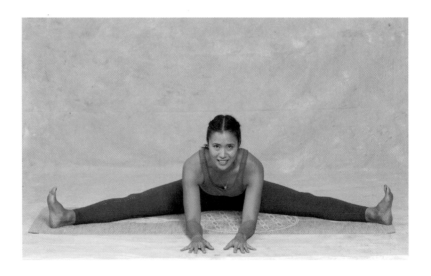

SUPTA PADANGUSTHASANA, DOS VARIANTES A Y B
POSTURA RECLINADA DEL DEDO GORDO DEL PIE

VARIANTE A
Empieza tumbándote boca arriba sobre la esterilla con las piernas estiradas al frente. Eleva la pierna izquierda a la vertical, y agarra el dedo gordo del pie con los dedos de la victoria (índice y medio) de la mano del mismo lado procurando mantener el omoplato en el suelo. Al inspirar, estira esta pierna y al espirar intenta mantener ambos omoplatos en el suelo así como la pierna derecha estirada en el suelo.

VARIANTE B
Abre lateralmente la pierna izquierda al suelo sin levantar la cadera derecha que aguantas con la mano del mismo lado. En esta versión es importante mantener activa la zona abdominal para no dejarte llevar por el peso de la pierna abierta. Sal de la postura llevando la pierna al frente y soltando suavemente el agarre.

Consejo: Si te es muy difícil alcanzar el dedo gordo del pie, también te puedes ayudar de una correa cogida con las dos manos.

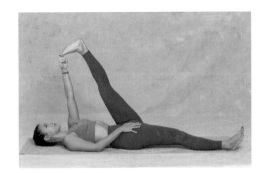

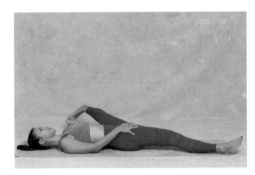

BENEFICIOS

▸ Tonifica la cara interna de los muslos, los isquiotibiales y los gemelos.

▸ Flexibiliza y abre las caderas.

▸ Estimula los órganos abdominales mejorando la digestión.

▸ Alivia los dolores menstruales y de ciática.

UTTHAN PRISTHASANA
LAGARTO

Empieza en adho mukha svanasana (perro boca abajo). Lleva el pie derecho hacia delante al lado y por fuera de la mano derecha. Relaja la rodilla y el empeine de la pierna izquierda en el suelo. Al inspirar, estira la columna y, al espirar, dobla los codos para apoyar los antebrazos en el suelo. No dejes que la rodilla derecha se abra hacia un lado.

¿Quieres ir todavía más allá? Puedes elevar la rodilla trasera apoyándote solo en los dedos del pie derecho y en los antebrazos.

Para salir de la postura estira ambos brazos para apoyarte en las manos y lleva la pierna hacia atrás para volver a adho mukha svanasana (perro boca abajo).

Consejo: Si no puedes apoyar los antebrazos en el suelo, mantén los brazos estirados o ligeramente flexionados. Incluso puedes apoyar los codos en dos bloques.

BENEFICIOS

▸ Tonifica la cara interna de los muslos.

▸ Flexibiliza las caderas.

▸ Estimula los órganos abdominales mejorando la digestión.

▸ Estira los flexores de la cadera (psoas).

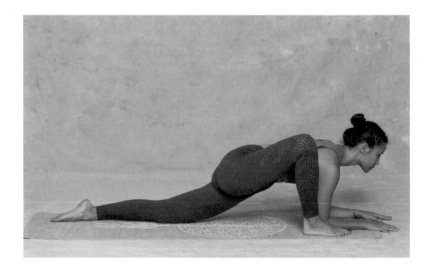

Accede al vídeo
de la práctica

SECUENCIA PARA FLEXIBILIZAR LAS CADERAS (20 MIN)

Empieza con 3 respiraciones profundas con espiración por la boca.

◗ Repite mentalmente 2 veces mi mantra. Piensa en tu intención.
◗ Canta el mantra Om una vez.
◗ Surya namaskar (saludo al sol), según el estilo dharma yoga
1 Malasana (guirnalda)
2 Uttanasana (flexión de pie)
3 Utthan Pristhasana (lagarto)
4 Adho Mukha Svanasana (perro boca abajo)
5 Upavistha konasana (flexión sentada abierta)
6 Supta pandangusthasana A
7 Supta pandangusthasana B
8 Relajación en supta baddha konasana (diosa reclinada)

Relaja en savasana (cadáver) durante 2 a 5 minutos y luego siéntate con las piernas cruzadas, canta el mantra Om y recuerda tu intención.

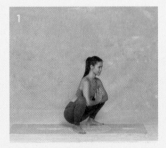

3 respiraciones

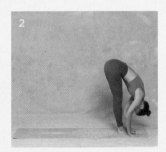

3 respiraciones

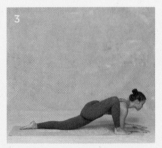

5 respiraciones | cambio de lado

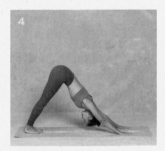

5 respiraciones

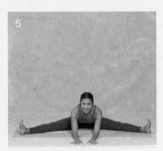

5 respiraciones

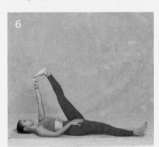

5 respiraciones | cambio de lado

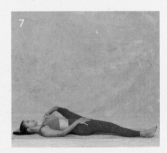

5 respiraciones | cambio de lado

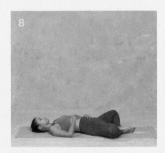

5 respiraciones

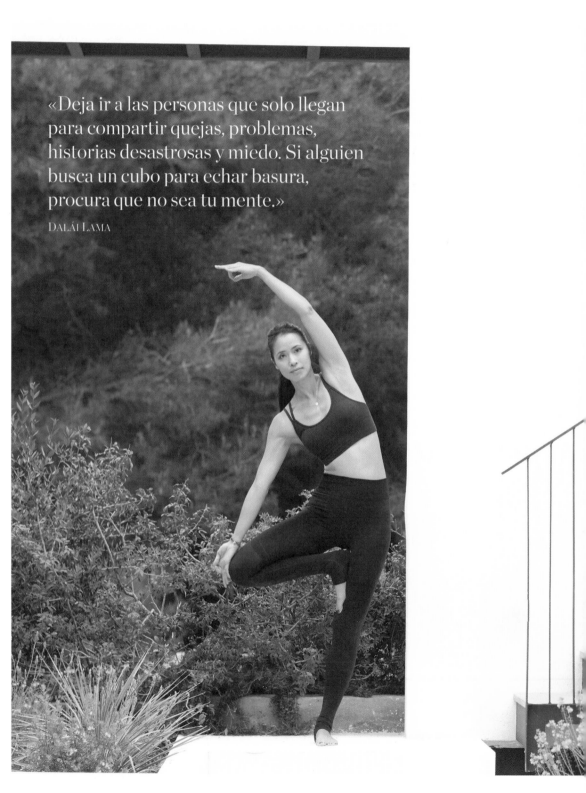

«Deja ir a las personas que solo llegan para compartir quejas, problemas, historias desastrosas y miedo. Si alguien busca un cubo para echar basura, procura que no sea tu mente.»

DALÁI LAMA

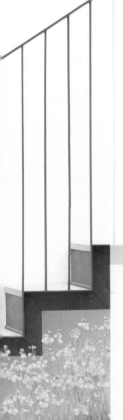

Capítulo 10

Haz un «detox» continuo: digestivo, informacional, emocional y social

Solemos plantearnos un proceso de desintoxicación o «detox» cuando se acumulan toxinas en el cuerpo, después de un periodo de fiestas o de excesos, o cuando sentimos hinchazón o sufrimos de estreñimiento, porque sabemos que algo no está funcionando como debería en el sistema digestivo. Pero ¿te has preguntado si tu malestar puede tener otro origen más allá de la comida ingerida?

Me gustaría abordar la digestión y el concepto «detox» desde un punto de vista más amplio, es decir, como proceso de limpieza no solo a nivel físico, sino también emocional y social. Solo con esta limpieza completa podrás volver a un equilibrio natural y saludable. Cada persona tiene un carácter propio, gustos, hábitos buenos y malos, incluso adicciones, por no hablar de los excesos puntuales y de las compañías que no le sientan bien a nuestra energía. ¿Estás en disposición de eliminar o limitar todo lo tóxico de tu vida?

DIARIO/

¿Cómo definirías tu digestión? ¿Difícil, sensible, irregular...? ¿Sabes qué alimentos no le sientan bien a tu cuerpo?, ¿y a tu mente?

¿Sabes cuáles son los temas, circunstancias o personas que te generan emociones negativas?

Hace unos años fui a un retiro de yoga en un lugar remoto de Sri Lanka, donde no había ni electricidad ni señal telefónica. Sin embargo, esto no me sorprendió, ya que el retiro se describe como *digital free*. Tampoco hay agua caliente, ni horno, ni microondas ni, por supuesto, televisión. Toda la comida se cocina con leña y los alimentos frescos provienen directamente del huerto ecológico.

Fueron dos semanas de práctica de yoga diaria, con tratamientos de Ayurveda; largas horas de lectura de libros en papel; alimentos riquísimos, saludables y sin aditivos; sueño reparador en cabañas en medio de la naturaleza y mucho tiempo para pensar, meditar e interactuar con personas de carne y hueso, sin pantallitas de por medio. Sin duda, fue una experiencia de «detox» mental, digestivo, social y digital espectacular, ¡el mejor! Volvería a hacerlo sin pensármelo dos veces.

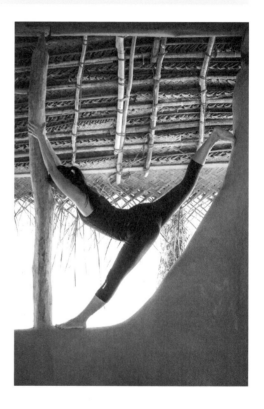

EL INTESTINO, EL SEGUNDO CEREBRO

Tal y como ya hemos visto, por mucho que nuestra salud nos pida adelgazar, el cerebro puede interpretar esta pérdida de peso como una señal amenazante de que tal vez en el futuro próximo vaya a pasar hambre de tal manera que mande al organismo la orden de almacenar grasa para contar con reservas.

La relación de nuestro cerebro con el cuerpo y, especialmente, con el sistema digestivo resulta fundamental para nuestra salud. Por eso mismo, os propongo conocer más sobre nuestro intestino. Para empezar, tiene una longitud de unos 9 metros y juega un papel crucial en la digestión —por supuesto—, pero también actúa en una esfera mucho más global.

¿A que seguro que has sentido mariposas o un nudo en el estómago ante ciertos sentimientos?, ¿o un hambre voraz frente a una situación de ansiedad? Siempre hemos sospechado que nuestras emociones tenían una relación directa con nuestro estómago, pero ahora sabemos por qué. El doctor Michael D. Gershon, jefe del Departamento de Anatomía y Biología Celular de la Universidad de Columbia en Nueva York (Estados Unidos), autor de *The Second Brain* (1999), considera el intestino como el segundo cerebro. El especialista afirma que, con su red de más de 500 millones de neuronas, trabaja de manera independiente y autónoma para la digestión y funciona en conjunto con el sistema nervioso central, mediante el nervio vago.

En su libro, el doctor Gershon explica que la comunidad de miles de bacterias y microorganismos que residen en el intestino, conocida como flora intestinal o microbiota intestinal, es la responsable de la producción del 90 por ciento de la serotonina, que entre sus muchas funciones tiene la de hacernos sentir bien. De ahí que haya sido bautizada como la hormona de la felicidad. Además, recientes investigaciones confirman que los desequilibrios en la microbiota pueden causar patologías como,

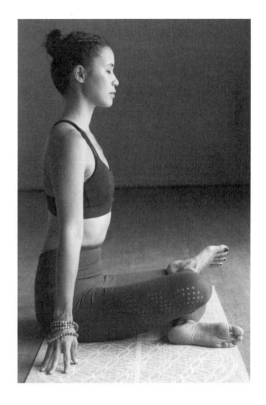

por ejemplo, problemas depresivos y ataques de pánico y enfermedades autoinmunes como la esclerosis múltiple. Nuestro ecosistema intestinal, al igual que cualquier otro, es sensible a los elementos externos nocivos, y dentro de las malas influencias podemos incluir los antibióticos, los pesticidas, las dietas ricas en alimentos procesados y el estrés. Del mismo modo, si llevamos a cabo un cambio de hábitos, nuestro intestino también lo agradecerá. Por eso es importante seguir una dieta variada a base de alimentos frescos, integrales, probióticos y de origen ecológico.

Los probióticos son bacterias favorables que ingerimos con los alimentos y que aportan diversos beneficios. Entre ellos, destaca la mejora de la microbiota, de la digestión, del tránsito intestinal y del sistema inmunitario. Los alimentos probióticos más comunes son el yogur, los encurtidos, la col fermentada, el miso y el kéfir (de agua o de leche). También puedes encontrar fácilmente recetas para preparar tus propias bebidas fermentadas en casa, como la kombucha, elaborada a partir de té.

Mantener nuestro sistema digestivo sano debe formar parte de nuestra rutina de hábitos saludables. Incorpora esta tarea a tu lista de prioridades, junto con el deporte, la meditación, comer de forma equilibrada y beber suficiente agua.

Según el Ayurveda, cada persona se caracteriza por una combinación de tres principios básicos que están en la naturaleza llamados *doshas* —Vata, Pitta y Kapha (los abordaremos más adelante)—, y el equilibrio de estos elementos resulta fundamental para la salud. Sin entrar en detalle, esta ciencia india se adelantó a la medicina occidental al reconocer la conexión entre el intestino y el cerebro, porque ambos dependen del mismo *dosha*, Vata, y suelen perder su equilibrio juntos.

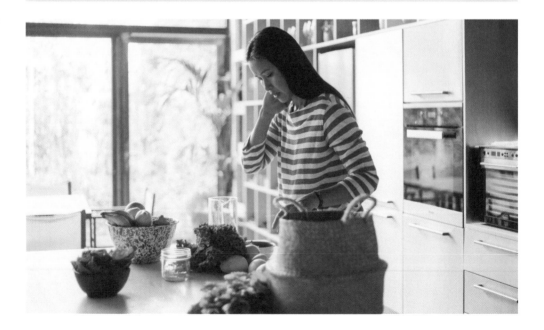

ELIMINA LOS ELEMENTOS TÓXICOS DE TU DÍA A DÍA

Todos estamos expuestos a alimentos, información y personas tóxicos. Ten en cuenta que es muy saludable hacer un proceso regular de limpieza interno y de tu entorno, así lograrás un bienestar mental, emocional y físico.

DIEZ CONSEJOS PRÁCTICOS PARA UN «DETOX» MENTAL Y FÍSICO:

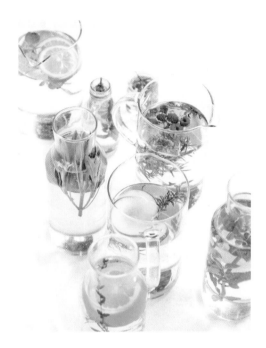

1. Bebe agua. Mejor apuesta por la filtrada o la embotellada. Bebe un mínimo de 1,5 litros de agua al día. Si no eres muy del agua, puedes hidratarte con infusiones o elaborar la tuya propia con sabor (añade unas rodajas de pepino, unas hojitas de menta o unas fresas troceadas a tu jarra).

2. Contaminación. Es difícil evitarla, sobre todo si resides en una gran ciudad como es mi caso. Sin embargo, existen trucos para minimizar su efecto: por ejemplo, si sales a correr o a practicar deporte al aire libre, evita hacerlo en una calle con mucho tráfico y en hora punta. Escápate a la montaña o a la playa y aléjate de la polución.

3. Evita el consumo de alimentos con conservantes y aditivos. Mejor compra productos ecológicos y, si desconoces el origen de la fruta o de la verdura que vas a comer, quítale la piel, ya que es la parte que más expuesta queda al posible uso de pesticidas.

4. Reduce el consumo de sal, de azúcares, de harinas refinadas, de café y de alcohol.

5. Aprende a reconocer los alimentos que te provocan malestar. Ya sea hinchazón, estreñimiento, insomnio o falta de energía, ¡ifíchalos y elimínalos de tu dieta! Ya hemos visto que lo que comemos y bebemos afecta a nuestro estado de ánimo.

6. Evita las situaciones tóxicas que te generan ansiedad, ira o miedo. Si no puedes evitarlas, prepárate con una respiración consciente antes de enfrentarte a ellas y, después, recita tu mantra para soltar la tensión. Si lo necesitas, vuelve a repasar el capítulo en el que profundizamos sobre el estrés y sobre cómo controlarlo; recuerda: res-pi-ra.

7. Mantén tu entorno limpio y ventilado. Haz limpieza en tu casa y no olvides ordenar el espacio en el que practicas yoga y meditas.

8. Evita el uso de químicos en tu hogar. Te propongo utilizar uno de los agentes más eficaces y naturales contra las bacterias, ¡el vinagre! Y si el olor te molesta, puedes añadir unas gotas de esencias de lavanda o de rosa.

9. Limita el contenido agresivo, violento y negativo que consumes. Si desafortunadamente sucede algo malo en el mundo, no te sumerjas en el bucle informativo. Tampoco contamines tu mente con imágenes inapropiadas para la paz mental. Elige qué, cómo, cuándo, dónde y con quién quieres cultivar pensamientos limpios, positivos y nobles.

10. No seas esclavo del móvil y aprende a desconectarlo. No expongas tu mente a la sobreinformación. Para ello limita la cantidad de notificaciones y los mensajes que te llegan a través del móvil que carecen de importancia, pero que obligan a que tu mente esté en alerta constante.

Cada vez son más las personas que sufren un miedo irracional a salir de casa sin el móvil. Acostúmbrate a dejarlo en casa o en el vestuario del gimnasio o de tu centro de yoga y a apartarlo una hora antes de irte a dormir. Si notas ansiedad por consultarlo, puede que necesites un *digital detox* urgentemente, ¡toma medidas!

ALÉJATE DE LAS PERSONAS TÓXICAS Y PROTÉGETE DE SU ENERGÍA NEGATIVA

Una persona tóxica no es necesariamente una mala persona; nos referimos a energías, no a formas de ser. Si alguien te genera malas vibraciones, crea malestar en ti por cualquier motivo o, directamente, sin motivos, de seguro está absorbiendo tu energía, por eso después de vuestros encuentros te invade el cansancio.

A decir verdad, podemos escoger a la mayoría de personas de nuestro entorno, así que escucha a tu corazón y a tu intestino cuando elijas con quién relacionarte y deja que funcionen como una especie de radar de buen prana. Aléjate de las que siempre están tristes, enfadadas, criticando y manipulando y busca establecer vínculos que te aporten positividad y con los que sientas que quieres compartir cosas. No dejes que unos criterios sociales o unos esquemas mentales dirijan tu conciencia con el objetivo de ser amigo de la persona más popular, más influyente o más sea lo que sea si esta no te conviene. Observa el efecto que tus relaciones producen en tu estado energético y emocional, pues solo así podrás valorar si merecen o no la pena.

Si es difícil o imposible evitar ciertos encuentros que no te convienen, ya sea porque son familiares, compañeros de trabajo o vecinos, no te preocupes, existen trucos para no dejarte intoxicar por su negatividad.

CINCO CONSEJOS PRÁCTICOS PARA PROTEGERTE DE UNA PERSONA TÓXICA:

1. Respira y esfuérzate para estar presente durante el encuentro. No reacciones en caliente, tómate el tiempo que necesites para respirar, pensar y contestar. Si te precipitas, tal vez digas algo que podría alimentar todavía más el fuego de la conversación.

Cuidado con el lenguaje no verbal: no olvides que tus gestos, postura y expresión pueden decir mucho más que tus palabras.

2. Define tus propios límites, aprende a decir «no». Toma tus propias decisiones y no te dejes llevar por el camino que te impongan.

3. Observa y separa la mente de tu conciencia. De este modo conseguirás no dejarte llevar por el drama de la situación. No te involucres emocionalmente, mantén

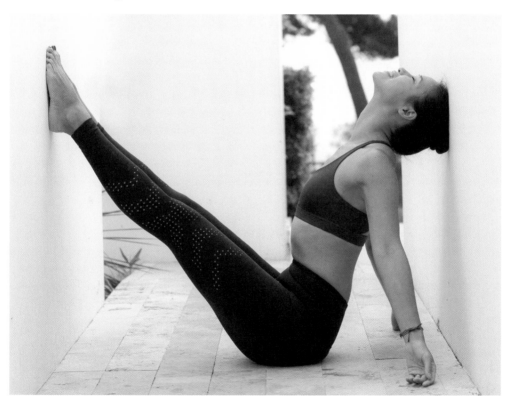

una distancia de seguridad que te permita responder sin que pierdas tu fuerza interior.

4. Mantén tu concentración en tu intención original como punto de referencia. Así siempre podrás recurrir a esta para no dejarte manipular. Cuando notes que te des-

vías, vuelve a este espacio en el que sientes más seguridad.

5. Escoge las palabras y la manera de responder para no generar más conflicto (si es posible). Se trata de la clave para devolver a la persona la responsabilidad de su discurso.

ALIMENTOS QUE FACILITAN LA DIGESTIÓN Y PROTEGEN LA MICROBIOTA INTESTINAL

Germinados. Como su propio nombre indica, son alimentos que se obtienen a partir de la germinación de semillas, de granos o de legumbres. Durante este proceso se produce una concentración enzimática que actúa sobre el metabolismo humano, regenera el torrente sanguíneo, estimula los procesos digestivos y aporta energía vital. Estos alimentos fortalecen el sistema inmunitario, tienen un efecto antianémico gracias a la clorofila, desintoxican y mineralizan, regeneran la flora intestinal y, al ser predigeridos, exigen menos esfuerzo al aparato digestivo.

Existen germinados o brotes de col, puerro, rábano, alfalfa, lentejas, remolacha, soja, etcétera. Y se recomienda consumirlos crudos porque la cocción destruye parte de sus propiedades.

Fermentados. Son ideales para una buena salud intestinal debido a la gran carga de lactobacilos que contienen, pues favorecen la digestión y facilitan la absorción de nutrientes. Pero además, mejoran la microbiota.

Los alimentos fermentados son el yogur, el kéfir, el miso y la kombucha.

Hojas verdes. Las hojas verdes como las espinacas, el *kale* (o col rizada), la rúcula o las acelgas facilitan la digestión. Además de contener gran cantidad de fibra —muy buena para alimentar la microbiota—, contienen vitaminas de todo tipo que pueden absorberse en el tránsito intestinal. Como son ricas en clorofila, tienen propiedades depurativas para los sistemas hepático, intestinal y renal. También son famosas por incrementar la producción de glóbulos rojos y la oxigenación de la sangre fortaleciendo nuestro sistema inmunitario. Se recomienda consumirlas crudas, en ensaladas, en zumos o en *smoothies*.

ZUMO «DETOX» DE ESPINACAS

Estos zumos que se han puesto tan de moda constituyen una de las formas más sencillas para ingerir hojas verdes crudas. Recomiendo beberlos de vez en cuando por la mañana, a media mañana para sustituir tu *snack*, como tentempié si notas que la cena del día anterior fue pesada o en caso de estreñimiento o hinchazón.

Me gustaría compartir contigo la receta de Dalia, la propietaria del *juice bar* Rincón Verde en José Ignacio, Uruguay.

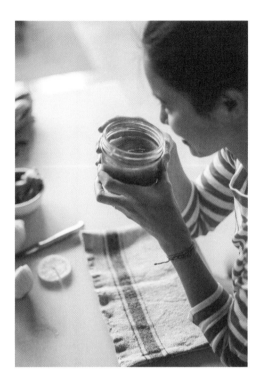

Ingredientes (para un vaso grande)
* 1 trozo de apio (de unos 5 cm)
* ½ pepino
* El zumo de 1 limón
* 1 trozo de jengibre al gusto
* 1 puñado de espinacas frescas y limpias
* 1 manzana

Paso a paso

1. Mezcla todos los ingredientes en una licuadora o trituradora. Si lo prefieres más dulce, puedes añadir una cucharada de miel bio o de sirope de agave. A mí también me gusta añadir 1 cucharadita de mezcla de *chlorella* y de espirulina. Ambos alimentos verdes están considerados como *superfoods*, y puedes encontrarlos en polvo. Son ricos en clorofila.

SOPA DE MISO CON NOODLES

Después de un periodo de fiestas con excesos, consumo de alcohol, dulces y comidas pesadas, solemos notar la necesidad de someternos a un proceso depurativo. Puedes hacer un «detox» de uno a tres días con zumos y caldos preparados de manera equilibrada por un especialista, pero si tus jornadas de trabajo son largas o si practicas deporte, te recomiendo seguir una dieta menos estricta con alimentos depurativos y comidas ligeras. Te propongo esta sopa con caldo de origen japonés que me encanta tomar durante todo el año.

Gracias a sus enzimas y fermentos, el miso favorece el equilibrio de la flora intestinal y se aconseja en caso de problemas digestivos como diarrea, estreñimiento, acidez, gases, etcétera. Existen sopas de miso instantáneas en polvo, a las que solo hay que añadirles agua hervida, pero me parece interesante elaborarla con la receta tradicional.

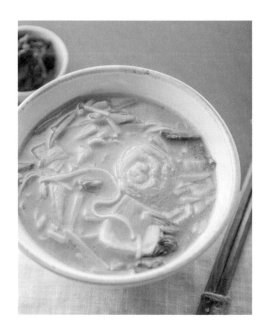

Ingredientes (para 2 personas)

- 1 l de caldo de verduras
- 4 hojas de col china (*pak choi*)
- 3 zanahorias
- 60 g de fideos de arroz soba (o la versión con *wakame*)
- 1 cucharada sopera de *hatcho* miso. Cuidado, existen varios tipos de miso (en pasta); si tienes dudas, pregunta en tu tienda orgánica
- 1 chorro de aceite de oliva virgen
- 1 pizca de sal marina

Paso a paso

1. Pela las zanahorias y córtalas en juliana.

2. Limpia la col china y córtala también en juliana.

3. Saltea las verduras en la sartén con un poco de aceite y sal marina durante un par de minutos.

4. Cúbrelas con el caldo de verduras, remueve, tapa y déjalo cocer durante unos 5 minutos.

5. Añade los fideos y cuece durante 6 minutos más.

6. Retíralo del fuego, agrega el miso y remueve hasta que se deshaga bien. Sirve todo en unos boles e intenta tomarlo con palillos y una cuchara de madera o de cerámica.

LIMPIEZA EN YOGA: SHAUCA Y KRIYA

El primer niyama de Patanjali es **shauca**, que significa pureza y se refiere principalmente a la limpieza corporal. Puede realizarse, por ejemplo, a través de técnicas concretas de hatha yoga como las **kriyas**, que ponen al practicante en contacto con los desechos de partes como las fosas nasales. Este niyama recuerda la realidad del cuerpo y el desapego de lo corporal para el camino espiritual porque no somos (solo) nuestro cuerpo. Patanjali también plantea, aunque de forma indirecta, que la pureza corporal resulta clave para la pureza mental, y que el proceso de purificación es un medio y no un fin para llegar al objetivo último del yoga, es decir, la realización de uno mismo.

En el manual *Hatha Yoga Pradipika*, el texto de referencia del hatha yoga moderno, se prescriben seis mecanismos de limpieza para los pulmones, los riñones, las glándulas sudoríparas y los intestinos. Yo os recomiendo la kriya kapalabhati pranayama, definida como una técnica de respiración energética que permite realizar una limpieza y purificación interna eliminando las toxinas. El maestro Dharma Mittra recomienda particularmente este ejercicio a aquellas personas que viven en un entorno urbano con mucha polución. Se trata de una de mis favoritas y, aunque ya la describí en mi libro *Mi diario de yoga*, vuelvo a mencionarla debido a sus numerosos efectos positivos.

PLAYLIST

'Veinte años'. En *Lágrimas negras*. De Bebo & Cigala (2003). Es un tema que me recuerda una cena familiar y la asocio al momento del digestivo de hierbas.

'Get Back to Serenity'. En *The Very Best of Café del Mar*. De Vargo. Esta canción me traslada a las comidas de verano que acaban muy tarde, y también a la hora de cenar, en la que aún estás en plena digestión con el organismo al ritmo lento de las vacaciones.

'Astradeni'. En *Buddha Bar*. De Michalis Koumbios. Podría ser la música de una banda callejera que toca en la terraza de un restaurante. Buddha Bar es un famoso restaurante en París que publicó muchas compilaciones de estilo *lounge* como *Café del Mar*.

ASANAS «DETOX» PARA MASAJEAR LA ZONA ABDOMINAL ESTIMULANDO LA DIGESTIÓN

ARDHA MATSYENDRASANA
MEDIA TORSIÓN SENTADA

Empieza sentándote en el suelo con las piernas estiradas y el tronco recto. Dobla la rodilla derecha y cruza la pierna por encima del muslo izquierdo. Ahora flexiona la pierna izquierda hasta que el pie toque el glúteo derecho. La planta del pie derecho se apoya con firmeza en el suelo y la rodilla apunta hacia arriba, pero asegúrate de sentarte en las dos nalgas. Al inspirar levanta el brazo izquierdo, estirando la columna, y al espirar gira el torso hacia la derecha hasta que el codo pase al lado exterior de la rodilla derecha. A cada inspiración estira un poco más la columna, y a cada espiración gira un poco más empujando con el codo contra la pierna haciendo palanca, pero manteniendo la cabeza alineada con el cuello y la columna, y mirando hacia atrás. Ayúdate con la mano derecha apoyada en el suelo detrás de tu cadera para girar el torso y mantener la espalda erguida.

Consejo: Si te cuesta mantener los dos glúteos en el suelo, puedes hacer la variante con la pierna izquierda estirada y el pie en flexión.

BENEFICIOS

- Estira los hombros, las caderas y el cuello.
- Revitaliza la columna.
- Estimula el sistema digestivo aliviando el estreñimiento.
- Alivia los dolores menstruales, el cansancio, los dolores ciáticos y el dolor de espalda.

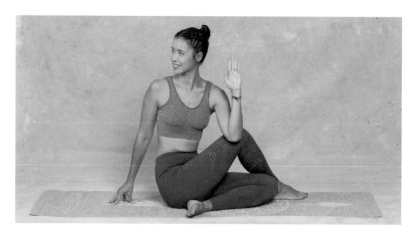

UTTANASANA
PINZA DE PIE

Empieza en tadasana (montaña) y separa los pies de modo que queden paralelos entre sí pero a la anchura de las caderas. Al inspirar, estira la columna con las manos a la cintura, y al espirar baja el tronco recto para llevar las manos al suelo o, si puedes, coge los talones. Al inspirar, estira la cintura y la espalda, mirando hacia delante, y al espirar activa el bajo abdomen para acercar el pecho hacia las piernas relajando el cuello y los hombros y manteniendo las piernas estiradas. Utiliza la inspiración para estirar un poco más la espalda y la espiración para bajar la cabeza notando el estiramiento desde las nalgas y las caderas.

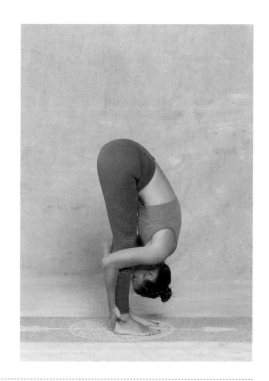

Consejo: Si tus manos no tocan el suelo, apóyalas en las espinillas y haz el mismo movimiento sutil del pecho con la respiración, intentando no redondear la espalda.

BENEFICIOS

▸ Estira los músculos espinales, la parte posterior de las piernas y los glúteos.

▸ Calma la mente y ayuda a liberar tensiones.

▸ Estimula el hígado y los riñones y mejora la digestión.

PARIVRTTA TRIKONASANA
TRIÁNGULO CON TORSIÓN

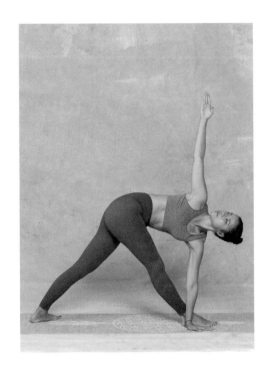

Empieza en tadasana (montaña), da un gran paso hacia atrás con el pie izquierdo, estira ambas piernas pero mantén las caderas mirando hacia delante (no se abren como en utthita trikonasana). Al inspirar, levanta tu brazo izquierdo hacia arriba alargando la columna, y al espirar lleva la mano al exterior del pie derecho: para ello haz torsión con el tronco. Mantén firmes tus piernas y el core activado. Eleva el brazo derecho al cielo y lleva la mirada a tu mano derecha. Para salir de la postura, activa las piernas y el core para subir el tronco sin perder el equilibrio.

Consejo: Si no puedes tocar el suelo, apoya la mano en un bloque o en la espinilla.

BENEFICIOS

▸ Estimula el sistema digestivo aliviando el estreñimiento.

▸ Fortalece los glúteos, las piernas y los tobillos.

▸ Mejora el equilibrio.

▸ Aumenta la resistencia.

USTRASANA
CAMELLO

Empieza con las rodillas en el suelo separadas al ancho de las caderas, y los pies en flexión en el suelo. Coloca las palmas de las manos en el sacro —el hueso grande situado al final de la zona lumbar—. Al inspirar, estira la columna, abre el pecho y junta los codos atrás, y al espirar inclina el tronco hacia atrás para colocar las manos en los talones, con la pelvis hacia delante. Inspira y lleva los hombros hacia atrás mientras abres y elevas el torso proyectando el pecho al cielo, y al espirar deja caer la cabeza hacia atrás. Para salir, deshaz la postura lentamente, empezando por la cabeza, luego colocando las manos en las lumbares como soporte para recuperar el tronco recto.

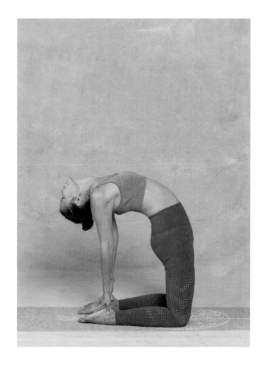

Consejo: En esta postura de gran apertura de pecho se entra y se sale con mucho cuidado: vigila las cervicales y las lumbares. Si no puedes tocar los pies con las manos sin forzar la espalda o el cuello, mantén las manos en la parte baja de la espalda y la mirada hacia arriba alargando el cuello.

BENEFICIOS

▶ Estira toda la parte delantera del cuerpo, los tobillos, las ingles, el abdomen, el pecho y la garganta.

▶ Estira la parte profunda de los flexores de la cadera (psoas).

▶ Fortalece los músculos de la espalda.

▶ Mejora la postura.

SALAMBA SARVANGASANA
VELA

Empieza estirándote en el suelo boca arriba con las piernas dobladas. Al inspirar, con un ligero impulso presiona las manos contra el suelo, levanta las piernas y las caderas del suelo y lleva los pies hasta que toquen el suelo detrás de la cabeza. Entrelaza las manos detrás de la espalda en el suelo para juntar los codos y abrir los hombros. Levanta una pierna a la vertical y luego la otra y coloca toda la palma de las manos sobre la espalda desplazándolas poco a poco hacia los omoplatos de manera que la espalda vaya colocándose cada vez más recta. Las vértebras cervicales no deben tocar el suelo, ni la barbilla el esternón; para evitarlo, presiona la parte posterior de la cabeza contra el suelo. Para salir, baja primero las rodillas hacia la frente, apoya las manos detrás en la esterilla, y luego baja la espalda al suelo vértebra por vértebra con la fuerza del core hasta estirarte por completo.

Consejo: Si ya dominas salamba sarvangasana (vela), después de unas respiraciones puedes ir a **halasana** (arado). Para ello, baja los pies hasta que toquen suelo detrás de la cabeza con las piernas estiradas y los pies juntos. Si tus pies tocan el suelo, puedes quitar las manos de la espalda y entrelazar los dedos para presionar las manos contra el suelo. Para salir de la postura, hazlo igual que en salamba sarvangasana (vela).

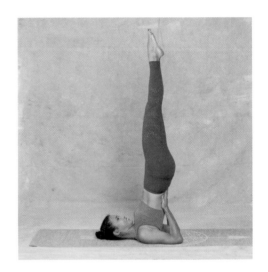

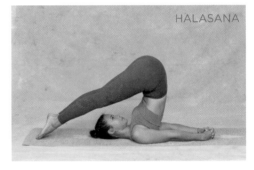

HALASANA

BENEFICIOS

‣ Activa la circulación sanguínea en las piernas y en el abdomen.

‣ Tonifica los nervios de la zona cervical.

‣ Normaliza las funciones de la glándula tiroides.

‣ Calma la mente y alivia los dolores de cabeza.

Accede al vídeo
de la práctica

SECUENCIA «DETOX» (16 MIN)

Empieza con 3 respiraciones profundas con espiración por la boca. Para tu intención, piensa en un aspecto concreto de tu vida que te gustaría limpiar y resetear. Junta las palmas de las manos para cantar el Om.

▶ 1 a 3 surya namaskar (saludos al sol), según el estilo ashtanga yoga
1 Uttanasana (flexión de pie)
2 Parivrtta trikonasana (triángulo con torsión)
3 Adho mukha svanasana (perro boca abajo)
4 Balasana (niño)
5 Ustrasana (camello)
6 Ardha matsyendrasana (media torsión sentada)
7 Paschimottanasana (pinza sentada)
8 Supta baddha konasana (diosa reclinada)

Relaja en savasana (cadáver) durante 2 a 3 minutos y luego siéntate en tu esterilla con la espalda recta para cantar el mantra Om, y recuerda tu intención.

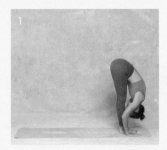

5 respiraciones

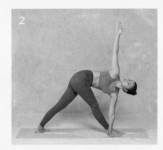

5 respiraciones | cambio de lado

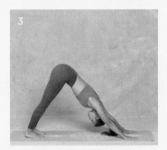

3 respiraciones

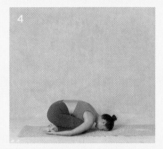

3 respiraciones

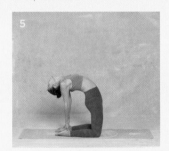

5 respiraciones

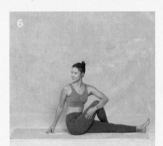

5 respiraciones | cambio de lado

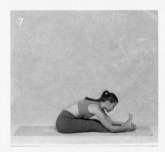

5 respiraciones

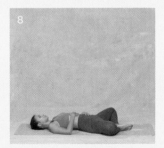

5 respiraciones

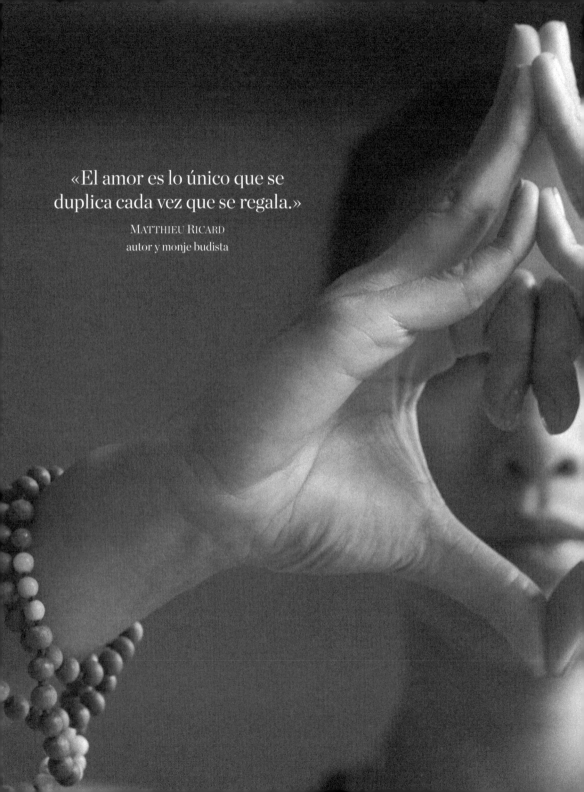

«El amor es lo único que se
duplica cada vez que se regala.»

MATTHIEU RICARD
autor y monje budista

TERCERA ETAPA
DISFRUTA, PROFUNDIZA Y COMPARTE

Estás a punto de iniciar la tercera fase de este viaje al bienestar. En la primera parte del libro, hemos aprendido a escucharnos para reconectar con nuestro ser. Una vez que hemos dedicado tiempo para descubrir lo que nos sienta bien en nuestro día a día, en la segunda fase hemos visto cómo limpiar, sanear y reajustar nuestros hábitos de pensamiento a fin de que dejen de alejarnos de la felicidad y poder crear así un punto de partida sólido y sano, para elegir y seguir tu propio camino. Recuerda que no hay una única regla, dieta o hábitos: ¡piensa que no somos todos iguales!

En esta obra quiero compartir contigo lo que durante mis años como practicante y profesora de yoga me ha ayudado a alcanzar la armonía, pero ten en cuenta que se trata de mi experiencia personal y que esta es el resultado de un progreso. Por lo tanto, no quieras revolucionar tu vida de la noche a la mañana mediante la incorporación de cambios drásticos. Tampoco tomes decisiones importantes bajo el efecto del estrés, pues este hace que pensemos con menor claridad. Olvídate de la opinión de los demás y de los arrebatos pasajeros. No tengas miedo de pasar por tu propio proceso, así descubrirás lo que te acerca a tu bienestar.

En esta tercera fase aprende a disfrutar el camino sin prisa, profundizar la práctica con disciplina y no olvides compartir tu bienestar con tu entorno.

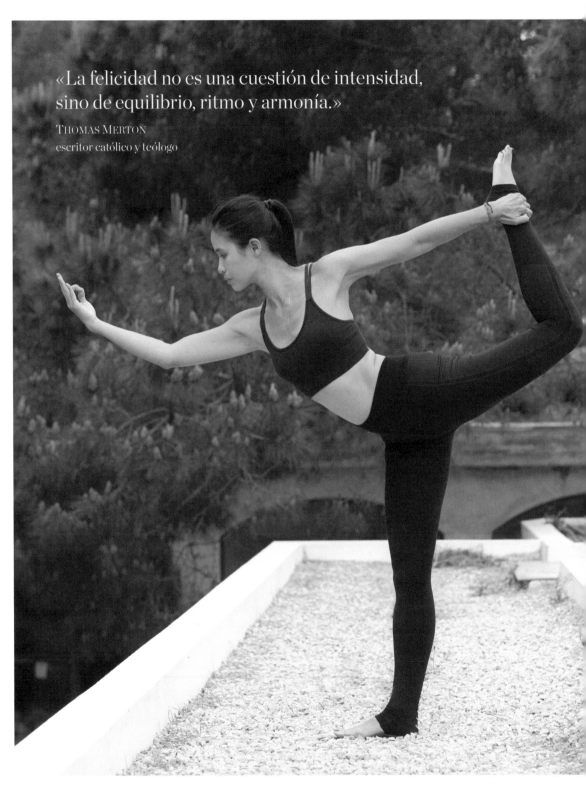

«La felicidad no es una cuestión de intensidad,
sino de equilibrio, ritmo y armonía.»

THOMAS MERTON
escritor católico y teólogo

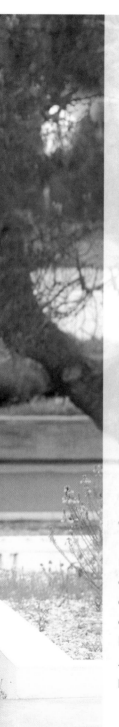

Capítulo 11
Encuentra tu equilibrio personal y tu estabilidad

«Equilibrio» es una de mis palabras favoritas, porque ¿cómo hablar de bienestar sin referirnos al equilibrio? Es cierto que los extremos pueden ser apasionantes, atractivos y estimulantes, pero ¡no se sostienen a largo plazo!

Mantener una vida equilibrada no es una tarea fácil, ya que por momentos depende de factores internos que podemos llegar a gestionar, pero también de externos —como el trabajo, la familia, la pareja, las ganancias, la vida social, etcétera—, cuyo control total es imposible.

¡Cuando encuentres tu equilibrio profundo lo sabrás! Notarás que este encierra una fuerza integradora que se convierte en tu base sólida y enraizada a partir de la cual puedes permitirte cierta flexibilidad.

Piensa en una asana de equilibrio como salamba sirsasana (sobre la cabeza): fíjate en cómo se mantiene la base estable en el suelo para jugar con las piernas sin caerse.

Mientras tu estilo de vida se defina en torno a unos valores sólidos y te esfuerces con cierta regularidad y constancia en mantener el equilibrio, este no se verá alterado porque te permitas algunos caprichos puntuales o porque no cumplas al cien por cien con lo que se considera como saludable. Elegir supone también renunciar a otras opciones. Ante la duda, escucha lo que te dicta tu ser más profundo, pues la alineación con este te acercará a tu bienestar.

DIARIO/

Responde:
¿Cuáles son tus hábitos saludables y aquellos que sabes que debes mejorar? Describe todos los puntos que se te ocurran y léelos con atención. Esto te ayudará a identificar tu base estable (fortalezas) y aquellos factores de riesgo (debilidades) que te pueden llevar a perder este frágil equilibrio de bienestar.

Es normal sentir la tentación de optar por el camino que parece más fácil, pero si apuestas por el más beneficioso, ¡no te arrepentirás! En este momento me viene a la cabeza el recuerdo de esas mañanas de invierno en las que hacía ashtanga yoga. Cuando el despertador sonaba a las seis de la mañana para ir a practicar, me costaba salir de la cama porque hacía frío en la calle, y la sola idea de completar los primeros surya namaskar (saludos al sol) con mi cuerpo todavía rígido por las horas de sueño me desanimaba. Entonces, la decisión de ir dependía de mí, y me enorgullece decir que pocas veces me he quedado durmiendo, ya que siempre he sido consciente de que el yoga funciona como mi base sólida de bienestar. Sé que me va a sentar muy bien y que me va a ayudar durante el resto de la jornada. Es cierto que alguna vez me he quedado en la cama, pero siempre se ha debido a una decisión responsable, ya sea por el cansancio o por el duro día que tenía por delante y para el cual necesitaba reposar un poco más para afrontarlo. Eso sí, en estos casos, para compensarlo, hacía una meditación con pocas asanas en casa o buscaba ir a otra clase de yoga por la tarde.

Conozco mi margen de maniobra para mantener el equilibrio de mi bienestar, con cierta flexibilidad y sin ser demasiado estricta. Sé que necesito el yoga en mi vida y que no puede limitarse a una práctica puntual: requiere constancia y disciplina. Pero también sé que necesito mis siete u ocho horas de sueño para estar bien, ser productiva y disponer de la energía para aguantar una jornada de trabajo. Como conozco perfectamente mis imprescindibles para estar bien, puedo organizarme y elegir mi estilo de vida, siempre reajustando los pequeños imprevistos según las circunstancias.

EL EQUILIBRIO DE LOS *DOSHAS* EN EL AYURVEDA

La filosofía o medicina ayurvédica, cuyo origen se remonta a más de 5.000 años en la India, es un sistema holístico de salud que integra cuerpo, mente y espíritu. Está basado en los cinco elementos que componen la naturaleza: éter (espacio), aire, agua, tierra y fuego.

El Ayurveda define la salud como el resultado final y natural de la vida en armonía. Cada persona tiene un equilibrio particular de energías en su cuerpo y su mente, y por eso cada cual necesita seguir un camino distinto dependiendo de su constitución, basado en la ciencia de *tridosha*.

Tridosha define las tres energías fundamentales o los principios que rigen la función de nuestro cuerpo físico y nuestra parte emocional: *vata*, *pitta* y *kapha*. Recuerda que cada individuo tiene un equilibrio único de estas tres energías. Algunos cuentan con un *dosha* claramente predominante, mientras otros presentan una mezcla.

Resultaría demasiado extenso explicar cada *dosha* en este libro, pero si quieres saber cómo es tu constitución, puedes hacer un test, así te conocerás mejor desde el punto de vista ayurvédico. No te preocupes, no tienes que extraerte sangre, se parece a conocer tu signo astral, no tiene impacto en tu salud ni en tus creencias, simplemente es informativo.

Tanto el diagnóstico como el tratamiento de una enfermedad o trastorno tienen en cuenta los *doshas*, la dieta y los hábitos del paciente. Su enfoque enfatiza la búsqueda o el mantenimiento de una vida saludable a través de la alimentación, el estilo de vida, la actividad física, las rutinas cotidianas, la armonía mental y el desarrollo con el apoyo de hierbas medicinales y de técnicas de desintoxicación y de rejuvenecimiento para mantener el cuerpo en sintonía con los ritmos de la naturaleza.

Según esta ciencia, una enfermedad suele estar causada por un desequilibrio de los *doshas*, que pueden tener tres estados: equilibrado, incrementado y disminuido. Hoy en día, especialmente en los países occidentales, se sufre de un incremento de los *doshas*, ya que se ingieren más cosas de las que podemos digerir, ya se trate de alimentos, sustancias o información.

Aunque en Occidente el Ayurveda se conoce como una terapia natural alternativa, en la India se enseña en las escuelas universitarias y forma parte de la medicina tradicional y nacional del país.

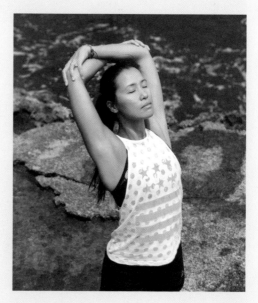

CONSEJOS PARA LAS POSTURAS DE EQUILIBRIO

Existen varios tipos de asanas de equilibrio, por eso es difícil generalizar y ofrecer claves para que logres mantener la estabilidad. Cuando hablamos de posturas de equilibrio nos referimos a las que se realizan sobre un pie, pero también podemos incluir las que se hacen sobre las manos o sobre los antebrazos, las de cuatro apoyos y las famosas invertidas.

Las posturas de equilibrio suelen constituir el reto físico y mental de los yoguis en proceso de convertirse en tales. El sentido del equilibrio se basa en una serie de señales que llegan al cerebro de varios órganos y estructuras corporales (conjunto conocido como sistema vestibular). Pero en vez de profundizar en el aspecto anatómico, motor y biológico, prefiero darte unos consejos prácticos que te ayudarán a luchar contra la gravedad y mantenerte en equilibrio gracias a la coordinación y a la conciencia del cuerpo.

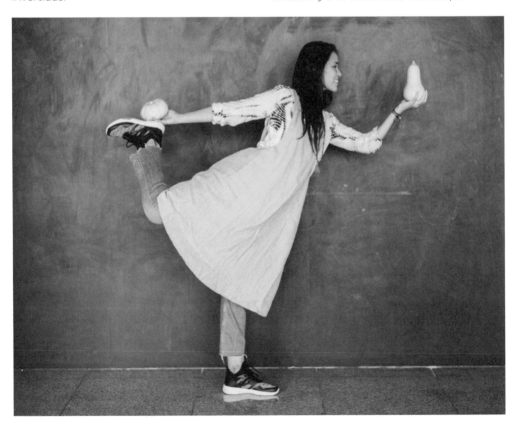

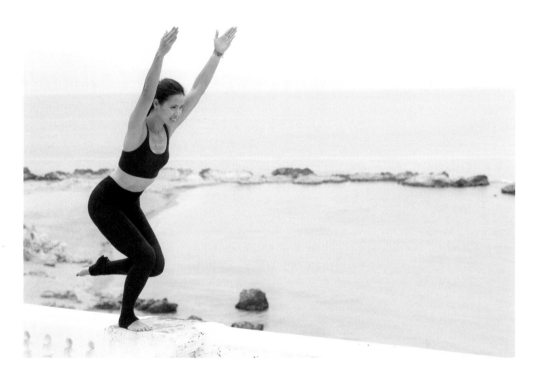

DIEZ CONSEJOS PARA LAS ASANAS DE EQUILIBRIO:

1. Crea una base enraizada. Por definición, una postura de equilibrio no es estable y requiere un esfuerzo para mantenerla, pero para ello tienes que enraizar los puntos de apoyo en la tierra. Encuentra esta base antes de entrar en la postura. En otras palabras, si vas a apoyarte sobre el pie izquierdo, utiliza toda la planta y activa los dedos; haz lo mismo si tu base es una mano o los antebrazos. Esfuérzate en mantener esta activación, empuja el suelo como si quisieras echar raíces para elevar el resto del cuerpo.

2. Adapta el eje del cuerpo. El equilibrio es estable cuando el eje del cuerpo se sitúa en el centro de la base. Al entrar en la postura, si levantas una pierna o cambias la alineación de tu cuerpo, piensa que este eje también variará. Ajústalo y mantén tu centro de gravedad, el punto en el que se concentra la energía y se integran las fuerzas.

3. Modula el uso del esfuerzo físico. Mantener el equilibrio depende del uso adecuado de la fuerza muscular, si tensionas demasiado el miembro de apoyo, estarás colapsando y sobrecargando esta zona, cuando tu objetivo es que fluya la energía hacia arriba para luchar contra la gravedad. Pon el esfuerzo adecuado sin bloquear las articulaciones.

4. Activa el core. En todos los movimientos, y sobre todo en los equilibrios, necesitamos de la ayuda de la franja abdominal y el grupo de músculos que hacen de enlace entre el tren inferior y el tren superior. Apretar los músculos de nuestro centro es fundamental para desarrollar el equilibrio, la estabilidad y la coordinación del cuerpo.

5. Muévete despacio. Entrar y salir de una postura de equilibro requiere moverse lentamente para desplazar el centro de gravedad y readaptar la tensión muscular según el esfuerzo, el estiramiento y la coordinación de los puntos comentados anteriormente.

6. Calma mental y concentración. El equilibrio requiere paz y tranquilidad interior; de hecho, en cuanto pierdes la concentración, tus posibilidades de caer aumentan. Puede que sea porque te ha invadido un pensamiento que te ha desvinculado de la postura, ¡incluso puede que se deba a la euforia de haberla conseguido la que te despiste! ¿Recuerdas los ocho pilares de Patanjali? Pues el maestro define la concentración hacia un único punto como dharana, y se considera como el primer paso de la meditación.

7. Respira conscientemente sin retener el aire. A menudo, al entrar en la postura de equilibrio, aguantamos la respiración sin darnos cuenta, como si esto fuera a congelar la asana, pero lo cierto es que provocamos justo lo contrario. Dejar de respirar crea tensiones en el cuerpo y hace que no se oxigene bien, así que haz una respiración consciente y fluida que permita mantener la concentración y la coordinación corporal.

8. El temor es relativo según la postura. Puede aparecer por el miedo al dolor de la caída, pero también por la mirada de los demás ante el fracaso. Céntrate en ti y practica sin vergüenza, sin compararte.

9. Aprende a caer, ¡y repite! Tanto en la postura como en la pérdida de equilibrio se aprende a coordinar el cuerpo, luchando contra la gravedad para caer de manera controlada. En cuanto sabes cómo aterrizar para no hacerte daño, consigues mantener la asana a base de repeticiones y práctica.

10. Fija la mirada. Sabemos que la mirada es una función importante en el equilibrio corporal. Si cierras los ojos, aunque estés en la postura natural recta de pie de tadasana (montaña), notarás que te cuesta más quedarte inmóvil. ¿Verdad que sientes cómo el cuerpo se va moviendo sutilmente buscando su equilibrio? Durante la práctica de la asana es importante mantener la mirada fija, no dejar que viaje por la sala para mantener la concentración y la calma mental.

MIRADA Y DRISHTI

Cuando hablamos de mirada fija en yoga nos referimos al **drishti** (o drsti). No todas las escuelas de yoga usan este concepto. La que define cada postura con un drishti es la del ashtanga yoga, una variante del vinyasa yoga creado por Sri K. Pattabhi Jois, que usa nueve puntos distintos de enfoque.

Sharath Jois, el maestro de ashtanga yoga y nieto del fundador, lo define de la siguiente manera: «Drsti significa punto de observación. [...] Drsti mejora la concentración y logra la realización de la unidad durante la práctica. Con la mirada enfocada en un solo lugar durante nuestra práctica, podemos estar más presentes en las posturas. Este enfoque y conciencia puede trasladarse a nuestra vida diaria».

En cada postura, cuando la mantienes estable y respiras conscientemente, con el esfuerzo adecuado y la comodidad descrita por sthira sukham asanam, deberías, al menos en teoría, poder hacer una pequeña meditación. Podemos relacionar este concepto de drishti con dos de los ocho pilares del ashtanga yoga de Patanjali, dharana, la concentración unidireccional de la mente, y el siguiente y séptimo, dhyana, la meditación, un estado contemplativo no direccional.

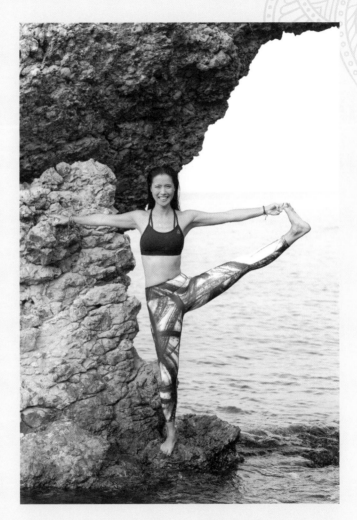

RECETAS AYURVÉDICAS

Una alimentación adecuada nos puede ayudar a reducir molestias, aliviar dolencias y mejorar la salud. Según el ayurveda, la medicina tradicional india, podemos conseguirlo conociendo nuestros *doshas*, que nos permiten escuchar nuestro estado físico y emocional.

Dosha es una palabra que procede del sánscrito y que significa «humor o tendencia energética». Hay tres doshas: *vata*, *pitta* y *kapha*. Son energías que tiene el ser humano, las cuales, cuando están equilibradas, hacen que las personas estén saludables. Todo el mundo tiene los tres *doshas*, pero en diferente proporción. Si conoces cuáles predominan en tu cuerpo, podrás tomar medidas al sentir un desequilibrio.

CÓMO HACER QUE LOS ALIMENTOS SE CONVIERTAN EN MEDICINA PARA EL CUERPO Y EL ALMA

Evita hacer mezclas alocadas intentando ingerir todos los nutrientes a la vez. Recuerda que tu cuerpo no funciona así, sino que asimila los nutrientes según tu capacidad digestiva. Si no digieres bien, tampoco te vas a nutrir bien, aunque sea la mejor comida del mundo. Por eso, es preferible tomar cantidades moderadas y bien combinadas, masticar con conciencia y entregarse al momento presente (sin móvil, tele ni preocupaciones), a horas razonables (no justo antes de dormir) y en ambientes de paz y calma (no tras una discusión). No comas cuando no tienes hambre de verdad, ya que eso bloquea tu mente y también tu cuerpo, y es así como mengua tu paz mental. Prueba a hacer el test de los *doshas* en internet para conocer tu biotipo, y así alimentarte y vivir con base en tus necesidades reales.

El chef Arturo Castillo, conocido como Arturveda en las redes sociales, nos propone estas tres recetas basadas en el ayurveda o ciencia de la vida.

ELIXIR VITAL PARA CONECTAR CONTIGO

Esta bebida caliente aclara la mente y ayuda a aumentar la fuerza de tu sistema inmune. Es ideal si tienes problemas articulares o rigidez mental y física. Cuando las asanas nos muestran que nuestro cuerpo necesita una limpieza física y emocional, es el momento de aligerar la alimentación, beber más agua, mover el cuerpo, meditar y ayunar. Es entonces cuando nos preparamos para percibir la felicidad que está en todas las cosas de la vida.

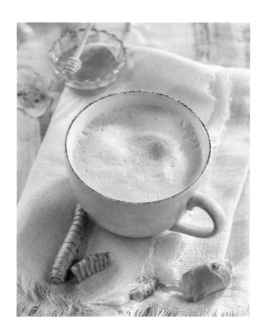

Ingredientes
- 1 raíz de cúrcuma fresca
- 2 cm de jengibre fresco
- 1 vaso de agua
- 1/2 limón exprimido

Paso a paso
1. Bate el agua junto con el jengibre y la cúrcuma.
2. Filtra con una malla y sírvelo.
3. Ahora añade el zumo de limón.
4. Tómalo, prestando atención, preferiblemente por las mañanas, con el estómago vacío y muy despacio. Siente la incomodidad del sabor: te enseña a aceptar los procesos de la vida en los que te hallas. ¡A por todas!

Si tienes un ciclo menstrual intenso y excesivo, evita esta bebida, ya que es muy penetrante y caliente. Suelta el deseo de controlar y permítete ser flexible ante los acontecimientos. Vuelve a conectar contigo desde el amor y la compasión, y date el regalo de dejar ir lo que ya no funciona en tu vida.

SOPA DE HINOJO PARA LA ACEPTACIÓN

Cuando la impaciencia nos embarga y parece que la vida no nos escucha, esta deliciosa sopa caliente o templada ayuda a calmar la mente y a facilitar los procesos de aceptación. Nos enseña a cultivar la amabilidad, la cautela y la sinceridad desde el amor, y también a cuestionar nuestras acciones para comprender nuestros desequilibrio y modos de actuar en la vida.

Es ideal para el *dosha pitta*. *Vata* debe asegurarse de tomarla caliente y añadir unas zanahorias o sustituir el hinojo por calabaza. *Kapha* debe actuar con honestidad y reconocer si de verdad tiene hambre antes de comer.

Prueba esta sopa con espárragos e hinojo o zanahorias y rabanitos... ¡Diviértete!

Ingredientes

- 2 bulbos grandes de hinojo fresco
- 1 ramita de cilantro fresco (opcional)
- 400 ml de leche de coco
- 400 ml de agua de alta calidad
- 5 vainas de cardamomo peladas (solo usaremos las semillas)

Paso a paso

1. Corta los bulbos.
2. Ponlos en una vaporera para cocinar al vapor.
3. Una vez tiernos, bate la leche de coco, el cardamomo y una pizca de sal (opcional) hasta lograr una textura suave y homogénea.
4. Añade el agua poco a poco mientras vuelves a batir.
5. Sirve la sopa en un bol ancho y disfrútala.

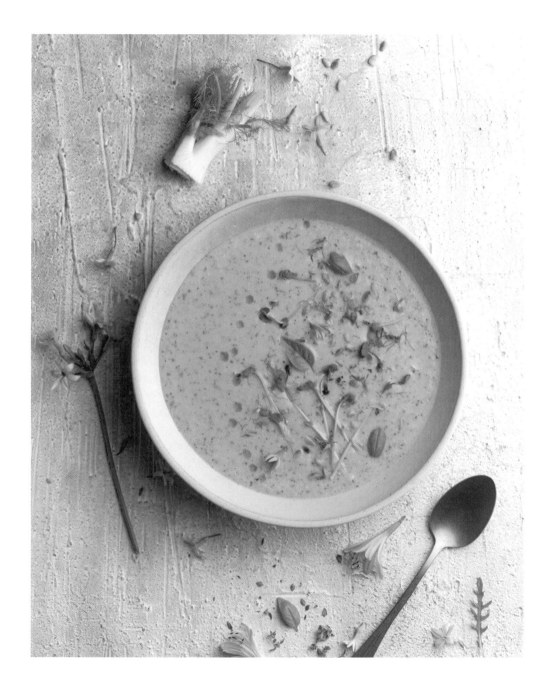

ROMANCE IDÍLICO: VEGETALES AL HORNO A LAS TRES SALSAS

Esta receta nos enseña a priorizar nuestras necesidades básicas. Durante el ciclo menstrual, es ideal para apaciguar los impulsos mentales, la impaciencia, la agresividad o incluso la debilidad. Si estás irritable, tómala con cilantro fresco y espárragos. Si tu ciclo menstrual es escaso y doloroso, puede ayudarte acompañar los vegetales únicamente de *ghee* o de aceite de oliva macerado con ajo.

Ingredientes

- 1 manojo de zanahorias
- 1 manojo de espárragos

Paso a paso

1. Hornea los espárragos y las zanahorias entre 40 y 55 minutos.
2. Sírvelos de inmediato acompañados de la salsa deseada según tu *dosha*.

> Puedes sustituir las zanahorias y los espárragos por calabaza, boniato o patata. En caso de retención de líquidos, te irán genial las berenjenas asadas con una salsa de mostaza y pimienta.

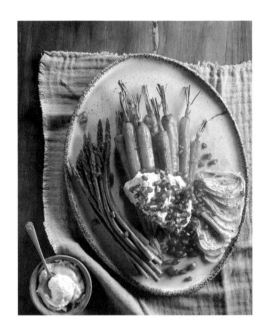

LAS 3 SALSAS SEGÚN TU *DOSHA*

SALSA DE ANACARDOS CON ESPECIAS (PARA *VATA*, Y CON MODERACIÓN PARA *PITTA*)

Ingredientes

- 2 puñados de anacardos
- 1 clavo de olor
- Una pizca de vainilla
- Un poco de agua y una pizca de sal o 2 cucharadas de agua de mar
- Una pizca de levadura nutricional

Paso a paso

1. Pon a remojo los anacardos en abundante agua entre 6 y 8 horas o toda la noche. Pasado este tiempo, enjuágalos con agua de alta calidad antes de usar.

2. Bate todos los ingredientes juntos y sirve.

3. Para mejorar la digestión, prueba a fermentar la salsa.

CÓMO FERMENTAR LA SALSA

Prepara la crema con poca agua en el momento de batir, de manera que quede como un paté. Después, añade dos cápsulas de probióticos y remueve con una cuchara de madera. Echa la mezcla en un tarro de cristal y tápala con un paño (puedes poner una goma para sujetarlo). A continuación, guarda el tarro en un lugar cálido de tu cocina, pero sin calor ni luz directos; por ejemplo, en un armario oscuro. Al día siguiente o pasadas unas 20 horas, tendrás una crema de sabor intenso y de fácil digestión. Puede que te recuerde a un queso de untar. En el momento de servir, recuerda no echarla sobre los vegetales cuando estén demasiado calientes, para que las bacterias sigan vivas y continúen cumpliendo su función de facilitar la digestión. Por supuesto, la fermentación dependerá de la temperatura y la humedad del ambiente.

SALSA DE AGUACATE (PARA *PITTA*, Y CON MODERACIÓN PARA *VATA* Y *KAPHA*)

Ingredientes

- ½ aguacate grande maduro
- Una pizca de curry
- Un chorrito de agua

Paso a paso

1. Bate todos los ingredientes juntos y sirve.

2. *Kapha*, prueba a añadir pimienta, ajo o curry: así suavizas la humedad y el frío del aguacate.

SALSA DE ESPINACAS Y REMOLACHA (PARA *KAPHA*, Y CON MODERACIÓN PARA *PITTA*)

Ingredientes

- 1 remolacha grande
- 1 puñado de espinacas frescas
- 2 cucharadas de aceite de coco, 2 cucharadas de AOVE o 1 cucharada de *ghee*

Paso a paso

1. Corta la remolacha en láminas finas y cocínala al vapor.

2. Cuando la remolacha esté casi blanca, añade un puñado de espinacas frescas.

3. Una vez las espinadas estén tiernas, retíralo todo de la vaporera.

4. Bate las verduras con el aceite o el *ghee*.

5. Sirve y ia disfrutar!

6. También puedes utilizar esta salsa para darle un toque especial a la quinoa o el mijo.

ASANAS DE EQUILIBRIO

UTTHITA TRIKONASANA
TRIÁNGULO EXTENDIDO

Empieza en tadasana (montaña). Al espirar, da un gran paso hacia atrás con el pie izquierdo, estira ambas piernas y alinea los talones. Rota la rodilla derecha hacia el exterior: este pie derecho se queda alineado con la esterilla, y el izquierdo lo giras hacia dentro a 45 grados. Al inspirar, levanta los brazos en cruz estirando la columna y separando los hombros de las orejas. Al espirar, bascula el torso desde la cadera, apoya la mano sobre el tobillo derecho y extiende el brazo izquierdo hacia arriba. Abre el pecho y la cadera para alinear todo el cuerpo en un mismo plano, como si estuvieras entre dos paredes. Lleva el drishti a la mano elevada. Siente la presión de los dos pies en el suelo.

Para salir de la postura, activa las piernas y el core para subir el tronco sin perder el equilibrio.

Consejo: Si no tocas el tobillo, puedes apoyarte sobre la espinilla.

BENEFICIOS

- Mejora el equilibrio.
- Expande el pecho y los hombros.
- Fortalece y tonifica los muslos.
- Aumenta la propiocepción (sentido de la posición en el espacio).

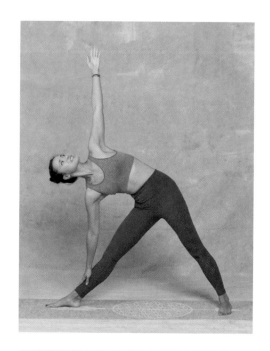

PLAYLIST

'Let It Go'. En *Let It Go*. De Colin & Caroline (2016). ¡Me encanta el equilibrio de estas dos voces en acústico!

'Om Shanti'. En *Kirtan Alive*. De Edo & Jo (2011). Este es un mantra de paz cantado con un ritmo *folk*, un equilibrio musical muy interesante.

'Gravity'. En *Continuum*. De John Mayer (2006). Es un clásico en mis playlists y una de mis canciones favoritas.

VYAGHRASANA
TIGRE

Empieza en posición de cuatro apoyos, con las manos al ancho de los hombros y las rodillas al de las caderas. Inspira y estira la pierna izquierda hacia atrás de tal modo que quede paralela al suelo. Lentamente, eleva el brazo derecho. Estira las extremidades elevadas como si quisieras dibujar una línea recta desde talón hasta la punta de los dedos de la mano. Si puedes, agarra el tobillo izquierdo con la mano derecha y empuja el pie hacia arriba y hacia atrás, abriendo el pecho. Lleva el drishti al horizonte.

Para salir, espira, baja el brazo y, a continuación, la pierna.

Consejo: No fuerces la zona lumbar. Si notas molestias en las rodillas, coloca una manta doblada.

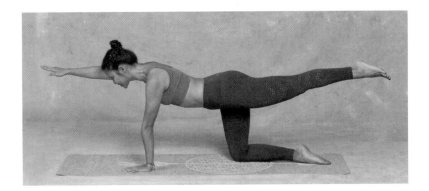

BENEFICIOS

▶ Mejora la concentración y el equilibrio.

▶ Estira la columna vertebral y mejora la postura corporal.

▶ Tonifica el core.

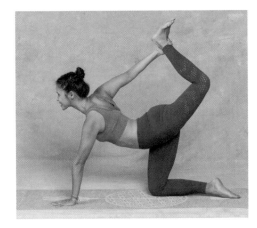

UTTHITA HASTA PADANGUSTHASANA
POSTURA EXTENDIDA DEL DEDO GORDO DEL PIE, DOS VARIANTES A Y B

Esta postura es como supta padangusthasana, que ya vimos en el capítulo 9 sobre el estrés, pero de pie.

Variante A. Empieza en tadasana (montaña). Fija la mirada en un punto concreto delante de ti. Inspira y lleva el peso al pie izquierdo al mismo tiempo que flexionas la rodilla derecha. Coge el dedo gordo del pie derecho con los dos dedos de la victoria de la mano derecha. Inspira y estira lentamente la pierna al frente. Apoya la mano izquierda en la cintura para estabilizarte. Sin dejar de erguirte, mira el horizonte.

Variante B con apertura de cadera. Si ya dominas la postura anterior, sin soltar el agarre, abre la cadera abriendo la pierna lentamente al lado derecho sin inclinar el tronco hacia la izquierda, mientras llevas el drishti al lado contrario por encima del hombro.

Consejo: Si no consigues estirar la pierna, no pasa nada. Agarra la rodilla con la mano mientras mantienes la columna erguida y abre la cadera manteniendo el agarre.

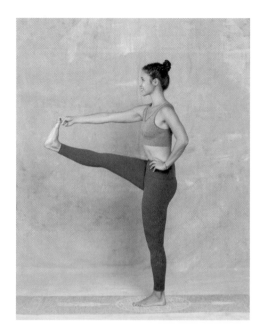

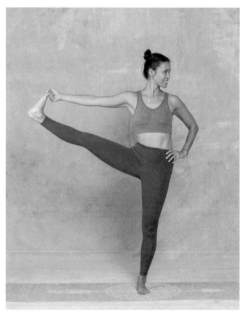

BENEFICIOS

‣ Mejora el equilibrio.

‣ Fortalece las piernas y los tobillos.

‣ Tonifica el core.

SALAMBA SIRSASANA SOBRE LA CABEZA

En las asanas invertidas se cambia la gravedad de algunas funciones vitales, lo que hace que descanse el corazón, se estimule el sistema linfático y se elimine la presión de la parte baja de la espalda.

La **salamba sirsasana.** Esta postura invertida avanzada es el objeto de deseo de muchos principiantes, pero no te obsesiones con ella. Se trata de aprender a perder el miedo y controlar cada paso para conseguir una base estable y luego poder jugar con la posición de las piernas. En *Mi diario de yoga* te explicaba una técnica, ahora te propongo otra que me enseñó Dharma Mittra.

Empieza sentándote sobre los talones y coloca los antebrazos en el suelo con los codos a lo ancho de los hombros. Entrelaza los dedos de las manos y apoya la coronilla en el suelo contra las palmas de las manos para crear tu base. Aleja los hombros de las orejas en todo momento para no colapsar las cervicales.

Eleva las caderas y ve caminando con los pies para colocar la cadera lo más vertical posible. Sube una pierna doblada, y al espirar, usa la fuerza de core para elevar la segunda pierna con el mínimo impulso para formar un péndulo con las dos piernas abiertas. Si das un impulso demasiado fuerte, te puedes caer hacia atrás. Busca el equilibrio con las piernas separadas, y poco a poco júntalas en vertical.

Para salir, baja primero un pie al suelo y luego el otro, siéntate sobre los talones y descansa con respiraciones en balasana (niño).

Consejo: No es recomendable practicar esta postura en caso de presión arterial alta, problemas cardíacos, lesión en el cuello o en la espalda, o dolor de cabeza.

BENEFICIOS

- Mejora la concentración.
- Equilibra el funcionamiento glandular en general.
- Mejora la circulación sanguínea.

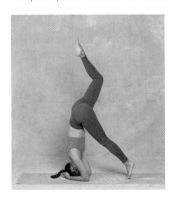 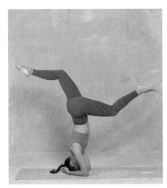 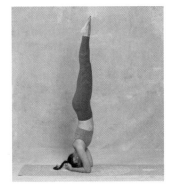

SECUENCIA DE EQUILIBRIO PARA LA CONCENTRACIÓN (20 MIN)

Descubre la importancia de la mirada en asanas de equilibrio básicas como tadasana (montaña) o utthita trikonasana (triángulo) cuando cierras los ojos. Pruébalo y siente la diferencia.

Muévete con gracia, sin prisa, sin buscar la foto final de la postura perfecta sino la armonía en tu cuerpo para encontrar la estabilidad y la comodidad, el equilibrio entre esfuerzo y concentración en la asana.

▸ Empieza en tadasana (montaña) cantando el mantra Om una vez y piensa en tu intención para esta práctica
1 Tadasana (montaña) ojos cerrados
2 Tadasana ojos abiertos
3 Dandayamna bharmanasana (mesa en equilibrio), drishti al horizonte
4 Coge el tobillo, y drishti al techo
5 Salamba sirsasana (sobre la cabeza)

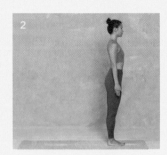

3 respiraciones

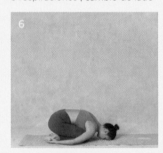

3 respiraciones

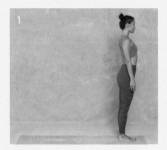

3 respiraciones

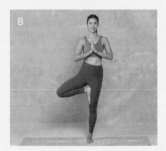

3 respiraciones | cambio de lado

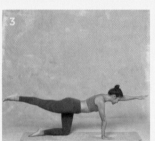

5 respiraciones

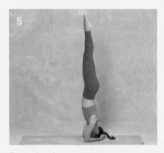

3 respiraciones

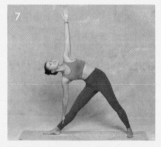

3 respiraciones | cambio de lado

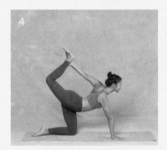

3 respiraciones

6 Balasana (niño)

7 Utthita trikonasana (triángulo), drishti a la mano elevada

8 Vriksasana (árbol), manos al pecho

9 Vriksasana manos elevadas, drishti al horizonte

10 Natarajasana (bailarín), drishti al horizonte

11 Tadasana (montaña)

12 Utthita hasta padangusthasana A (postura extendida del dedo gordo del pie) drishti al pie

13 Misma postura variante B, drishti hacia el lado contrario de la pierna elevada

14 Tadasana (montaña)

Escoge tu postura de relajación y mantenla durante 2-3 minutos. Para cerrar esta sesión, junta las manos a la altura del pecho y canta el mantra Om. Recuerda tu intención y vuelve a tu rutina sin prisa.

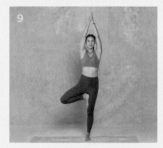

3 respiraciones | cambio de lado

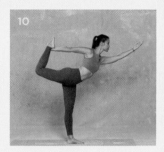

3 respiraciones | cambio de lado

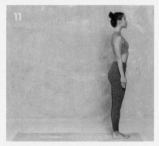

3 respiraciones

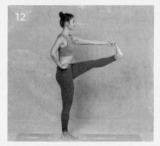

3 respiraciones

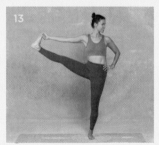

3 respiraciones | cambio de lado

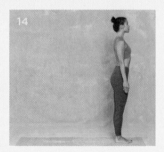

5 respiraciones

Accede al vídeo de la práctica

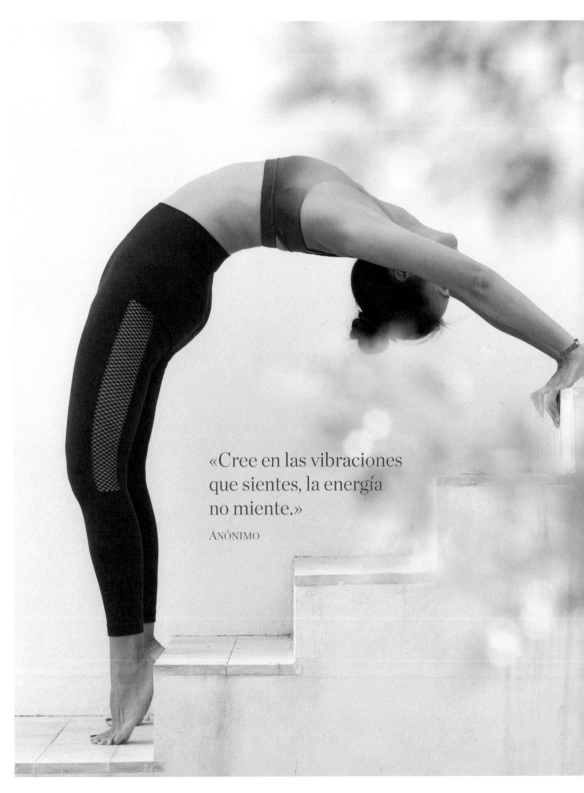

«Cree en las vibraciones
que sientes, la energía
no miente.»

ANÓNIMO

Capítulo 12

Cuida tu columna, tu centro energético

Los datos resultan alarmantes: el 80 por ciento de la población tendrá dolor de espalda en algún momento de su vida. Pasar demasiado tiempo sentado en una silla, utilizar un calzado inadecuado, levantar peso de forma brusca, acumular estrés o agotamiento, pasar muchas horas de pie, practicar deportes y actividades que ejerciten el cuerpo de forma asimétrica... Las causas pueden ser diversas; sin embargo, las consecuencias suelen reducirse a una sola: una peor calidad de vida. Porque el dolor de espalda no solo puede limitar tu actividad diaria, también puede afectar tu calidad de sueño o tu estado de ánimo. La práctica regular de yoga es una gran aliada para resolver y evitar estos problemas gracias a que cada asana, por lo general, estira la columna y la espalda y activa la zona del core. Además, el efecto relajante de las sesiones ayuda a eliminar las tensiones musculares causadas por una mala postura, cansancio o estrés.

En este capítulo toca repasar lo tratado en el capítulo 2 sobre la higiene postural y, sobre todo, aprender la importancia de cuidar la columna vertebral, tanto a nivel mecánico, como nervioso y energético.

DIARIO/

¿Tienes dolores de espalda? ¿Eres capaz de localizar el punto concreto o es un dolor generalizado?
¿Qué tipo de dolor sientes: muscular, mecánico, nervioso, agudo, puntual o crónico?

Cuando notes ciertas molestias, observa cuál es tu postura, cuál es el movimiento que acabas de hacer, analiza tu estado de ánimo y el sentimiento que te invade. Atención, puede que el dolor y estos factores estén relacionados.

A pesar de llevar un estilo de vida saludable y de hacer yoga y practicar deporte con regularidad, hace unos años pasé por una etapa difícil, ya que empecé a sentir dolores en la zona lumbar. Todavía siento un nudo en el estómago al recordar a mi médico, con la radiografía de mi columna en la mano, señalando mi disco L5-S1 y explicándome que comenzaba a degenerarse —en vez de tener el grosor normal, estaba ligeramente aplastado—. Me comentó que era algo bastante común y que muchas personas padecían este problema sin saberlo, ya que, al no hacer ejercicio, no sentían dolor. ¿La solución? Como se trataba de algo que no se puede resolver, me recomendó dejar de hacer ciertas asanas de yoga.

Sin duda, lo más duro fue aceptar que mi cuerpo (ya) no aguantaba lo que mi mente quería hacer. Pero no he renunciado a hacer las extensiones profundas como urdhva dhanurasana (rueda) o dhanurasana (arco), pero ahora hago estas asanas con cuidado, con menos repeticiones y, si noto alguna molestia, escojo una variante más suave.

Desde entonces, he aprendido a modificar mi práctica sin pasarme. Realizo lo justo para cuidar la salud del conjunto de mi columna, trabajo el core para proteger mi lumbar y estoy más atenta a las señales de mi espalda. El hecho de deshacerme de la frustración y de la ira frente el dolor me ha llevado a practicar con humildad, y no desde el ego, mejorando la conexión entre mi cuerpo y mi mente. Esta limitación existe, pero ya no me molesta, ni a nivel físico ni a nivel emocional, porque estoy agradecida cada día por estar viva, sana, poder practicar yoga y llevar una vida feliz y completa.

YOGA PARA LA SALUD DE LA COLUMNA VERTEBRAL

La columna vertebral está formada por 33 vértebras y conecta el cráneo con la pelvis. Las vértebras se agrupan en cuatro regiones diferentes: la cervical, la dorsal, la lumbar y la sacra. Entre las vértebras se encuentran los discos intervertebrales que cumplen un papel amortiguador. Para conservarlos elásticos y sanos es importante mantener una buena hidratación de los mismos y fomentar el flujo sanguíneo oxigenándolos gracias a los movimientos lentos y controlados de flexión, extensión, giro y extensión lateral que se realizan con cada postura de yoga.

Por otro lado, la columna vertebral protege la médula espinal, el principal centro de transporte del sistema nervioso central del cuerpo, que transmite señales del cerebro a los nervios de todo el organismo.

¿Necesitas más motivos para mimar tu columna? Además, conseguir mantenerla sana y flexible es fácil gracias a los estiramientos y movimientos de yoga. ¡Vamos!

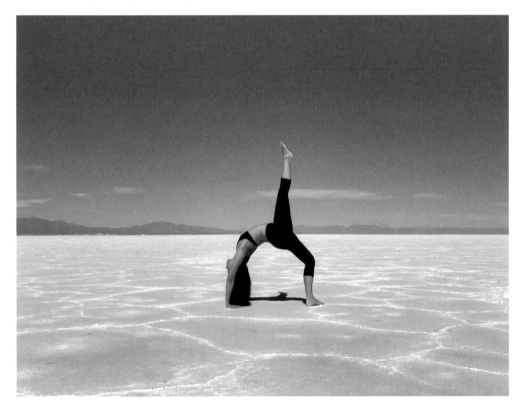

OCHO CONSEJOS PRÁCTICOS PARA MANTENER TU COLUMNA VERTEBRAL SANA:

1. Bebe suficiente agua. Así mantendrás los discos hidratados.

2. Levanta los objetos flexionando las piernas. Además, la fuerza debe nacer del core, no de la espalda.

3. Una buena cama. Duerme en un buen colchón y con una almohada apropiada para la alineación del cuello (cuanto más baja, mejor; debes evitar hiperextender las cervicales).

4. Estira cada día. Puedes realizar la sesión de *wake up yoga stretch* descrita en el capítulo 1 o la práctica para una buena postura del capítulo 2.

5. Practica ejercicio físico de forma regular. El objetivo es mover la columna y tonificar el core, es decir, la franja abdominal que protege la zona lumbar (si hace falta, revisa el capítulo 8).

6. Controla tu peso y mantenlo dentro de unos parámetros saludables. Debes evitar estresar los músculos, ligamentos y tendones.

7. Acomoda tu espacio de trabajo. Hazte con una silla ergonómica, ajusta la altura de la mesa y de la pantalla del ordenador y levántate de la silla cada dos horas para activar el cuerpo. Estírate regularmente con asanas sentadas como gomukhasana (cara de vaca) en el tren superior (esta ya la hicimos en el capítulo 2, pero veremos muchas más en el capítulo 13).

8. Recuerda que el dolor no es normal. Este es una señal que te manda tu organismo para indicarte que algo no va bien, así que no lo ignores (aunque sea leve y puntual).

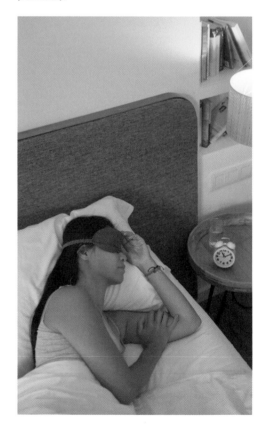

CHAKRAS, KUNDALINI Y NADIS, LA ENERGÍA YOGUI PASA POR LA COLUMNA VERTEBRAL

Un **chakra** es un centro energético situado a lo largo de la columna vertebral, desde el perineo a la coronilla. Hay siete chakras, y cada uno está asociado a una parte diferente del cuerpo y a aspectos como un color, un mantra, un elemento, un centro emocional, un comportamiento, etcétera.

Los **siete chakras** con su aspecto emocional y su color:

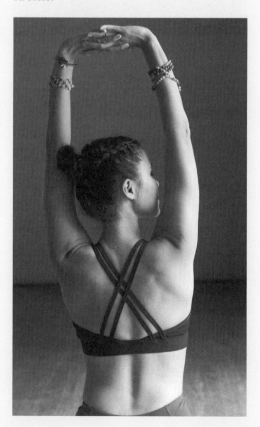

1. Muladhara: Raíz, base de la columna; necesidades físicas; color rojo.
2. Svadhisthana: Abdomen, genitales, caderas; sexualidad y emociones; color naranja.
3. Manipura: Plexo solar; poder y vitalidad; color amarillo.
4. Anahata: Corazón; amor; color verde.
5. Visshudha: Garganta; comunicación; color azul.
6. Ajna: Frente; intuición; color índigo.
7. Sahasrara: La parte superior de la cabeza; entendimiento; color violeta.

Al equilibrar la energía entre los siete chakras se puede alcanzar la armonía con grandes beneficios en tu bienestar físico y emocional. Esta energía espiritual se conoce como la energía **kundalini**, descrita como una serpiente enroscada que duerme en el chakra raíz. Cuando está despierta, viaja por la columna vertebral pasando a través de los chakras induciendo el cambio energético en el practicante.

El estilo kundalini yoga, también conocido como el yoga de la conciencia, es una escuela de yoga que fue desarrollada por el maestro espiritual indio Yogi Bhajan. Se centra en liberar esta energía especial que todos tenemos latente de la kundalini enrollada. Se enfoca principalmente en la respiración y en el canto, pero también incluye posturas clásicas y meditación.

Por último, quiero hablaros de los **nadis**. La ciencia del Ayurveda define alrededor de 72.000 nadis, que son los canales por donde fluye el prana. Estos pertenecen a nuestro sistema energético o cuerpo astral (a diferencia de los músculos y de los nervios, no se pueden llegar a ver). Los más importantes se llaman *ida*, *pingala* y *sushumna*. Este último está ubicado en lo que corresponde a la columna vertebral y atraviesa los siete chakras. *Ida* y *pingala* regulan toda la actividad cuerpo-mente por su conexión con el sistema nervioso autónomo.

Con la práctica de ejercicios de respiración o pranayama, como nadi shodhana, que ya expuse en *Mi diario de yoga*, se purifican los nadis con una respiración alterna de las fosas nasales, facilitando que el prana fluya y que la mente no se distraiga.

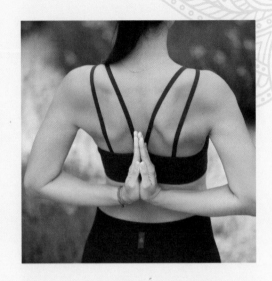

CHOCOLATE NEGRO PARA EL ÁNIMO Y PARA LA ESPALDA

Buscando un buen motivo para comer chocolate he descubierto que el negro es un alimento rico en magnesio, manganeso, cobre y antioxidantes. Estos nutrientes son muy recomendables para proteger los cartílagos, calmar el sistema nervioso y fortalecer los huesos. Este superalimento o *superfood* se recomienda vivamente en una dieta saludable, ya que además de proporcionar todo tipo de beneficios para la salud de nuestra espalda, ayuda a nuestro estado anímico. Pero hay que consumirlo con moderación, ya que cuando se elabora, al cacao se le añade mucho azúcar para compensar su sabor amargo. A mí me encanta el que tiene un porcentaje de cacao entre el 70 y el 80 por ciento, y lo suelo tomar por la noche, después de cenar, ¡cambio 30 gramos por el postre! Si a ti también te gusta el chocolate, elige el negro y prueba los *nibs*, unos granos de cacao puro triturados que son la mejor opción para consumir solo lo bueno del chocolate (y evitar el azúcar).

BROWNIE DE CACAO Y REMOLACHA SIN GLUTEN

Ingredientes (para 5-6 personas)

- 250 g de harina de trigo sarraceno. También se llama alforfón. Se trata de un grano que no contiene gluten. Si no encuentras esta harina, puedes sustituirla por la de arroz
- 4 remolachas. En esta receta solo usaremos la raíz, pero puedes guardar las hojas para una ensalada, ¡tienen muchas propiedades saludables!
- 80 g de nueces, también puedes poner avellanas y almendras crudas peladas
- 50 g de quinoa hinchada
- 10 dátiles
- 4 cucharadas de cacao crudo
- 3 cucharadas de sirope de agave
- Sal al gusto

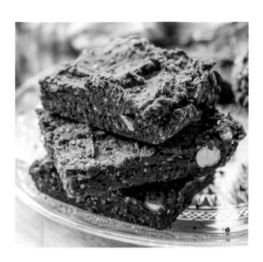

Paso a paso

1. Calienta el horno a 180 ºC.
2. Cuece las remolachas enteras con la piel al vapor o hiérvelas para que la pérdida de vitaminas sea menor, y luego córtalas en dados.
3. Quita el hueso de los dátiles y córtalos en trozos.
4. Tritura en la batidora los dátiles y la remolacha.
5. En un bol grande, mezcla la masa anterior con la quinoa, un poco de sal, el cacao, la harina, el sirope de agave y los frutos secos triturados.
6. Forra un molde cuadrado o rectangular poco profundo con papel de hornear, vierte la masa y repártela uniformemente.
7. Hornea durante 20 minutos, o hasta que al pinchar la masa con un cuchillo salga seco.
8. Saca el brownie del horno y déjalo enfriar un mínimo de 10 minutos, para que los ingredientes queden bien integrados.

Este bizcocho, aunque no tenga gluten ni azúcar, lleva harina y remolacha, que son ricas en carbohidratos. También incluye ingredientes naturales que contienen azúcar, como los dátiles y el sirope de agave. Su contenido calórico es elevado, por lo que tampoco hay que pasarse con el consumo. Lo bueno es que los brownies aguantan bien un par de días en un recipiente hermético y en la nevera. Si te sobran, sorprende al día siguiente a tus compañeros de trabajo, ¡seguro que le alegras la jornada laboral a más de uno! ¿Qué te apuestas a que ninguno había visto antes brownies de este color?

PUDÍN VEGANO DE CACAO CON CHÍA, FRUTOS SECOS Y FRUTOS ROJOS

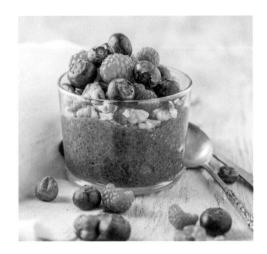

Ingredientes (para 5-6 personas)

- 3 cucharadas de semillas de chía
- 1 vaso de bebida vegetal de almendras (sin azúcares añadidos), o de leche de coco para que sea más cremoso (¡ojo!; también tendrá más calorías)
- 1 cucharada de cacao crudo en polvo
- 1 cucharada de sirope de agave o miel
- Frutos rojos (arándanos y frambuesas)
- Frutos secos picados (avellanas, nueces y almendras)
- *Nibs* de cacao (opcional)

Paso a paso

1. Escoge un recipiente amplio y alto. Echa las cucharadas de semillas y vierte la bebida. Mézclalo bien.

2. Añade el cacao y el sirope de agave y vuelve a remover.

3. Las semillas de chía tienen que dejarse en remojo durante unas 3 horas como mínimo para que se hidraten (puedes preparar el pudín por la noche, dejarlo en la nevera y consumirlo al día siguiente). Para servirlo, coloca una capa de pudín en el fondo de un vaso transparente (⅓ de la altura es suficiente), decora con frutos rojos y espolvorea los frutos secos. Yo también suelo añadir *nibs* de cacao.

Este pudín es un buen tentempié o merienda porque la chía crea una sensación de saciedad que ayuda a controlar los antojos entre comidas. Estas semillas son ricas en omega 3 y son fáciles de digerir, pero la cantidad de semillas para elaborar un pudín supera la dosis recomendada, por lo que no es aconsejable ingerir a diario esta receta. En su lugar, puedes triturar las semillas e incorporar una cucharadita en tus ensaladas o yogures.

ASANAS PARA UNA COLUMNA FLEXIBLE

MARJARYASANA-BITILASANA GATO-VACA

Se trata de una postura dinámica de calentamiento que es sumamente sencilla y como estira ambos lados de la espalda resulta muy beneficiosa para la columna.

Empieza en cuatro apoyos, con las manos a la anchura de los hombros y las rodillas al anchura de las caderas. Mantén los brazos estirados. Al inspirar, dirige la mirada hacia arriba arqueando ligeramente la zona lumbar, abre el pecho y junta los omoplatos en el centro de la espalda. Los isquiones deben apuntar hacia arriba (bitilasana, vaca).

Al espirar, redondea la espalda separando los omoplatos y mira hacia tu ombligo contrayendo el abdomen y metiendo el coxis hacia dentro (marjaryasana, gato). Sincroniza la respiración con las dos asanas.

Consejo: Si tienes lesiones en la columna o en el cuello, practica con precaución y mantén el cuello alineado con el torso.

BENEFICIOS

▸ Estira y flexibiliza toda la espalda.

▸ Mejora la circulación sanguínea de los riñones.

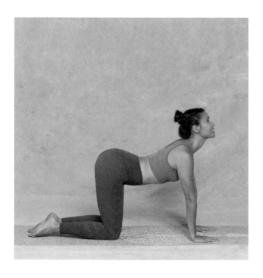 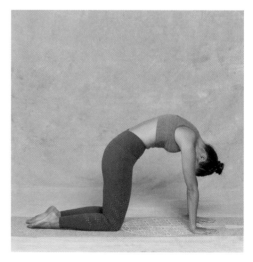

CUIDAR LA ESPALDA CON YOGA Y MEDITACIÓN

Los datos muestran que el 90 por ciento de la población tendrá algún dolor de espalda en su vida. Cada cuerpo es distinto, por eso el origen del dolor puede deberse a una mala higiene postural, una vida sedentaria, un golpe o un mal gesto. Pero no hay que descartar las emociones como algo que influye en las dolencias de la espalda, así que es importante cuidar los hábitos: una alimentación saludable, descanso, deporte, gestionar el estrés, etc.

Sabemos que un dolor crónico o recurrente es fuente de malestar. A la parte física, se le suma el sufrimiento mental, y entonces nos obsesionamos con el dolor, tanto cuando lo sufrimos como cuando tememos que vuelva. Otra vez, podemos afirmar que cuerpo y mente son uno, que están unidos y que no es posible tratar uno sin tratar el otro. Si puedes, contrata a un especialista para que te ayude a solucionar tu dolor de espalda, ya que es importante que acompañes este trabajo físico de un trabajo mental y emocional.

Nuestro día a día, la carga de trabajo y de tareas personales, el ejercicio, las preocupaciones, nuestro estado de ánimo y hasta el tiempo (si hace calor, si hay humedad, si tenemos luz natural o no...) pueden afectar a nuestro estado físico y, por lo tanto, aliviar el dolor de espalda o empeorarlo.

Es recomendable seguir una rutina diaria para el mantenimiento y el cuidado de la espalda. Esto te ayudará a desarrollar la conciencia corporal y a fortalecer todo lo que interviene en la postura y el buen funcionamiento de la columna. Establecer hábitos saludables es el primer gran paso para prevenir dolencias y tener una espalda sana. Te recomiendo complementar este capítulo con la lectura del 1 y del 5. En el capítulo 1, hemos hablado de un buen despertar y de estirar antes de comenzar el día. En el capítulo 5, hemos visto cómo es un buen descanso, una buena cama y una buena almohada para la columna. Ahora, aprenderás a cuidar tu espalda con el yoga y la meditación.

Los especialistas de la espalda suelen recomendar la práctica de yoga porque sus movimientos lentos y pausados se asocian con los estiramientos, pero el yoga es mucho más que una gimnasia suave. Es un método holístico, es decir, que trata a la persona como una unidad formada por cuerpo, mente y espíritu. La intensidad del movimiento la decide el practicante, porque el yoga es una disciplina que deja espacio para observar y prestar atención, sin repetir movimientos automáticos. Estamos presentes en nuestro cuerpo en todo momento, y esa es la gran ventaja: saber detectar lo que te sienta bien y lo que no, y adaptar tu práctica en función de cómo te encuentres (mental, emocional y físicamente).

Por eso, ofrezco cursos especiales para cuidar la espalda, en especial un programa *online* con rutinas flexibles que creé en colaboración con una fisioterapeuta. Ella me

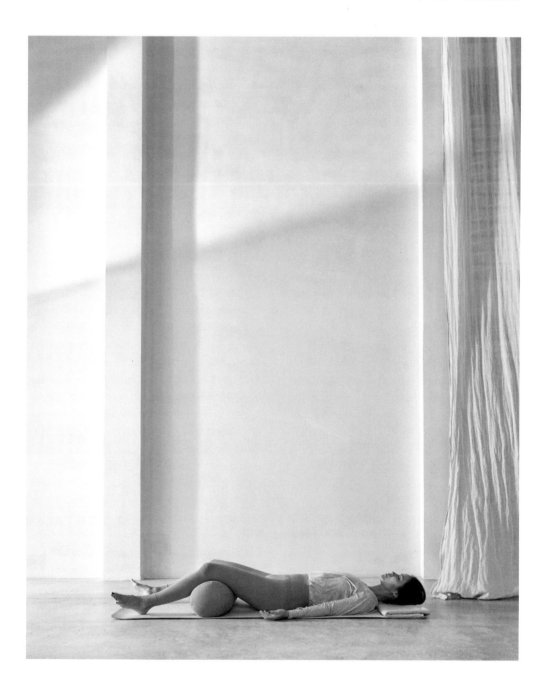

ayudó a integrar conceptos de anatomía y conciencia corporal a las prácticas de asanas, meditación y pranayama.

El yoga trabaja con la propiocepción, por eso no se utilizan espejos, dado que el objetivo no es comprobar si lo hacemos bien mediante nuestros sentidos, sino desarrollar la conciencia corporal de una forma interna, aprender a sentir el movimiento muscular y la alineación corporal a través de la práctica. Solo de esta manera vamos a llevar a cabo las asanas o posturas según nuestra propia anatomía, aceptando que cada cuerpo es diferente.

Una de las técnicas más conocidas para hacer este trabajo de autoobservación es el escaneo corporal, un tipo de meditación que se utiliza mucho en el *mindfulness*. En caso de cansancio físico o mental, o en caso de sentir un dolor que te molesta para hacer una asana determinada, te invito a probar esta meditación de escaneo corporal durante 15 o 20 minutos.

MEDITACIÓN DEL ESCANEO CORPORAL

El escaneo corporal es una de las formas más efectivas de comenzar una práctica tradicional sentada de meditación de atención plena. El propósito es sintonizarte con tu cuerpo, reconectar con tu yo físico y notar lo que sientes sin juzgarlo. Muchas personas se relajan durante el escaneo corporal, pero el objetivo principal no es este, sino conocer el estado de tu cuerpo. Se trata de una técnica que busca que seamos conscientes de las sensaciones corporales, y para ello se recorre el cuerpo centrando la atención en diferentes partes.

CÓMO SE PRACTICA

Túmbate boca arriba en el suelo, en una alfombra o esterilla de yoga. Dobla las piernas con los pies separados y las rodillas juntas para descansar las piernas sin estar en una posición demasiado relajada, ya que, si no, corres el riesgo de dormirte.

Puedes practicar esta técnica a cualquier hora del día, aunque, si estás empezando, un buen momento para hacerlo y evitar las distracciones es por la noche, cuando estés en la cama, justo antes de acostarte. Deja la luz encendida, pero no pongas música ni la televisión de fondo.

El escaneo corporal consiste en imaginar que una barra está escaneando tu cuerpo, de abajo arriba o de arriba abajo, y prestar atención al lugar por el que pasa para saber cómo se encuentra esa parte del cuerpo. No es obligatorio seguir una dirección concreta, pero así es muy relajante y más fácil que de forma desordenada.

PASO A PASO

• Cierra los ojos y céntrate en los dedos del pie izquierdo. Muévete mentalmente por el pie: por el talón, la planta y el empeine. Después, sube poco a poco por la pierna izquierda. Primero, céntrate en el tobillo y, luego, recorre la espinilla, el gemelo, la rodilla, la rótula, el muslo, la ingle y la cadera. Cuando termines, repite el proceso con la pierna derecha.

• Una vez hayas repasado las piernas, dirige tu atención a la pelvis: las caderas, las nalgas y los genitales. Cuando acabes, recorre la espalda baja y el abdomen, seguidos del torso, la espalda alta, las costillas y el pecho. Quizá notes el latido de tu corazón y te hagas consciente del ritmo de tu respiración y del movimiento de tus pulmones.

• Presta atención a los omoplatos, las clavículas y los hombros, y después pasa a los brazos, que puedes recorrer a la vez o primero uno y luego el otro. Empieza por los dedos de las manos y sigue por las muñecas, los antebrazos, los codos, la parte superior de los brazos, las axilas y los hombros.

• Finalmente, repasa el cuello y la garganta hasta llegar a la cara. Detente en las mejillas, la boca, la lengua, la nariz, la frente y la coronilla.

• Al terminar, fíjate en cómo está tu cuerpo. Tal vez hayas notado una sensación desagradable, como que te duele la mandíbula de apretar los dientes o que te molesta una contractura de la espalda. O puede que te sientas a gusto porque acabas de cenar y te has saciado sin llenarte en exceso. Todo lo que hayas sentido es válido. Lo importante es que esta técnica te ayuda a ser más consciente de las sensaciones de tu cuerpo.

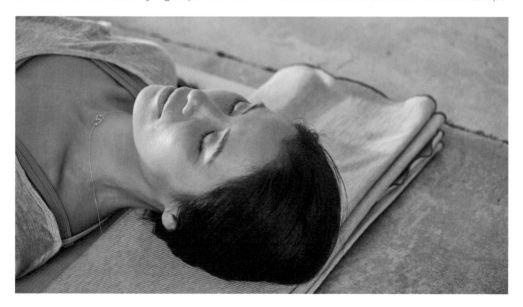

PASCHIMOTTANASANA
FLEXIÓN SENTADA

Empieza sentándote en la esterilla con las piernas estiradas hacia delante; mantén la espalda recta y los pies en flexión. Inspira, levanta y estira los brazos hacia arriba, espira e inclínate hacia delante desde las caderas y baja las manos hasta sujetar los pies. Al inspirar, alarga la cintura y, al espirar, inclínate un poco más acercando el pecho a las rodillas. Con cada espiración profundiza un poco más la flexión sin hacer rebotes; hazlo bajando el tronco poco a poco hasta la altura que puedas. Para salir, suelta los pies, espira y vuelve a la posición inicial.

Consejo: Esta postura básica pero avanzada de flexión hacia delante suele resultar difícil para los deportistas y las personas con isquiotibiales cortos o con la espalda poco flexible. Es importante no forzar y practicarla con la respiración y con regularidad para notar la mejoría. Si no llegas a tocar los pies con las manos, ayúdate de una correa.

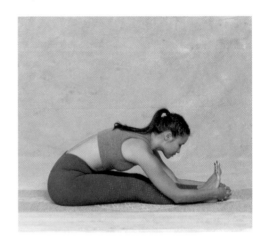

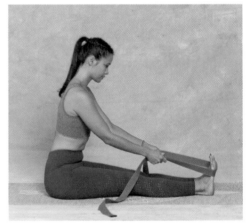

BENEFICIOS

‣ Calma la mente y ayuda a aliviar el estrés.

‣ Estira la columna vertebral, los hombros y los músculos isquiotibiales.

‣ Estimula el hígado, los riñones, los ovarios y el útero.

‣ Mejora la digestión.

SETU BANDHA SARVANGASANA
PUENTE

Empieza estirándote en el suelo boca arriba. Flexiona las rodillas y acerca los pies a las nalgas separándolos al ancho de las caderas. Mantén los brazos a ambos lados del cuerpo, con las palmas hacia abajo. Al inspirar, levanta un poco la pelvis, rota suavemente los hombros debajo de la espalda y apoya el peso sobre los hombros y los brazos. Mantén los pies firmes en el suelo, las piernas activas y las rodillas al ancho de las caderas. Si lo deseas, puedes entrelazar los dedos y empujar las manos en el suelo para llevar el pecho hacia la barbilla, elevando la pelvis más arriba. Para salir de la postura, espira, suelta las manos y baja la espalda poco a poco al suelo.

Consejo: Si tienes dificultades para mantener la elevación de la pelvis en esta postura, coloca un bloque bajo el sacro y descansa sobre este soporte.

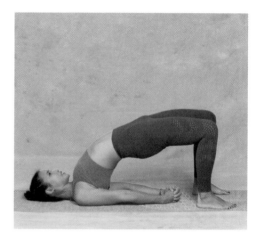

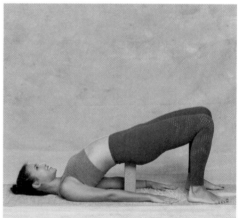

BENEFICIOS

▸ Estira el pecho, el cuello y la columna vertebral.

▸ Calma el cerebro y ayuda a aliviar el estrés.

▸ Estimula los pulmones, los órganos del abdomen y las glándulas tiroides.

▸ Mejora la digestión.

SALABHASANA
LANGOSTA O SALTAMONTES

Empieza tumbándote boca abajo sobre la esterilla. Entrelaza los dedos de las manos por detrás de la espalda, a la altura del sacro. Inspira, levanta la cabeza, el pecho y las piernas del suelo. Lleva los hombros hacia atrás, estira los brazos separando las manos de las nalgas de tal forma que solo apoyes en el suelo el abdomen, el pubis y parte de los muslos. Mantén la mirada al techo. Para salir de la postura, baja todo el cuerpo al suelo, relaja los brazos y mueve un poco la cadera de un lado a otro para descargar la lumbar.

Consejo: Si no puedes levantar las piernas, empieza elevando únicamente el pecho.

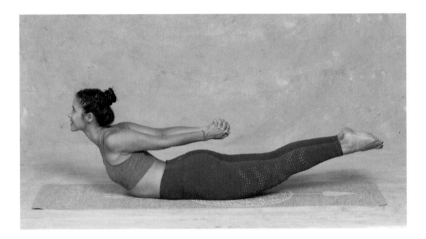

BENEFICIOS

▸ Estira la columna vertebral y fortalece la zona media de la espalda sin que sufran las lumbares.

▸ Tonifica los brazos y las piernas.

▸ Activa el core y estimula la digestión.

▸ Calma la mente.

PLAYLIST

'Long Time Sun'. En *Long Time Sun & El eterno sol*. De White Sun (2015).

'Ek Ong Kar Sat Nam Siri Wahe Guru'. De Snatam Kaur (el mantra de kundalini yoga).

JANU SIRSASANA
FRENTE A LA RODILLA

Empieza sentándote en la esterilla con las piernas estiradas y la espalda recta. Dobla la pierna derecha, abre la rodilla hacia fuera y presiona la planta del pie contra el muslo izquierdo. Al inspirar levanta los brazos por encima de la cabeza estirando el tronco. Al espirar, inclínate hacia delante y baja las manos para sujetar el pie o el tobillo de la pierna izquierda. Con cada espiración, aumenta un poco más la flexión, sin redondear la espalda. Para salir, espira, suelta el pie y vuelve a la posición inicial. Repite con la otra pierna.

Consejo: No te obsesiones con el nombre de esta asana. Si tu cabeza no toca la rodilla es normal, ¡paciencia y perseverancia! Si no llegas a sujetar el pie o el tobillo, puedes también usar una correa.

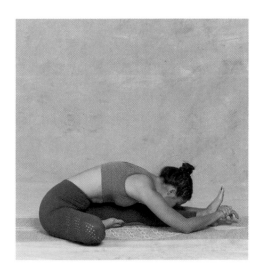

'**Gayatri Mantra**'. En *Sacred Blessings*. De Deval Premal (2008).

El Gayatri Mantra es uno de los primeros mantras en sánscrito que aprendí. Es una de las oraciones más reverenciadas en la cultura védica desde el origen del hinduismo. Existen muchas versiones cantadas y la de Deva Premal fue una de las primeras que escuché.

BENEFICIOS

▸ Estira la columna vertebral, los hombros, las ingles y los músculos isquiotibiales.

▸ Especialmente recomendada si sientes dolores en la parte baja de la espalda.

▸ Estimula el hígado y los riñones.

▸ Mejora la digestión.

▸ Calma la mente.

SECUENCIA PARA MOVER Y ESTIRAR LA ESPALDA (20 MIN)

Esta práctica se centra en fortalecer y mover la espalda con el fin de aumentar la flexibilidad. Es cierto que existen tantos tipos de dolores de espalda causados por motivos físicos y/o emocionales que resulta imposible proponer una práctica general para aliviarlos todos. Así que mi mejor consejo no puede ser otro: si tienes molestias en la espalda, acude a un especialista para saber de qué se trata. Y recuerda que las emociones afectan el cuerpo y que trabajándolas también puedes aliviar las molestias.

Empieza en tadasana (montaña), canta el Om y piensa en aceptar tu problema de espalda para que el sufrimiento físico no se vea incrementado por un dolor emocional de rabia. Siéntate tranquilamente y presta atención a tu respiración. Permítete un par de minutos para calmarte, centrarte y crear tu propio espacio.

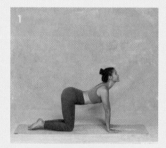

5 respiraciones

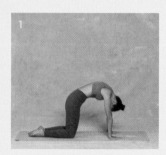

5 respiraciones

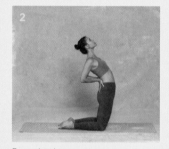

5 respiraciones

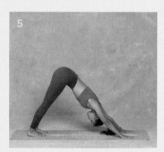

3 respiraciones

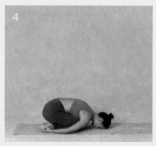

5 respiraciones

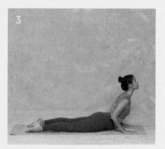

5 respiraciones

▶ 1 Surya namaṣkar estilo Dharma yoga, sin arquear

1 Gato-Vaca

2 Ustrasana suave (camello)

3 Bhujangasana (cobra)

4 Balasana (niño)

5 Adho mukha svanasana (perro boca abajo)

6 Salabhasana (langosta)

7 Balasana (niño)

8 Paschimottanasana (flexión sentada)

9 Janusirsasana (frente a rodilla)

10 Setu bandha sarvangasana (puente)

11 Apanasana (rodillas al pecho)

12 Relaja en Savasana (cadáver) con cojines debajo de las rodillas (ver yoga restaurativo)

Para acabar la sesión, siéntate sobre los talones, estira la espalda sin tensión, observa las sensaciones de tu cuerpo y, especialmente, de tu espalda. Junta las manos para cantar el mantra Om. Durante el día recuerda tus buenos hábitos para tu cuidar tu espalda.

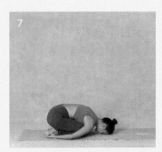

5 respiraciones

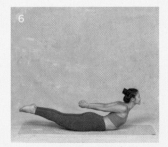

3 respiraciones

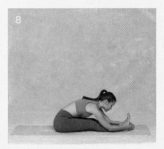

5 respiraciones

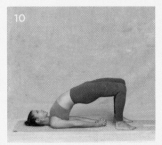

5 respiraciones | cambio de lado

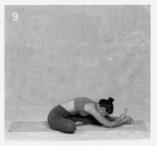

5 respiraciones

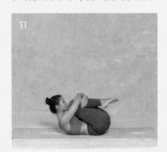

3 respiraciones

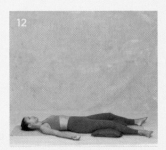

2-3 min

Accede al vídeo de la práctica

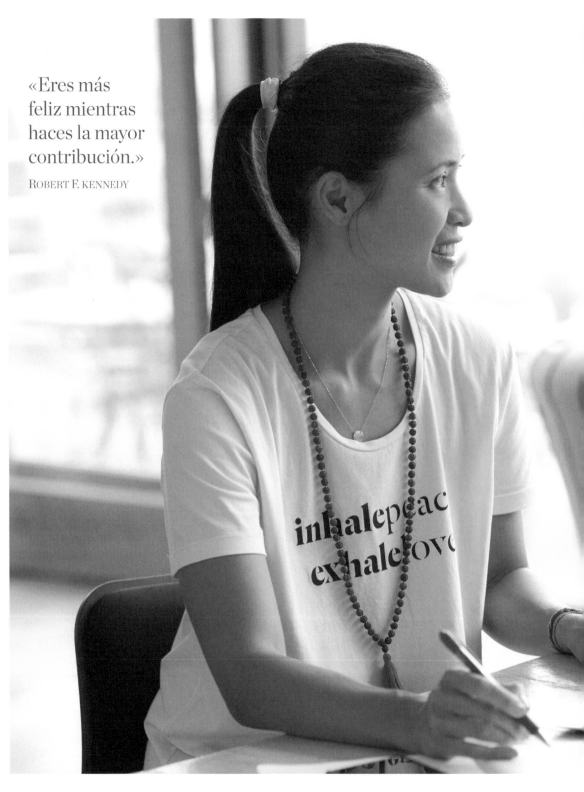

«Eres más feliz mientras haces la mayor contribución.»

ROBERT F. KENNEDY

Capítulo 13
Disfruta de tu trabajo

El trabajo es un medio, un recurso para conseguir la vida que deseamos y no al revés. Debemos plantear nuestra profesión de tal forma que contribuya a obtener los objetivos vitales que nos marcamos, aunque lo personal y lo profesional no pueden disociarse totalmente. En el trabajo hacemos amigos y establecemos todo tipo de relaciones sociales, aprendemos y crecemos. Es cierto que nuestra jornada laboral puede convertirse en una fuente de estrés, pero también de alegrías y de satisfacciones. Nos referimos a experiencias que nos ayudan a crecer como persona a pesar de que se originen en el trabajo.

Si nos paramos a contar las horas que pasamos trabajando, el resultado es espectacular, por eso mismo hay que considerar nuestra profesión como algo que va más allá de la herramienta a través de la cual nos ganamos la vida. Debemos interpretarlo y enfocarlo como una forma de conseguir los recursos que nos permiten obtener aquellos objetivos personales que nos marcamos, como una actividad en la que podemos evolucionar y conocer a personas interesantes. Encontrar un buen trabajo que cumpla con todas nuestras expectativas, requisitos y que realmente se convierta en un lugar en el que nos sintamos a gusto no es algo sencillo, por eso hay que valorarlo, cuidarlo y, sobre todo, aprender a disfrutarlo.

DIARIO/

¿Cuáles son los puntos positivos de tu trabajo? ¿Y los negativos? Antes de describir lo primero que se te pase por la cabeza, valora si tu apreciación es subjetiva (por ejemplo, no te gusta tu jefe) o si se trata de un hecho objetivo (por ejemplo, vives muy lejos del trabajo y pasas mucho tiempo entre trayecto y trayecto).

Durante unas dos o tres semanas practica los consejos de *mindfulness* en el trabajo que te propongo en este capítulo y vuelve a enumerar los puntos negativos: ¿has notado alguna diferencia?

CÓMO MEJORAR EL BIENESTAR EN EL TRABAJO

Cada vez son más las empresas que fomentan el bienestar laboral a través de herramientas de todo tipo, ¡porque un entorno favorable mejora los resultados! Así lo demuestra un estudio de la Universidad de Warwick (Reino Unido), que asegura que los trabajadores satisfechos son hasta un 12 por ciento más productivos.

Por eso mismo, las compañías están tomando conciencia de la importancia de promover prácticas como jornadas de *team building*, planes de formación, actividades deportivas conjuntas (¡como yoga!), canales internos a través de los cuales se garantice una comunicación bidireccional e iniciativas que faciliten la conciliación de la vida personal y profesional, entre otras muchas. Si en tu trabajo todavía están a la cola con respecto a este tipo de políticas, ¡habla con el departamento de recursos humanos y haz tus propuestas de forma constructiva! Seguro que son bienvenidas.

Además, puedes empezar a cambiar con tus propias actitudes. ¿Cuántas veces has pensado que tu jefe te tenía manía? ¡Deja de envenenar tus pensamientos con este tipo de preguntas y dale la vuelta a la situación con acciones positivas! Tenemos tendencia a quejarnos y a echar la culpa a los demás cuando solucionarlo está en nuestras manos.

Seguro que si le preguntas de forma correcta a tu superior por qué siempre te pide a ti que hagas las presentaciones, te explicará lo mucho que le gusta cómo defiendes los proyectos y te dirá que estaba convencido de que tú disfrutabas haciéndolo. Eliminar la toxicidad y el malestar de tu día a día en el trabajo depende de ti. Hazte responsable principal de tu felicidad en la oficina.

La insatisfacción laboral provoca ansiedad, tensión física y malestar, y la solución no siempre está en cambiar de trabajo, por no hablar de lo complicado o imposible que puede llegar a ser. No dejes que tu vida profesional amargue la personal y llegue a afectar a tu salud. Aquí te dejo mis consejos yoguis para cambiar el chip y centrarte en lo positivo. Verás que una práctica regular de yoga y meditación te ayudará a interiorizar estos aspectos que harán que disfrutes más de tu trabajo.

A lo largo de mi vida, he tenido distintas experiencias profesionales, algo habitual para la mayoría de los profesores de yoga. No hay muchos niños o jóvenes que sueñen con ser instructores de yoga. A esas edades solemos aspirar a convertirnos en médicos, abogados, cocineros, surfistas profesionales o cantantes, pero en yoguis ¡no! Por lo general, se trata de una segunda carrera cuya vocación es la de difundir esta disciplina ancestral, por lo que esa persona debe haber emprendido este camino espiritual y debe seguir viviéndolo en su propio cuerpo y mente.

Muchas personas me solicitan información sobre dónde pueden formarse para ser profesores de yoga, pero antes de contestarles, les pregunto si ellos practican yoga y si saben que esta profesión va más allá de enseñar posturas y técnicas físicas. De hecho, esto solo supone el 30 por ciento de las tareas de un instructor; el otro 35 por ciento, según mi propia interpretación, se basa en transmitir la filosofía, y el 35 por ciento restante, en seguir una autopráctica física y espiritual, o sadhana (práctica espiritual). Enseñar yoga es un compromiso personal profundo. Siempre subrayo que las asanas bonitas que vemos en las fotos de las redes sociales son solo la punta del iceberg.

En mi caso, debo confesar que dar el salto profesional me costó muchas horas de reflexión, pero a día de hoy me alegro de haber apostado por emprender, trabajar de manera independiente con el riesgo que eso supone y dejar mi trabajo estable en un banco para dedicarme a la enseñanza de yoga. En este nuevo entorno, empecé desde cero, dando pocas clases, y me di cuenta de la dificultad de trabajar sola y sin compañeros, ni disponer de oficina u organización en la que apoyarte cuando hasta lo más sencillo se tuerce. Y, por supuesto, sin una seguridad económica.

Pero he sabido adaptarme a las circunstancias, superar las dificultades y crear un trabajo a medida con mucho esfuerzo y motivación para dar sentido a mi vida profesional. Ahora disfruto mucho y dedico incontables horas, energía y creatividad a la difusión del yoga a través de todos los medios que tengo a mi alcance: organizo y participo en *masterclasses* multitudinarias, colaboro en programas de televisión, tengo un blog de yoga y estilo de vida, comparto consejos diarios en las redes sociales y clases *online* con vídeos a través de mi canal de YouTube y, después del éxito de mi primer libro (¡gracias a vosotros!), me he atrevido a seguir escribiendo y convertirme en autora.

Cuando estoy cansada o me falta inspiración, leo los mensajes y los comentarios que recibo en las redes sociales, pues ¡me cargan las pilas! Si sabes por qué te levantas cada mañana, se te hace mucho más fácil salir de la cama y empezar el día con energía y con la motivación para trabajar dando lo mejor de ti.

SIETE CONSEJOS DE *MINDFULNESS* PARA DISFRUTAR EN EL TRABAJO

1. Organízate. Tal y como comentamos en el capítulo 1, es importante empezar el día con buen pie, de modo que ¡edícate tiempo! Esto hará que arranques la jornada de buen humor y con una sonrisa. Además, mantener una organización resulta fundamental. Ordena las actividades laborales y personales y, además de tus obligaciones, no olvides priorizar aquellas que te aporten alegría. ¡Organiza una comida con un amigo, prueba un nuevo centro de yoga o apúntate a clases de baile!

2. Crea buenas relaciones interpersonales. Pasas muchas horas con las mismas personas cada día, así que busca oportunidades para mantener una buena relación con tus compañeros. Esfuérzate para conocerlos: seguro que descubres cosas fascinantes de ellos. Todos tenemos algo que aportar y que aprender. Sentirse parte de un grupo favorece la productividad, la creatividad y la proactividad. En mi caso, hice muy buenas amigas durante mis nueve años de trabajo en la banca. Juntas pasamos por periodos de estrés, hicimos largas horas extra para cerrar proyectos en equipo. Lo mejor es que seguimos viéndonos con frecuencia y ya no hablamos de trabajo.

3. Ten una buena actitud. Cuando estés de mal humor y sientas que no puedes controlarlo, evita pagarlo con tu compañero. Aunque es cierto que exteriorizar tus emociones es beneficioso, realizar tu trabajo con mala cara no soluciona nada, ¡al contrario! Hacer tus tareas con una actitud correcta te costará menos y obtendrás mejores resultados. El *mindfulness* te ayudará a darte cuenta de si tu tono de voz, tus gestos o tu expresión facial muestran cierta tensión. Respira hondo y libera la tensión, no hagas las cosas bajo el efecto de una emoción negativa.

4. Enfoca y reconoce tu esfuerzo. Define tus objetivos personales para mantener tu motivación y no perderte en pensamientos que te lleven a bloquearte. Sé consciente de lo que estás haciendo, de lo que aportas a la empresa. Valora tu trabajo, tus esfuerzos y date las gracias por ello. Es una manera de ser benevolente contigo y de crear autoconfianza en tus capacidades profesionales.

5. Practica minimeditaciones de *mindfulness* durante las pausas. Para recuperar el control de tu atención y calmar tu mente puedes tomarte pequeñas pausas deliberadas de atención plena a fin de crear espacios de paz en tu mente y alejarte del ajetreo diario de la oficina. Aprovecha la hora de la comida para desconectar de tus e-mails y tareas y conectar con tus compañeros sin hablar de trabajo. Camina despacio y tranquilamente con conciencia plena hacia las reuniones para favorecer la concentración y la atención. En los momentos de transición entre tareas (cuando vuelves a tu mesa, al esperar o estar en el ascensor, al llegar al trabajo, después de una reunión o una llamada, etcétera) practica *mindfulness*, analiza tus sensaciones y observa tu respiración.

6. Trabaja con atención plena. Mantén tu concentración para no malgastar tu energía en tareas o pensamientos que no merecen la pena. Limita el *multitasking*, pues dispersa tu atención y productividad, y busca optimizar tus esfuerzos en las metas que te has marcado. Libérate de esa sensación que te obliga a aprovechar el tiempo al máximo, al 150 por ciento. Por ejemplo, en una reunión, procura estar presente y, durante el turno de preguntas, no cojas tu móvil y consultes los mensajes. Si notas alguna tensión física o incomodidad, puede que sea el reflejo de una tensión mental. Detecta lo que te molesta, porque esa emoción negativa te permitirá diferenciar lo que realmente quieres de lo que no. De ese modo podrás actuar con conciencia y no en caliente.

7. Permítete momentos de descanso. Durante las largas jornadas de trabajo, el cuerpo necesita moverse con frecuencia y la mente, despejarse. Levántate de la silla cada dos horas para dar un paseo, aunque solo sea para beber un vaso de agua. Aprovecha los pequeños *breaks* para estirar el cuerpo y recuperar una buena postura corporal. En

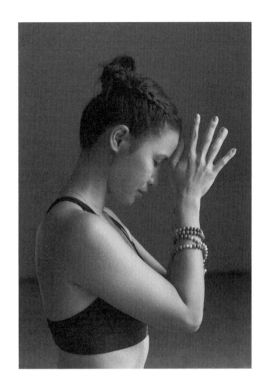

este capítulo te propongo varias asanas que puedes hacer en tu puesto de trabajo. A la hora de la comida, puedes llevar a la práctica el *mindful eating* (ver capítulo 8). Recuerda: hazlo en silencio y sin mirar el móvil. Además, para controlar las ingestas, trae tu *tupper* de casa con comida saludable que hayas preparado tú con mucho cariño. ¡Ah! Y si puedes, no dudes en salir a dar un paseo al aire libre.

«Una mente negativa nunca te traerá una vida positiva.
Haz cada cosa con amor y dedicación.»

ANÓNIMO

Como muchas personas, he pasado mis momentos de estrés debido al trabajo y, en la mayoría de los casos, la culpa no era solo de mi jefe, cliente o entorno, sino que se debía a cómo mi mente interpretaba un comentario o una situación, proyectando o, mejor dicho, inventando unas consecuencias nefastas que me generaban ira y temores. Esta mezcla de emociones intensas sobrevenía de manera natural e incontrolable, ya que el estímulo estresante era real: una sobrecarga de trabajo. Los síntomas dependen de cada persona. En mi caso, recuerdo que solía sentir cierto dolor en la pierna causado por el nervio ciático y tenía un humor irritable. Pero desde hace unos años he conseguido que el estrés del trabajo no me afecte a pesar de mi aumento de responsabilidades en la nueva etapa como emprendedora yogui. La práctica diaria de yoga y meditación me sirve de escudo de protección, actúa como esos campos energéticos que protegen las naves espaciales en las películas de ciencia ficción. La amenaza sigue presente, soy consciente de ello, pero trabajo fomentando la energía positiva que impide que la negatividad me invada y priorizo los momentos de descanso para reequilibrar mi nivel energético.

LA COMIDA EN EL TRABAJO

La hora de las comidas debería ser un momento de descanso mental. Si comes con tus compañeros, estableced la regla implícita de no hablar de temas de trabajo a no ser que sea fundamental hacerlo. Podéis convertir el almuerzo en un encuentro social. Además, aprovechad para salir al aire libre y buscad un restaurante que prepare comida casera o comed en un parque los *tuppers* que os hayáis traído. ¡Ah! Y que ni se te pase por la cabeza comer algo rápido delante del ordenador. Plantéate este *break* como una oportunidad para desconectar y recargar pilas, que hará que vuelvas a tu puesto de trabajo con la mente fresca y el cuerpo con una nueva energía.

Durante mis años de trabajo en el banco, seguía tres rutinas distintas para almorzar. Había días en los que comía con mis compañeros en un bar; otros en los que prefería traer mi propia comida de casa y hacía una pausa rápida en el comedor del despacho para poder salir temprano, y, al menos una vez a la semana, aprovechaba esta hora para ir al gimnasio dejándome una media hora corta pero relajada para almorzar un pequeño *tupper* que traía de casa.

RECETAS DE *TUPPER*

Te propongo dos recetas fáciles de hacer y de llevar al trabajo. Pueden parecer similares, pero el ingrediente base es muy distinto. La quinoa es un pseudocereal sin gluten rico en proteínas y minerales, mientras que el cuscús, procedente del trigo, tiene gluten y es rico en carbohidratos, como la pasta.

ENSALADA DE CUSCÚS CON COLIFLOR Y GARBANZOS

El cuscús es de origen árabe, se obtiene de la sémola de trigo duro. Este plato frío con cuscús es una variante del tabulé libanés con perejil que se consume frío en ensalada. Esta receta original con coliflor y queso feta contiene gluten, es rica en carbohidratos que te aportarán energía para el resto de la jornada y ¡resulta ideal para los días de entrenamiento! Es perfecta para el verano o si no puedes calentar la comida en el trabajo. ¡Te encantará el toque refrescante de la menta y del zumo de limón!

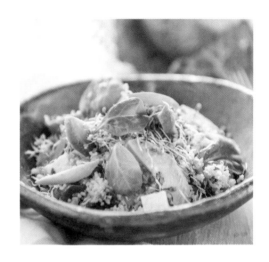

Ingredientes
(para 1 persona como plato único)
- 125 g de cuscús
- 50 g de queso feta con hierbas cortado en dados
- 30 g de coliflor
- 30 g de zanahoria
- 30 g de garbanzos cocidos
- 30 g de setas en aceite de oliva ecológico
- 1 calabacín
- 10 ml de zumo de limón
- 5 hojas de menta picadas finas
- 5 hojas de espinaca
- Brotes de soja
- Curry al gusto
- Sal al gusto
- Aceite de oliva virgen
- Agua

Paso a paso
1. Hierve el agua con un poco de sal, escalda el cuscús y tápalo durante unos 10 minutos.
2. Trocea la coliflor y córtala en pequeños dados, junto con el calabacín y la zanahoria, previamente lavados y pelados.
3. Mezcla las verduras con el cuscús y añade los garbanzos, el zumo de limón, el curry, las hojas de menta, las setas y el queso feta.
4. Echa el aceite de oliva y decora el plato con los brotes de soja y las hojas de espinaca.

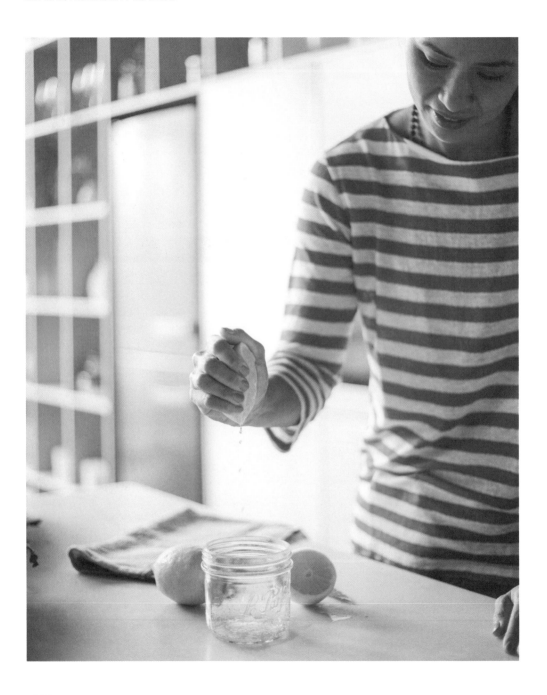

ENSALADA DE QUINOA, KALE Y *EDAMAME*

Seguro que ya has escuchado hablar de la quinoa, ¡porque se ha puesto de moda en los últimos años! Se trata de un alimento tradicional que proviene de los Andes, posee proteínas de alto valor biológico que contienen todos los aminoácidos esenciales para el ser humano y un equilibrio de proteínas, grasas y carbohidratos muy saludable. Es rico en fibra y minerales, como el hierro, el calcio y el fósforo. La kale es un tipo de col rizada con un elevado porcentaje de proteínas y una gran concentración de vitaminas. Es una de las verduras más ricas en hierro. En esta receta también utilizo el *edamame*, una legumbre típica de la gastronomía japonesa que se halla en ciertos mercados asiáticos. Si no la encuentras, la puedes sustituir por unas habitas *baby*.

Ingredientes
(para 1 persona como plato único)
- 100 g de quinoa roja
- 150 g de kale (o 4 hojas grandes)
- 60 g de *edamame* o habitas baby
- 6 tomates cherry de dos colores
- Avellanas troceadas

Para la vinagreta
- Mostaza de Dijon
- Vinagre de manzana
- Sal al gusto
- Aceite de oliva virgen extra

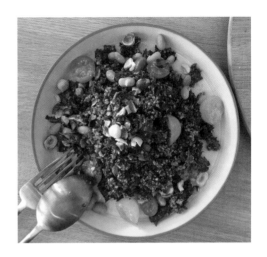

Paso a paso

1. Lava la quinoa y ponla a hervir en agua con una pizca de sal durante unos 15 minutos. Resérvala para dejarla enfriar.

2. Quita los tallos a las hojas de kale, limpia las hojas con agua y córtalas en juliana.

3. Lava los tomates cherry y córtalos por la mitad.

4. Si los *edamames* son frescos o congelados, cuécelos o descongélalos al vapor con un poco de sal al final.

5. En una ensaladera, mezcla bien todos los ingredientes con la vinagreta.

6. Sirve la ensalada en un plato (o en el *tupper*) y añade un puñado de avellanas por encima.

AUTOCUIDADO PARA
EL TELETRABAJO

LOS PRINCIPALES RETOS
DEL TELETRABAJO

Una de las granes novedades del confinamiento de 2020 fue la normalización del teletrabajo. Desde entonces, hemos descubierto que trabajar en casa tiene muchas ventajas, pero también puede complicar nuestro día a día. Lidiar con el *multitasking* (tener que trabajar a la vez que encargarse de las tareas de casa y de las obligaciones familiares) y a la vez sentirnos aislados del entorno social de la empresa (especialmente, para las personas que viven solas) puede generar más presión, estrés, ansiedad y una sensación de falta de control y organización.

Además, la crisis sanitaria no ha terminado, y todavía no hemos recuperado la normalidad previa a la pandemia. Esto puede llevarnos a sentir incertidumbre, miedo, negatividad y frustración. Somos seres sociales, necesitamos a los demás, las relaciones personales y compartir. No es raro que la distancia social provoque una sensación de aislamiento, tristeza y apatía.

En general, hay poca organización, motivación y concentración en el teletrabajo. La falta de rutina y horarios nos perjudica, porque acabamos dedicando más horas de las que deberíamos a trabajar, pero a la vez nos sentimos más improductivos porque nos despistamos más. No desconectar de las pantallas nos estresa y esto repercute en los momentos de actividad física o descanso, porque los posponemos o los abandonamos.

Además, en casa no solemos tener un buen espacio de trabajo, lo que conlleva una mala postura corporal, que con el tiempo provoca molestias físicas. Y, si sumamos la ansiedad producida por todos estos factores con el fácil acceso a la cocina, es normal que surja la tendencia a picar entre horas o a comer más de lo habitual.

Para cambiar esta situación, es necesario que crees tu propia rutina saludable en casa. Esto te permitirá encontrar el equilibrio entre las tareas profesionales y las personales, escuchar tus necesidades físicas y mentales, y disfrutar del yoga y la meditación en tu día a día como herramientas de bienestar.

También tienes que saber ver las ventajas del teletrabajo y potenciarlas para disfrutar más de esta nueva forma de vida, mientras suavizamos y aprendemos a gestionar las dificultades.

Ventajas del teletrabajo:
• Mejora de la gestión de tu tiempo.
• Facilidad a la hora de conciliar la vida familiar y la laboral.
• Ahorro de tiempo y costes, porque se evitan los desplazamientos diarios a la oficina.
• Aumento de la libertad y flexibilidad horaria para realizar tareas de ocio o ejercicio físico que en otras circunstancias no podrías hacer.
• Más horas de descanso.

Dificultades:
- Mala organización y falta de rutina.
- Sensación de improductividad.
- Falta de contacto social y sensación de aislamiento.
- Dificultad para gestionar el tiempo y marcar límites entre la vida privada y la vida profesional.
- Fácil acceso a distracciones.
- Dificultad en la gestión de las tareas del hogar, que se mezclan con el trabajo.

NUEVE CONSEJOS PARA UNA BUENA JORNADA LABORAL DE TELETRABAJO

Si quieres aprender a mantener la concentración y la motivación durante el día, necesitas herramientas, y los siguientes consejos pueden ayudarte a adquirirlas.

1. Crea un espacio de trabajo tranquilo: Crear un buen espacio de trabajo es importante para mantener la concentración. En la medida de lo posible, trata de que este sea tranquilo y silencioso, decorado a tu gusto y libre de distracciones. Pon algún elemento que te aporte calma, como plantas o velas: algo que te sirva de anclaje recordándote de forma sutil que ese es un lugar de autocuidado. Mantén el escritorio organizado y despejado para que tu mente esté más tranquila. Si vives con tu familia o compartes piso, establece pautas para que no te molesten durante tu jornada; por ejemplo, poniendo una señal visual en tu mesa de trabajo o en la puerta para que sepan cuándo no estás disponible.

2. Haz pausas cortas periódicas: Planifica tus descansos cada dos horas aproximadamente y no dudes en ponerte una alarma en el móvil para acordarte de soltar el boli. Aprovecha para alejar la vista de la pantalla, estirar las piernas por casa, hidratarte o tomar un *snack* saludable. Si despejas la mente sin perder la concentración, serás más eficaz y acabarás antes que si intentas trabajar demasiado tiempo. Evita dedicar estos momentos a hacer tareas de casa, especialmente las que llevan mucho tiempo. Distingue entre la jornada laboral y tu vida personal para no caer en el *multitasking*.

3. Mantén una buena higiene postural: Una buena postura es fundamental para evitar dolores de espalda o molestias. Si puedes, adquiere una silla ergonómica cómoda, con soporte para tus lumbares, y eleva la pantalla de tu ordenador para mantener una espalda erguida. Adoptar una buena postura y mantenerla durante el día alarga tu columna y mantiene tus hombros hacia atrás y abajo. Puedes hacer la práctica de *flow* postural del capítulo 2 si sientes que tu espalda se cansa al estar frente al ordenador todo el día.

4. ¡Respira!: La respiración nos ofrece mucha información sobre nuestro estado de ánimo, pero también tiene el poder de cambiarlo. Además, oxigena nuestro cerebro, de forma que nos ayuda a recuperar energía y a despejar la mente para mantener la concentración. Hacer unas inhalaciones profundas de respiración completa o yóguica con el abdomen relajado permite desbloquear la zona digestiva, donde acumulamos el estrés, sobre todo el laboral. Repite estas respiraciones en cada descanso, aprovecha para abrir la ventana, ventilar y respirar aire fresco siempre que lo necesites. Observa cómo te sienta y cómo cambia tu estado de ánimo.

5. Crea hábitos saludables con las pantallas: En el teletrabajo, una de las cosas que más suele afectarnos es la falta de contacto social con nuestros compañeros. Puedes proponer tener encuentros virtuales que no solo sean de trabajo y, si tenéis una reunión, estaría bien que, antes o después dedicaseis

unos momentos a poneros al día y tratar temas personales. Otra dificultad es poner límites. A veces, parece que porque estemos teletrabajando debamos tener disponibilidad total. Te recomiendo que limites el uso de notificaciones, sobre todo las sonoras, y evites el uso del móvil por la noche. Las pantallas emiten luz azul-violeta que afecta el sueño. El cerebro se confunde por ser tan intensa como la solar, por lo que reduce la producción de melatonina, la hormona que da al cuerpo la señal de ir a dormir.

6. Sigue una alimentación sana y limita el picoteo: Planificar la alimentación también forma parte de los pequeños hábitos diarios que pueden cambiar nuestra jornada laboral. Cuando estamos en casa, es probable que sintamos más tentación de visitar la nevera, picar entre horas y comer más. Para

RESPIRACIÓN MEDITATIVA

La meditación puede ser pasiva y silenciosa, pero también activa: caminando, recitando mantras o contando respiraciones. Para esta pausa de respiración, te aconsejo que estés de pie.

Levántate de tu silla de trabajo, da unos pasos y abre la ventana. Si el ambiente lo permite (es decir, si la calle no es ruidosa), cierra los ojos y haz respiraciones profundas contando hasta cinco y vuelve a empezar. Haz cinco ciclos de cinco respiraciones.

Esta es una buena manera de mantener la mente enfocada, pero es fácil perder la cuenta cuando tienes la cabeza llena de tareas, de ideas y de... trabajo. Cuando te des cuenta de que te has perdido, con mucha benevolencia, empieza a contar de nuevo. No te critiques ni te fuerces. Sigue respirando con tranquilidad, pero observando cada inspiración y cada exhalación y contando mentalmente.

Al acabar esta corta meditación de pie para oxigenarte con aire fresco, mantén los ojos cerrados y fíjate en tus sensaciones durante unos instantes antes de volver a tu espacio de trabajo.

evitarlo, te propongo este ejercicio: cuando sientas la tentación de picar, detente unos momentos y observa. ¿Tienes hambre de verdad o solo necesitas llenar un vacío? Si no lo tienes claro, consulta el contenido sobre hambre emocional del capítulo 8. Además, en lugar de picar, puedes tomar un buen vaso de agua o una infusión, ir al baño a lavarte la cara o hacer estiramientos o ejercicios de respiración. Si realmente tienes hambre, opta por un *snack* saludable.

7. Desconecta la actividad mental en silencio: Crear espacios de silencio durante el día nos ayuda a mantener la mente enfocada y relajada. Recibimos muchos estímulos y una sobreinformación constante, así que trata de dedicarte unos instantes simplemente a estar, sin hacer nada más que respirar y ser consciente del aquí y ahora. Este hábito es difícil de adquirir si no lo incorporas a tu rutina de forma disciplinada. También puedes aprovechar la pausa del mediodía para comer con la técnica del *mindful eating*, disfrutando de cada bocado y sin usar el móvil.

8. Cumple con tu horario: Es fundamental que termines a tu hora y que no hagas horas extra. El tiempo para ti es importante, y el trabajo puede acabarse mañana. Aumentar tu productividad no significa trabajar más horas, sino que es una cuestión de eficacia y organización: si consigues respetar tus horarios, podrás aprovechar tu tiempo libre para otras actividades, practicar yoga, hacer deporte o salir a la calle. El riesgo de trabajar en casa es volver a abrir el ordenador después de cenar, acabar tarde e irte a la cama con la mente llena de pensamientos sobre el trabajo.

9. ¡Celebra tu esfuerzo!: Al terminar la jornada, regálate unos momentos para disfrutar de una canción que te guste, bailar o cantar..., incluso si sientes que no ha ido demasiado bien. Recuerda que todo pasa y que mañana será otro día. Para nuestra autorregulación emocional, es necesario reconocer nuestros logros y expresarlos, ya que esto crea rutas neuronales de emociones positivas. También es importante reflexionar sobre cómo has conseguido tus logros; si has mantenido la disciplina o adoptado una actitud reflexiva, o si has tenido fuerza de voluntad.

EL KARMA YOGA, EL YOGA DEL DESAPEGO

Los textos clásicos del yoga definen cuatro tipos de yoga: el raja yoga (espiritual), que ya vimos al principio del libro, el jnana yoga (el estudio de los textos sagrados), el bhakti yoga (el yoga de la devoción) y el karma yoga (yoga de la acción o del trabajo desinteresado).

Según el *Bhagavad Gita*, el karma yoga es el camino del trabajo con desapego renunciando a los resultados de nuestras acciones como una ofrenda espiritual en vez de acapararlos en nuestro beneficio.

Se relaciona con la ley del karma, que establece que nuestras acciones físicas, verbales y mentales tendrán unas consecuencias concretas en esta vida o en otras para los que creen en la reencarnación. Lo que experimentamos hoy es el resultado de nuestro karma. Esta cadena de causa y efecto que nosotros mismos hemos creado puede romperse mediante el karma yoga al ofrecer los resultados de nuestro trabajo y acciones a un poder superior.

Desde la infancia tendemos a obrar teniendo en cuenta las expectativas: por ejemplo, estudiamos en la escuela para obtener buenas notas, porque prevemos que esto nos deparará un futuro brillante. Luego nos esforzamos en nuestro trabajo para obtener el respeto de nuestros colegas y el reconocimiento de nuestros superiores. Y así avanzamos en la vida como en una espiral infinita.

El ser humano actúa por varios motivos: para obtener fama, dinero, poder, méritos, etcétera. El *Bhagavad Gita* nos enseña que ser maestros de nuestra propia mente da lugar a la felicidad del desapego en vez de ser esclavos de nuestro ego, y enfatiza la importancia de enfocarse en el presente, no en el pasado ni en el futuro.

El deseo de obtener un resultado futuro y el hecho de estar pendiente de las miradas y pensamientos ajenos solo generan ansiedad. Al centrarnos únicamente en hacer bien nuestro trabajo, podemos darnos al cien por cien para potenciar la productividad, efectividad, creatividad y disfrutar de nuestras experiencias.

Practicar karma yoga es tan sencillo como actuar de la mejor manera que puedas, dando lo mejor de ti, independientemente de las expectativas futuras.

APARIGRAHA Y EL DESAPEGO

Me parece interesante analizar el concepto de aparigraha, el último de los cinco yamas de Patanjali. Se traduce como «no codicia» y «desapego». Este importante yama nos enseña a tomar únicamente lo que necesitamos, a no acumular bienes y guardar solo lo que nos sirve en el momento. En muchas tradiciones, los monjes hacen votos de pobreza porque los bienes materiales distraen la mente y les alejan de la verdad. Aunque no hace falta llegar al extremo de la austeridad de los monjes, es importante recordar que el trabajo es un medio para vivir dignamente en un mundo en el que el dinero es necesario.

El peligro de la codicia y del deseo de riqueza es que puede convertirse en una obsesión. Nos olvidamos de que la persona más rica no es siempre la persona más feliz.

ASANAS EN LA OFICINA
O EN TU DESPACHO EN CASA

Aquí te presento adaptaciones de asanas tradicionales que pueden practicarse en tu puesto de trabajo, sin necesidad de que te cambies de ropa, sin esterilla y sin que tengas que empujar muebles. Están enfocadas a contrarrestar las horas y horas que pasas sentado mirando la pantalla del ordenador. No se trata de una sesión completa de yoga; de hecho, no se mueve todo el cuerpo, pero si practicas estas posturas, conseguirás reducir el estrés, mejorar la concentración y la higiene postural, optimizar la energía y la respiración, aumentar la flexibilidad y relajar el sistema nervioso, entre otros muchos beneficios.

En cuanto al mejor momento para hacerlas, apuesta por el *break* del almuerzo, justo antes de comer. No solo sentirás más ligereza, además habrá menos gente mirándote. Aunque otra buena opción es invitar a tus compañeros a que se sumen a tus sesiones improvisadas.

Empieza sentándote en tu silla, con los pies en el suelo y la espalda recta sin apoyarte en el respaldo. Cierra los ojos y haz cinco respiraciones naturales y cinco respiraciones profundas para llevar la atención hacia las sensaciones de tu cuerpo y aislarte de tu entorno.

ARDHA MATSYENDRASANA
MEDIA TORSIÓN SENTADA

Empieza sentándote con los pies en el suelo y paralelos al ancho de las caderas. Inspira, pon la mano derecha en el exterior de la rodilla izquierda y alarga la espalda. Al espirar, gira el tronco hacia la izquierda, lleva la mano izquierda detrás de tu espalda para agarrar el respaldo de la silla y, si llegas, coge el borde exterior del respaldo. Asegúrate de que las caderas no se muevan con la torsión. Aguanta cinco respiraciones y cambia de lado.

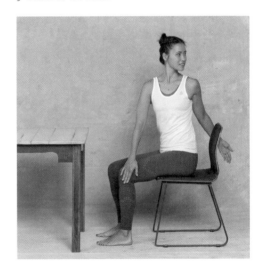

BENEFICIOS

▸ Ideal para la salud de la columna.

BALASANA
POSTURA DEL NIÑO

Empieza sentándote con las nalgas apoyadas por completo en la silla, con los pies en el suelo y paralelos al ancho de las caderas. Inspira mientras estiras la espalda; espira, flexiona el tronco y lleva el pecho a los muslos, relajando la cabeza, los brazos y los hombros. Aguanta cinco respiraciones.

EKA PADA UTKATASANA
LA SILLA CON UNA PIERNA

Empieza sentándote con las dos nalgas en la punta del asiento para que los muslos queden sin apoyar, con los tobillos alineados con las rodillas. Apoya el tobillo derecho en el muslo izquierdo. Al inspirar, estira la espalda con las palmas de las manos juntas delante del pecho; al espirar, flexiona el tronco y apoya los antebrazos en la pierna derecha. Aguanta cinco respiraciones y cambia de lado.

BENEFICIOS

▸ Recomendable para estirar la zona lumbar y relajar la espalda alta y los hombros.

BENEFICIOS

▸ Relaja y flexibiliza las caderas, estira las nalgas y el nervio ciático.

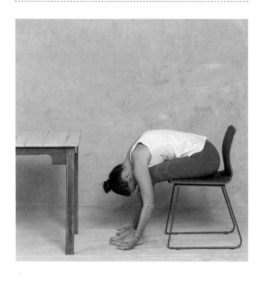

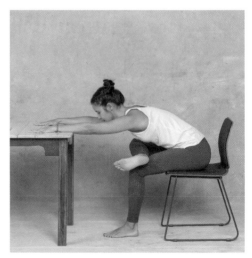

GOMUKHASANA DE TREN SUPERIOR
CARA DE VACA

Deja un espacio entre tu espalda y el respaldo de la silla. Inspira y levanta el brazo derecho por encima de la cabeza, flexiónalo llevando la mano a la espalda y el codo cerca de la cabeza. Inspira y rota el hombro izquierdo hacia delante y flexiona el brazo por detrás de la espalda. Abre el pecho e intenta juntar ambas manos entre los omoplatos. Aguanta cinco respiraciones y vuelve a estirar los dos brazos de la misma manera en sentido inverso.

BENEFICIOS

▶ Mejora la postura corporal, abre los hombros y contrarresta la mala postura delante de la pantalla.

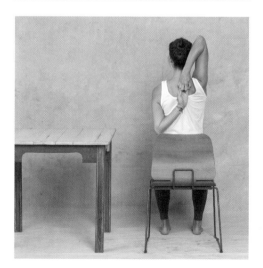

ADHO MUKHA SVANASANA
PERRO BOCA ABAJO

¿Tienes espacio detrás de tu mesa? Apoya las palmas de las manos al ancho de los hombros en el escritorio. Al inspirar, estira la espalda; al espirar, baja el torso hasta dejarlo paralelo al suelo y ajusta la distancia de los pies para que queden al ancho de las caderas. No abras demasiado las costillas, activa el core y busca alargar la columna desde las nalgas.

BENEFICIOS

▶ Estira toda la espalda y los brazos, también relaja los hombros.

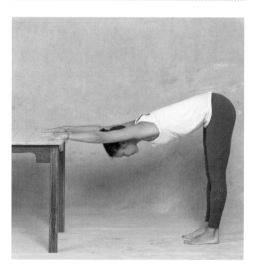

ANJALI MUDRA
MANOS EN ORACIÓN
PARA LAS MUÑECAS

Cuando trabajamos con pantallas, puede provocarse una sobrecarga muscular en los brazos, las muñecas y las manos derivada del movimiento repetitivo del teclado y del ratón. Siéntate en tu silla, apoya los pies en el suelo y junta las palmas de las manos delante del pecho enfrentadas o en anjali mudra. Al inspirar, estira la espalda y, al espirar, presiona toda la superficie de las palmas una contra la otra bajando las muñecas por debajo del nivel de los codos para sentir el estiramiento. Al inspirar, gira las manos para que los dedos apunten hacia abajo manteniendo las palmas juntas y, al espirar, sube ligeramente la altura de las muñecas sin elevar los hombros. Aguanta cinco respiraciones.

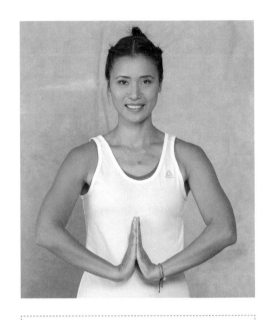

BENEFICIOS

▶ Estira las muñecas.

PLAYLIST

'Quelqu'un m'a dit'. En *Quelqu'un m'a dit*. De Carla Bruni (2002).

'Je vole'. En *Chambre 12*. De Louane (2015).

'La jeune fille aux cheveux blancs'. En *Le fil*. De Camille (2005).

'La mélodie'. En *Divinydille*. De Vanessa Paradis (2007).

Durante muchos años no podía escuchar música a la vez que escribía o editaba vídeos, pero desde que soy más nómada y viajera, he aprendido a disfrutar de mis playlists mientras trabajo. Estas canciones que os he propuesto recrean un ambiente familiar que me ayuda a concentrarme y aligeran el lado serio del trabajo. ¿Mis favoritas? Suelo escuchar cantautoras francesas, que me recuerdan el país en el que crecí.

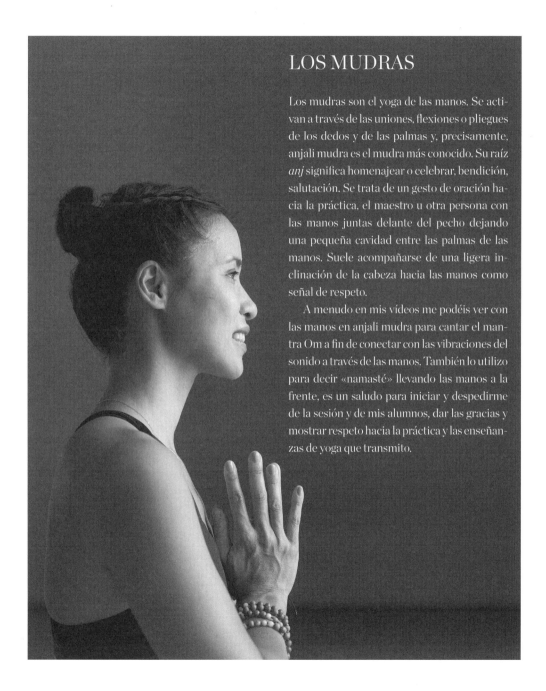

LOS MUDRAS

Los mudras son el yoga de las manos. Se activan a través de las uniones, flexiones o pliegues de los dedos y de las palmas y, precisamente, anjali mudra es el mudra más conocido. Su raíz *anj* significa homenajear o celebrar, bendición, salutación. Se trata de un gesto de oración hacia la práctica, el maestro u otra persona con las manos juntas delante del pecho dejando una pequeña cavidad entre las palmas de las manos. Suele acompañarse de una ligera inclinación de la cabeza hacia las manos como señal de respeto.

A menudo en mis vídeos me podéis ver con las manos en anjali mudra para cantar el mantra Om a fin de conectar con las vibraciones del sonido a través de las manos. También lo utilizo para decir «namasté» llevando las manos a la frente, es un saludo para iniciar y despedirme de la sesión y de mis alumnos, dar las gracias y mostrar respeto hacia la práctica y las enseñanzas de yoga que transmito.

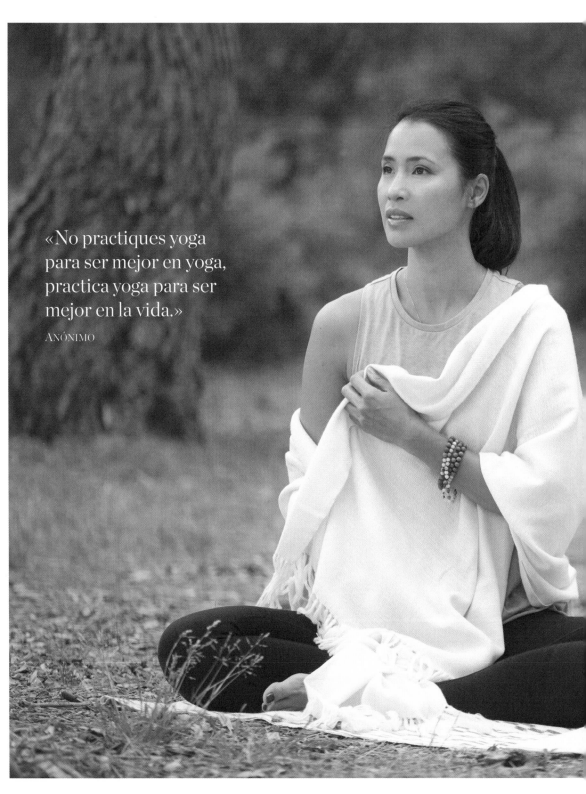

«No practiques yoga
para ser mejor en yoga,
practica yoga para ser
mejor en la vida.»

ANÓNIMO

Capítulo 14

Abre tu mente
para profundizar

Como en cualquier actividad, la repetición es fundamental para mejorar y aprender. Sin embargo, con el tiempo puedes llegar a aburrirte, estancarte o, simplemente, desmotivarte. En yoga también existen ciclos, y hay puntos en los que el yogui puede optar por cambiar de profesor, de centro, de estilo o de rutina, aunque algunos practicantes directamente deciden hacer un paréntesis temporal y probar nuevas disciplinas. Mientras mantienes tu búsqueda personal para progresar y conservar el interés, no abandones el camino del bienestar físico, mental y espiritual. Ya sabes que no hay una regla universal que valga para todo el mundo, pero siempre puedes aprender, experimentar y evolucionar.

Para profundizar en tu práctica de yoga tanto a nivel físico como espiritual, necesitas constancia, disciplina y paciencia. También añadiría tres valores importantes para no desviarte del objetivo: tener apertura de mente, humildad y deseo de volver siempre a la sencillez de lo esencial.

DIARIO/

¿Notas una progresión en tu práctica de yoga a nivel físico, mental y espiritual? ¿Cuándo fue la última vez que te atreviste a hacer una asana nueva?

¿Qué aspectos y valores de yoga te motivan a seguir este camino e ir más allá?

Después de diez años siguiendo la tradición de ashtanga yoga, tuve que cambiar de práctica debido a mi problema de espalda. Entonces, decidí volver al dharma yoga, estilo que había probado varias veces sin constancia pero que siempre me había fascinado, sobre todo por la energía de su fundador, Sri Dharma Mittra, con quien había tenido la oportunidad de practicar de forma puntual durante unas vacaciones en Nueva York.

Al final, hace unos años decidí hacer el curso de formación de profesores con él y volver a pasar unas semanas en la ciudad donde descubrí el yoga dieciocho años atrás. Empezaba un nuevo ciclo como profesora y como practicante volviendo a repasar los yamas y los niyamas, los conceptos básicos y las técnicas de hatha yoga que el maestro recopila en su enseñanza y en el libro *Life of a Yogi*. Con humildad y muchas ganas he vuelto a estudiar los textos que había descubierto en mi primer curso de formación, pero ahora desde un nuevo punto de vista con más experiencia profesional y personal para comprender toda la profundidad y la sutileza de la filosofía, algo que quizá no había sido capaz de entender y experimentar al empezar mi camino de enseñante de yoga.

No vivimos recluidos en una isla desierta ni en una cueva, necesitamos a los demás para crecer como personas, dependemos del mundo exterior, de cómo lo miramos y nos relacionamos con él, y de nuestra capacidad de evolucionar y de adaptarnos para seguir nuestro propio camino.

«Si mi mente puede concebirlo, y mi corazón puede creerlo, entonces puedo lograrlo.»

MUHAMMAD ALI
boxeador y activista social

DOS CONSEJOS CLAVE PARA PROFUNDIZAR EN TU PRÁCTICA DE YOGA, TANTO EN LA ESTERILLA COMO FUERA DE ELLA

ABRE TU MENTE

Observa la vida con ojos curiosos. Esto nos permite descubrir nuevos horizontes. La vida es demasiado corta para seguir siempre la misma ruta. El yoga nos inspira a destapar nuestros miedos y dudas para que podamos superarlos, crecer y encontrar una motivación que nos llevará a alcanzar un nuevo potencial desconocido. ¡Esta pasión por la vida te transformará! Como dice Patanjali en los *Yoga Sutras*: «Cuando te sientes inspirado por algún gran propósito, todos tus pensamientos rompen sus ataduras. ¡Tu mente trasciende las limitaciones, tu conciencia se expande en todas direcciones y te encuentras en un mundo nuevo, grande y maravilloso!». Mantente atento y siempre dispuesto a una nueva aventura, ya sea cerca de casa, en tu esterilla de yoga o en algún lugar exótico.

Abrirse también significa dejar de juzgar, de etiquetar cosas o personas que no conocemos o que, a primera vista, no nos atraen por prejuicios y temores. Si vas por la vida con una mirada curiosa e ingenua, como la de un niño, conocerás a personas y lugares distintos, vivirás experiencias nuevas que te enriquecerán aunque no siempre te gusten. Empieza a aplicar esta forma de mirar el mundo desde hoy mismo, no critiques antes de saber y escucha para entender.

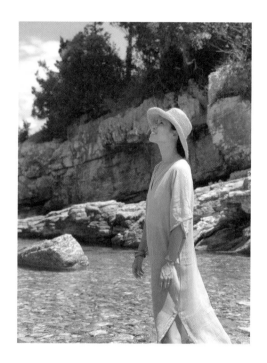

> «Las mentes son como paracaídas, que funcionan mejor cuando están abiertas.»
>
> FRANK ZAPPA
> artista

Nuevas perspectivas en la esterilla de yoga. Cada clase de yoga se puede convertir en una aventura. Da igual si realizas las asanas de siempre o una secuencia desconocida, el resultado de la práctica, las sensaciones y el estado de la mente son siempre distintos.

En las posturas invertidas, cuando la cabeza está mirando el mundo del revés, perdemos la orientación, vemos cosas que no veíamos antes o las vemos de otra manera. ¡Estas asanas nos abren la mente y nos enseñan otras perspectivas! Todo lo que se requiere para nuestra práctica es un corazón y una mente predispuestos a fin de que descubramos la capacidad de dar el salto hacia lo desconocido con atención.

Las nuevas posturas que, al principio, pueden resultarte más difíciles son una oportunidad de abandonar tu zona de confort y de descubrir nuevas habilidades. Emprender un nuevo reto con las asanas conlleva el riesgo de no conseguirlo, pero te aportará nuevas sensaciones y experiencias y la capacidad de seguir creyendo en ti. Si logras superarlo con esfuerzo y disciplina, vívelo con felicidad y orgullo hacia ti, pero recuerda: sigue practicando con humildad.

PRACTICA LA HUMILDAD

La humildad te hará más fuerte. A menudo, progresar en la práctica nos lleva a que queramos hacer aquellas asanas que se consideran más avanzadas, porque son más acrobáticas y vistosas. Conseguirlo requiere de mucha práctica, disciplina, paciencia y control de la técnica. No se trata de un objetivo superfluo, siempre y cuando no lo hagamos con el único fin de enseñar a los demás lo bien que lo hacemos. La humildad es una virtud, es la ausencia de soberbia y no buscar ser mejor que otro, aceptando nuestros límites para tomar conciencia de todo aquello que nos queda por aprender y hacer. Esta cualidad nos permite vivir con la verdad sin tener que ocultar nuestras debilidades.

Pero esto no es sinónimo de falta de autoestima, sino al contrario. Las personas que se muestran sin pretensiones están seguras y confían en sí mismas, ¡no tienen que demostrar nada a nadie, ni parecer algo que no son! La humildad nos devuelve a la sencillez de lo esencial, con la capacidad de escuchar y de mostrar más receptividad y cercanía cuando nos relacionamos con los demás.

El eterno estudiante en la esterilla de yoga. La humildad es la virtud de cualquier

«Si asumimos una actitud de humildad, crecerán nuestras cualidades.»

DALÁI LAMA

aprendiz, es decir, de todo practicante de yoga, porque hasta que no alcancemos el estado de iluminación o de unión con lo divino, todos estamos aprendiendo. Agradecer y reverenciar a nuestros maestros y a sus maestros por la enseñanza que nos han transmitido debe ser una actitud constante y una tradición. Como el yoga es una disciplina, una filosofía y una cultura tan amplia, es imposible saberlo todo, por eso mismo siempre seremos humildes estudiantes frente a la sabiduría de otros. Además, las asanas se asemejan a la vida misma: siempre hay alguien más fuerte, flexible y avanzado con quien podemos compararnos y sentir frustración, por lo que es importante volver a la experiencia personal del propio cuerpo, sentir los cambios, la progresión y disfrutar de cada avance propio conseguido.

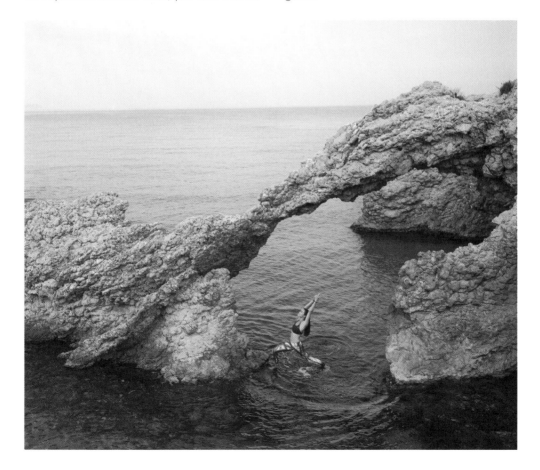

A continuación, encontrarás el mantra del eterno estudiante de yoga que hace referencia a la relación maestro-alumno. Lo escuché y canté por primera vez en un retiro de ashtanga yoga en Italia con el profesor John Scott, ¡y me encantó!

Om saha navavatu
Sahanau bhunaktu
Saha viryamkaravava hai
Tejasvi
Navadhitamastu
Ma vidvishavahai
Om shantih shantih shantih

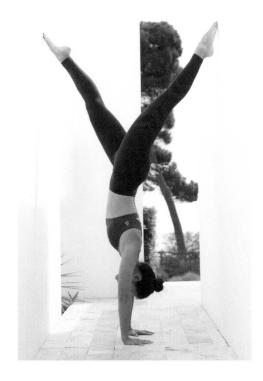

Traducción: Que juntos (gurú y aprendiz) seamos protegidos, que juntos seamos alimentados, que juntos trabajemos con gran energía y con gran vigor, que el aprendizaje sea luminoso, que no nos odiemos. Om, paz, paz, paz.[1]

Si decides seguir una vida basada en la enseñanza filosófica del yoga, podrás elegir tu estilo de vida, las personas con quien relacionarte, tu profesión, tu entorno, tu práctica de asanas, tu vida espiritual (con su proceso de prueba y de error), y siempre tendrás al alcance de la mano los valores yoguis como los yamas y los niyamas de Patanjali, para no perderte por el camino.

Cuando practicas posturas avanzadas que pueden resultar físicamente más exigentes, recuerda tres conceptos importantes para progresar con fuerza y constancia, pero sin hacerte daño:

- **Ahimsa (no violencia).** El primer yama defiende que no te hagas daño por culpa del ego. Escúchate y respeta tus límites, quizá mañana tu cuerpo te dejará avanzar un poco más.

- **Sthira sukham asanam (comodidad y estabilidad en la postura y en cada momento).** Debes prestar atención a la dife-

---

[1] Traducción de SadhakaYoga.com

rencia entre un dolor puntual y un estiramiento intenso.

- **Tapas (austeridad o disciplina).** Este tercer niyama se refiere al calor o al fuego interior que aparece durante la práctica para reafirmar nuestra voluntad de alcanzar una meta. Cuando nos proponemos un objetivo, algo interno nos empuja a perseguirlo para seguir intentándolo una y otra vez. El «éxito» en el yoga se consigue con tapas, esfuerzo y constancia. Sé paciente: los hábitos y la disciplina que se interiorizan con cada nuevo intento acabarán transformándose en crecimiento. Puede que no sea hoy, ni mañana, pero te aseguro que con perseverancia este progreso aparecerá.

YOGA Y VEGETARIANISMO

El Ayurveda apuesta por una dieta *satvica*, es decir, con alimentos naturales y frescos, cultivados de forma orgánica, sin conservantes ni pesticidas químicos y sin que hayan sido alterados genéticamente. Defiende que, si se preparan con cariño y mimo y de tal forma que conserven sus nutrientes, promueven la armonía interior y mejoran la energía mental.

Ahora que estás interiorizando la práctica regular de yoga, tanto encima de la esterilla como fuera de ella, y que te sientes en armonía con los valores de esta filosofía, es el momento de profundizar en los valores nutricionales que promueve.

Muchas personas me preguntan si hay que ser vegetariano o vegano para ser yogui. ¡Si decides cambiar tu dieta, que sea por voluntad propia, ya sea por gusto, por convicciones o por valores, pero que no se te imponga! Tal y como he ido subrayando a lo largo de las tres fases de este libro, el camino a TU bienestar lo decides TÚ, nadie te conoce mejor que tú y, por lo tanto, nadie sabe lo que resulta más conveniente para ti.

Para encontrar el equilibrio personal puedes optar por distintos grados, no hace falta eliminar de tu cocina todo lo que tenga origen animal de la noche a la mañana. Puedes elegir la dieta vegetariana e incluir en tu alimentación lácteos (leche, yogur, nata, queso, mantequilla, etcétera), huevos y miel, o puedes adoptar la dieta vegana y suprimir todos los alimentos antes mencionados.

La tradición del lactovegetarianismo del yoga descrita en el *Hatha Yoga Pradipika* incluye lácteos, queso, mantequilla y *ghee* (mantequilla clarificada), pero no huevos. Este régimen también se apoya en la cultura vegetariana de la India y en el concepto filosófico de ahimsa (no violencia) con la intención de no consumir alimentos que puedan dañar a los animales.

Si no te atreves a dar el salto al vegetarianismo por temor a sufrir ciertas carencias nutricionales, cambia el chip. Es cierto que el ser humano necesita ingerir proteínas, pero estas no solo están presentes en la carne. También hay alimentos vegetales que son grandes fuentes de proteína, como las legumbres.

Tal y como hemos comentado en el capítulo sobre *mindful eating*, puede ser muy interesante descubrir nuevos alimentos, ingredientes, recetas y maneras de cocinar, y, en contra de lo que pueda parecer, la gastronomía vegetariana es muy variada, amplia y deliciosa. Sí, no nos alimentamos a base de ensaladas, ini te imaginas lo diverso que es el vegetarianismo!

Yo no puedo decidir por ti para que cambies la dieta, pero sí puedo aconsejarte que cada vez integres más vegetales en tus platos, ya que aportan vitaminas, nutrientes, fibra y minerales fundamentales.

Si tu dieta carnívora o flexitariana te satisface, asegúrate de verificar el origen y la calidad de lo que ingieres. Aconsejo comer menos carne y de mejor calidad, y ser responsable con tu consumo y sus consecuencias directas e indirectas sobre el medio ambiente, los animales y tu propia salud. Recuerda que todo lo que servimos en nuestro plato tiene efectos en nuestro cuerpo, mente y sistema energético. ¡Somos lo que comemos!

SIETE CONSEJOS PARA INICIARSE EN EL VEGETARIANISMO DE FORMA SALUDABLE

Si decides cambiar tu dieta, ten en cuenta estos aspectos:

1. No seas radical. Haz una transición suave, no cambies tu dieta de golpe. Cuando le preguntan al maestro Dharma Mittra los pasos para convertirse en vegetariano o vegano —como él—, lo primero que recomienda es empezar eliminando la carne, pero manteniendo los huevos y los lácteos, aunque aconseja ir cambiándolos poco a poco por alternativas vegetales. A pesar de que tu mente esté convencida, hay que dejarle tiempo al cuerpo para que se vaya acostumbrando a los nuevos sabores y alimentos, así no sentirá que le falta algo.

2. Descubre nuevas recetas. Aprovecha este cambio en tu alimentación para experimentar con nuevos alimentos ricos en proteína vegetal y ve sustituyendo los productos de origen animal por otras alternativas. En tu lista de la compra no pueden faltar la nata de avena o de soja, la manteca de coco, diferentes bebidas vegetales, el queso de tofu, el seitán, etcétera.

3. Cambia tu forma de cocinar. Aprende a preparar alimentos tradicionales de forma saludable, pero ¿por dónde empezar? Cambia tu freidora por una vaporera. En mi casa tenemos un *rice cooker* (olla arrocera eléctrica), y siempre que puedo, cocino al vapor.

4. Evita carencias. Para ello debes conocer las reglas básicas de una dieta equilibrada y, por eso mismo, le he preguntado a mi amiga Gemma Bes, nutricionista de Rafa Nadal Academy y de Juaneda Sport Health, cuáles son sus tres recomendaciones principales:

• **Toma cada día de tres a cuatro raciones de proteínas.** La proteína completa es aquella que tiene todos los aminoácidos esenciales. Está presente en los huevos (es importante comprarlos de calidad, mejor si son bio), los lácteos (mejor los fermentados como el yogur o el kéfir de oveja o de cabra), y combinaciones de proteínas vegetales. Entre estas, algunas son muy completas, como los garbanzos y el resto de las legumbres, que se pueden combinar con el consumo de cereales. Por ejemplo: arroz con lentejas o quinoa con azukis. El *tempeh*, los frutos secos, las semillas y los pseudo-cereales como el trigo sarraceno y la quinoa también son ricos en proteína. Alimentos que contienen una ración de proteínas:
• 1 huevo
• 2 yogures de soja
• 1 yogur o kéfir de cabra o de oveja
• ½ vaso de legumbres cocidas
• 2 o 3 trozos de tofu de 1 cm de unos 60 g

• Unos 60 g de soja texturizada
• Unos 60 g de seitán (proteína vegetal a base de gluten de trigo)

• **La suplementación, una gran aliada**. La vitamina B12, que se encuentra de forma natural en los alimentos de origen animal como la carne y los huevos, resulta esencial para el buen funcionamiento del sistema nervioso, ayuda a la producción de glóbulos rojos en la sangre y favorece un sistema inmunológico saludable, entre otras muchas funciones importantes para el organismo.

Por eso, si sigues una dieta vegetariana o vegana, se recomienda hacer una analítica de sangre y, en el caso de que fuera necesario, tomaríamos un suplemento alimenticio rico en esta vitamina. Una carencia de la vitamina B12 podría llegar a provocar anemia o dañar el sistema nervioso. Los síntomas son fatiga, cambios de humor y problemas de memoria. Pero como siempre, mi consejo es que, ante la menor duda, consultes tu caso concreto con un especialista.

• **Ten cuidado con el hierro.** Tanto con respecto a este mineral como con la mayoría de los nutrientes, lo importante no es cuánto consumimos sino cómo absorbemos el que ingerimos. Por eso resulta fundamental que nuestro sistema digestivo funcione de manera saludable. Para fomentar la absorción de hierro, además, necesitamos alimentos ricos en vitamina C en la misma comida, como los cítricos o las verduras de hoja verde, e incluir en nuestros platos de cereales y legumbres, previamente remojados, germinados o fermentados, y alimentos como *pickles*, miso y *tempeh*. También puedes incorporar algas como la nori, el wakame y el kombu, o tomar suplementos con espirulina, alga muy rica en proteína.

LAS LEGUMBRES RICAS EN PROTEÍNAS

Dentro de la familia de las legumbres encontramos las alubias, las lentejas, los garbanzos, las habas, la soja, el altramuz, etcétera. Nos referimos a los alimentos de origen vegetal con mayor contenido en proteínas, aunque estas se limitan a aminoácidos azufrados. Por eso mismo es muy recomendable combinar su consumo con algún cereal, ya que las proteínas de las legumbres son deficitarias en metionina, pero les sobra lisina y, en cambio, a las de los cereales les sobra la primera y les falta la segunda. En otras palabras, ¡son la pareja perfecta! Así que si vas a prepararte una ensalada de garbanzos, añade arroz, por ejemplo, de este modo conseguirás un aporte proteico mucho más completo.

Las legumbres también son ricas en carbohidratos complejos que te que te saciarán durante más tiempo, y en fibra, ideal para regular el tránsito intestinal. Además, constituyen una gran fuente de calcio, magnesio, potasio, cinc y hierro.

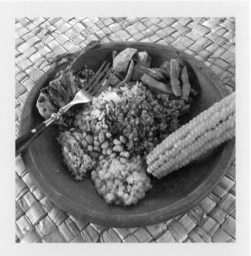

En cuanto a las vitaminas, contienen B1, B2 y ácido fólico.

Si eres de quienes piensan que no hay vida para las legumbres más allá del potaje, te equivocas. Las posibilidades culinarias que ofrecen estos alimentos son innumerables, ya que se pueden comer en ensaladas, cremas, como «hamburguesas», etcétera. ¿No te lo crees? Pues échale un ojo a las recetas que te propongo, te aseguro que acabarás amando las legumbres, ¡y chupándote los dedos!

LENTEJAS CON ALCACHOFAS

Yo nunca había sido de comer lentejas, sin embargo, en cuanto fui a la India por primera vez, hace más de quince años, y descubrí el *dal*, esto cambió. Se trata de un guiso típico indio cuya base son las lentejas con salsa que se acompaña de arroz basmati. Su receta varía según la región y puede ser muy picante. Se trata de un plato completo y nutritivo para una dieta vegetariana. En Kerala, al sur del país, se suele comer con la mano y con la ayuda de un pan sin miga (*naan* o *roti*). Todos los restaurantes tienen un gran lavamanos colectivo en el que los clientes se limpian las manos al final de la comida. La primera vez que fui pedí un tenedor, pero enseguida me di cuenta de que era mejor adaptarme a las costumbres locales.

Esta receta no es precisamente un *dal*, sino otro tipo de guiso de lentejas. Nutritiva y deliciosa, la descubrí en un taller de *show cooking* saludable. Además de las propiedades de las lentejas, cuenta con las de la alcachofa, que tiene poco contenido calórico y es buena para tratar los problemas digestivos gracias a la fibra que aporta. A mí me encanta comerla entera al vapor o preparar sus hojas con una vinagreta a la francesa.

Ingredientes (para 2 personas)

- 300 g de lentejas
- 6 alcachofas
- 1 calabacín
- 1 pimiento rojo
- 1 cebolla
- 1 puñado de setas shiitake
- ½ l de caldo de verduras
- 3 cucharadas de tomate frito
- Vino blanco
- Aceite de oliva virgen extra
- Sal al gusto

Paso a paso

1. Lava y pica la cebolla, el pimiento, el calabacín, las alcachofas y los shiitakes.

2. En una sartén, calienta un poco de aceite y sofríe la cebolla. Cuando esté dorada, añade las verduras y las setas, y deja que se cuezan.

3. Incorpora las lentejas previamente escurridas, mézclalo bien y añade el tomate frito. Vuelve a remover.

4. Agrega un chorrito de vino blanco, espera a que se evapore e incorpora el caldo. Añade una pizca de sal (si fuera necesario) y deja cocer a fuego lento durante media hora. Si las lentejas te gustan más caldosas, puedes añadir un poco más de caldo.

HAMBURGUESA DE GARBANZOS Y CHAMPIÑONES

Esta receta del libro *Vivir sin gluten* (Roca), de la nutricionista Gemma Bes Padrós y Tomeu Caldentey, primer chef mallorquín que consiguió la distinción de una estrella Michelin, es deliciosa y bastante fácil de preparar. ¡Me encanta este formato de minihamburguesas! Yo las sirvo con una ensalada verde.

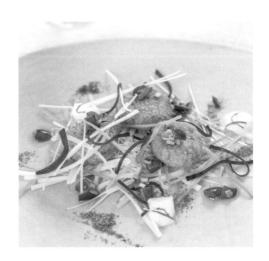

Ingredientes (para 2 personas)

- 200 g de garbanzos
- 1 cebolla
- 7 u 8 champiñones cortados finos
- 1 hoja de laurel
- 3 dientes de ajo
- 3 cucharadas de copos de avena finos sin gluten
- Sal al gusto
- Aceite de oliva virgen extra
- 1 pellizco de perejil picado
- 1 pellizco de pimienta negra
- Semillas de sésamo

Paso a paso

1. Pica el ajo y la cebolla y saltéalos con el aceite y un pellizco de sal hasta que estén dorados.

2. Añade la hoja de laurel y los champiñones. Cuece todo hasta que se evapore el agua de los alimentos.

3. Incorpora los garbanzos, la avena, el perejil y la pimienta picados y bate todos los ingredientes hasta que se cree una masa.

4. Pon papel vegetal sobre una bandeja para hornear, pincélala con aceite de oliva y divide la masa en pequeñas bolas que aplanaremos para crear las hamburguesas. Para hacerlas ayúdate de una cuchara y mójate las manos para darles forma.

5. Espolvorea semillas de sésamo y hornea las hamburguesas a 180 °C unos 30 minutos, hasta que estén doradas.

6. Sirve las hamburguesas acompañadas de una ensalada de brotes verdes o de coles.

LOS BANDHAS

Como explicamos anteriormente, a medida que el practicante de yoga progresa en su camino debe incorporar nuevas técnicas como las de pranayama (respiración) y las de los mudras (sellos o gestos con las manos) para estimular, mover y controlar el flujo del prana (energía vital) y así evitar su dispersión y desperdicio. A continuación quiero presentarte los bandhas, que son contracciones musculares de tres zonas específicas del cuerpo que retienen el prana y lo distribuyen por todo el cuerpo, y funcionan como cierres energéticos. Los tres principales son:

Jalandhara bandha (llave de la garganta) se activa con un movimiento de la barbilla hacia el pecho que empuja la energía hacia abajo y limita el flujo ascendente del prana para prevenir que se disperse por arriba, por zonas como los oídos o los ojos.

Mula bandha (llave raíz), asociado con el centro del suelo pélvico, empuja la energía hacia el ombligo y evita que se pierda por las zonas íntimas. Sin entrar en detalle, debes saber que este bandha puede activarse en la mayoría de las asanas, aunque de forma sutil e interna.

Uddiyana bandha (llave del diafragma), vinculado al core y a la zona del abdomen, mueve la energía hacia arriba, pero también intensifica la energía ascendente de mula bandha y la energía descendente de jalandhara bandha.

Por último, debes saber que cuando aplicamos estos tres bandhas juntos se obtiene el **maha bandha**, la gran cerradura.

PRACTICA LA ACTIVACIÓN DE LOS BANDHAS

Para experimentar los bandhas es interesante activarlos en las asanas estables que no requieren equilibrio y que ya dominas, para que puedas concentrarte en sentir el cambio en el flujo de energía. Busca esta activación en las siguientes asanas:

- Jalandhara bandha: En salamba sarvangasana (vela) y setu bandha sarvangasana (puente).
- Mula bandha: En tadasana (montaña) y malasana (guirnalda).
- Mula bandha y uddiyana bandha: En adho mukha svanasana (perro boca abajo) y paschimottanasana (pinza sentada).
- Maha Bandha: En sukhasana (postura sentada con piernas cruzadas).

UJJAYI, LA RESPIRACIÓN VICTORIOSA

En ashtanga yoga se controla el flujo y el ritmo de la respiración durante toda la práctica para mantener la duración y la suavidad del aliento. Para ello se utiliza la técnica **ujjayi pranayama**, que significa respiración victoriosa en sánscrito.

Su objetivo consiste en aumentar, purificar y distribuir la energía a lo largo de la garganta y la implicación de la glotis mientras se inspira y se espira por la nariz. Por eso mismo, el practicante de ashtanga yoga suele emitir un sonido como de fricción que nace de la garganta (no de la nariz), debido a la reducción del paso del aire. Cuando se hace correctamente, esta respiración es capaz de estimular, pero también de relajar.

En los *Yoga Sutras*, Patanjali sugiere que el aliento debe ser duradero y homogéneo. La respiración se alarga porque la misma cantidad de aire tarda más en pasar por el canal estrechado, lo que permite ralentizar los movimientos y controlar el flujo de aire mientras realizas las complejas transiciones dinámicas de ashtanga yoga.

Esta respiración consciente y controlada debería tener la misma duración en la inspiración que en la espiración.

La otra ventaja con la que cuenta es su sonido, que te mantiene en modo alerta; cuando te das cuenta de que ya no escuchas tu respiración es señal de que has perdido la concentración (y seguramente la activación de los bandhas) y, entonces, vuelves a prestar atención a la práctica.

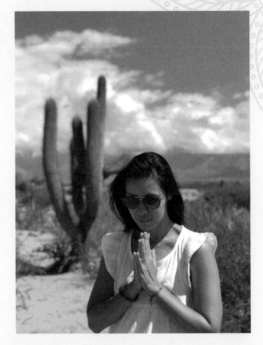

CÓMO PRACTICAR LA RESPIRACIÓN UJJAYI

No es fácil de explicar sin practicarla, por eso mismo te propongo la técnica que uso en mis clases:

1. Habla susurrando sin hacer ruido para contraer la glotis.

2. Espira aire por la boca como si quisieras echarle el aliento a los cristales de una ventana o fueras a limpiar tus gafas.

3. Repite la misma espiración, cerrando la boca y dejando que el aire salga por la nariz. Esta espiración es ujjayi.

4. Con la misma contracción de la glotis, inspira por la nariz de manera suave creando el mismo sonido en la garganta. Suele costar más para la inspiración, pero con la práctica, todo se consigue.

ASANAS AVANZADAS PARA ACTIVAR EL MULA BANDHA

Aquí te propongo asanas avanzadas para practicar el cierre energético mula bandha. Estas cuatro asanas requieren de un esfuerzo físico para elevar el cuerpo, mantenerlo en suspensión o en equilibrio estable. Activar el bandha es fundamental para mover la energía hacia arriba y que no caiga todo el peso del cuerpo sobre los miembros de apoyo. Realiza una especie de succión del suelo pélvico hacia arriba de tal manera que notes una sensación de fuerza interior que tira de la cadera hacia el cielo, como si estuviera en suspensión.

PADMASANA
LOTO

Tradicionalmente conocida como postura de meditación, se trata de una postura que requiere cierto tiempo de adaptación, sobre todo para las piernas y las caderas, por eso te recomiendo trabajarla con paciencia. Empieza sentándote en la esterilla con la espalda recta y las piernas hacia delante. Dobla una de las rodillas y lleva el pie hacia ti agarrándolo con las manos. Colócalo encima del muslo de la otra pierna a la altura de la ingle. Cuanto más cerca esté el pie de la cadera y los dedos de los pies sobresaliendo por el costado del cuerpo sin apoyar,

mejor. Intenta relajar la cadera para dejar caer la rodilla sin tener que aguantarla. Haz lo mismo con la otra pierna.

Consejo: Si no dominas la postura de padmasana completa (loto), puedes hacer un medio loto con una sola pierna, y la otra cruzada por debajo.

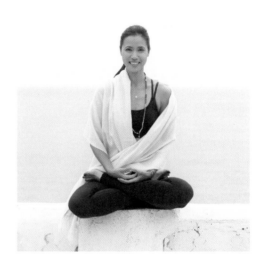

BENEFICIOS

▶ Flexibiliza las caderas y las fortalece.

▶ Estira rodillas y tobillos.

▶ Cuando se hace para meditar, mejora la concentración.

URDHVA PADMASANA
LOTO ELEVADO

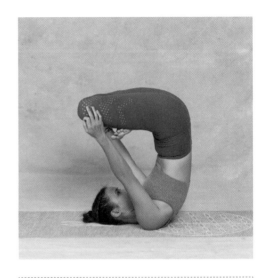

Se trata de una de las posturas finales de ashtanga yoga. En esta, se activa maha bandha, la gran cerradura.

Empieza en salamba sarvangasana (vela). Ayúdate de las manos para colocar las piernas en padmasana (loto), como si te hubieras sentado al revés. Coloca las manos en las rodillas estirando los brazos, de tal manera que estés empujando las rodillas con las manos. Expande la espalda, abriendo los hombros para lograr una base más amplia y estable. Mantén la cabeza activa para no comprimir el cuello y la zona de las cervicales en el suelo. No bloquees la garganta, busca llevar los isquiones al cielo y activa los tres bandhas. Para salir, puedes mantener las piernas en loto, llevar las manos al suelo detrás de la espalda y bajar vértebra por vértebra al suelo activando la zona abdominal.

Consejo: Si no dominas padmasana (loto), puedes hacer un medio loto o solo cruzar los tobillos. No se recomienda realizar esta postura si sufres de lesiones en el área de las cervicales o si tienes una presión alta.

BENEFICIOS

▸ Activa los órganos abdominales y la circulación sanguínea de la zona lumbar y pélvica.

▸ Los órganos que tienden a bajar son devueltos a su sitio gracias a la inversión del cuerpo.

TOLASANA O UTPLUTHI
BÁSCULA

Esta postura de equilibrio es la última de ash-tanga yoga antes de la postura final de sava-sana (cadáver). Empieza en padmasana (loto). Apoya las palmas de las manos en el suelo, a la altura de la mitad de los muslos con los dedos señalando las rodillas. Inspira, activa el core y, al espirar, haz fuerza con las manos con los brazos estirados para elevar tanto las piernas como el trasero del suelo activando mula bandha y uddiyana bandha.

> **BENEFICIOS**
>
> ▸ Fortalece los brazos y las piernas.
>
> ▸ Aumenta la resistencia de las muñecas.
>
> ▸ Activa los órganos abdominales y la circulación sanguínea de la zona lumbar y pélvica.

PLAYLIST

En este capítulo no voy a proponerte una lista de canciones para practicar el tradicional ashtanga yoga, cuya práctica requiere silencio para poder escuchar el sonido del ujjayi pranayama. El único tema que te propongo es para el savasana (cadáver):

Para salir, flexiona los brazos para volver a la posición inicial en el suelo y luego desarma el loto.

Consejo: Si no dominas padmasana (loto), puedes hacer un medio loto o simplemente cruzar los pies y ayudarte de dos bloques para apoyar las manos y facilitar la elevación del tren inferior del suelo.

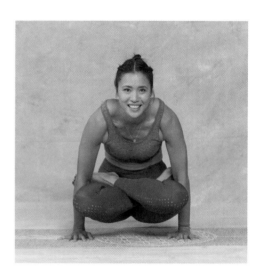

'**Sposa son disprezzata**'. En *Arie Antiche: Se tu m'ami*. De Vivaldi, versión cantada por Cecilia Bartoli (1992). Esta aria me calma particularmente; además, la voz poderosa de esta gran cantante de ópera me transporta a otra dimensión durante la relajación.

KAKASANA **CUERVO**
BAKASANA **GRULLA**

Se trata de dos posturas distintas sobre el equilibrio de las manos. La primera es más sencilla, ya que las espinillas se apoyan en los brazos flexionados, mientras que la segunda lleva las rodillas a las axilas:

Kakasana (cuervo): Empieza en malasana (guirnalda) y apoya las manos en el suelo al ancho de los hombros. Dobla los codos como en chaturanga dandasana (bastón) y apoya las espinillas en los tríceps. Al inspirar, lleva el peso del cuerpo hacia delante y, al espirar, levanta los pies del suelo, activa el core y mula bandha para mantener el equilibrio.

Bakasana (grulla): Empieza en malasana (guirnalda) y apoya las manos en el suelo al ancho de los hombros. Eleva las caderas apoyándote en las puntas de los pies y coloca las rodillas junto a los brazos, tan arriba como puedas cerca de las axilas. Al inspirar, lleva el peso y la mirada hacia delante manteniendo las caderas altas. Al espirar, activa

el core y mula bandha para levantar los pies del suelo, al mismo tiempo o primero uno y luego el otro. Cuando alcances estabilidad intenta estirar los brazos.

Para salir de ambas posturas, baja los pies al suelo. Si ya dominas las asanas, intenta hacer un vinyasa y, con la fuerza de mula bandha, lanza los pies hacia atrás para aterrizar directamente en chaturanga dandasana (bastón).

Consejo: Si al elevar los pies del suelo tienes miedo de caer hacia delante, coloca un cojín en el suelo, a la altura de tu cara.

BENEFICIOS

▸ Fortalece los brazos.

▸ Aumenta la resistencia de las muñecas.

▸ Activa los órganos abdominales y la circulación sanguínea de la zona lumbar y pélvica.

▸ Mejora el equilibrio.

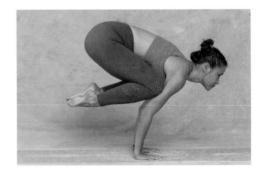

PINCHA MAYURASANA
PAVO REAL

Empieza arrodillándote. Apoya en el suelo las manos y los antebrazos manteniendo la distancia del ancho de los hombros y entra en makarasana (delfín en el capítulo 8). Haz fuerza con los antebrazos, busca redondear la parte alta de la espalda y los hombros y activa el core para levantar una pierna a la vertical. Con el mínimo impulso y la fuerza de mula bandha, empuja el pie que está en el suelo para elevar toda la cadera por encima de la cabeza y busca el *momentum* para mantener el equilibrio.

En dharma yoga se recomienda subir las piernas separadas y dobladas como una báscula y, cuando logras mantener el equilibrio invertido, entonces juntas las piernas y las estiras. Para salir, baja una pierna, luego la otra y descansa en balasana (postura del niño).

Consejo: Es una de las posturas más difíciles de ejecutar. No te desanimes, con mucha práctica acabará saliéndote.

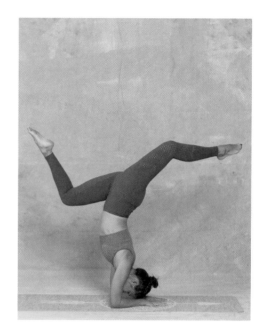

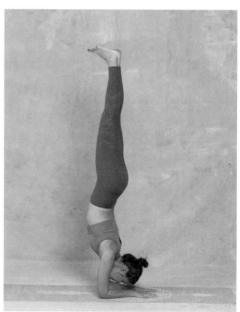

BENEFICIOS

▸ Fortalece los brazos, especialmente los antebrazos.

▸ Activa y oxigena los órganos abdominales.

▸ Mejora el equilibrio.

SECUENCIA DE YOGA DINÁMICO AVANZADO (20 MIN)

Aplica ujjayi pranayama y la activación de bandhas durante toda la secuencia.

Empieza en tadasana (montaña) para cantar el Om. Dedica tu sesión a todos los progresos que has hecho y a los que seguirás haciendo gracias a una práctica regular.

Cierra los ojos y empieza a respirar a la manera ujjayi escuchando el sonido regular y constante de la respiración durante un par de minutos para calmarte y concentrarte.

▶ Surya namaskar (saludo al sol) estilo ashtanga yoga, 3 veces

1 Uttanasana (pinza de pie)

2 Malasana (guirnalda)

3 Bakasana (grulla)

4 Ardha pincha mayurasana (delfín)

5 Balasana (postura del niño)

6 Pincha mayurasana (pavo real)

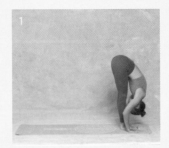
1

5 respiraciones

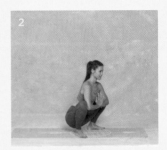
2

3 respiraciones

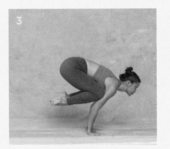
3

3 respiraciones

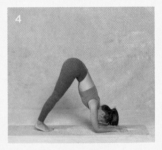
4

3 respiraciones

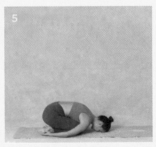
5

5 respiraciones

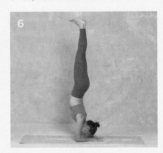
6

3-5 respiraciones

7 Balasana (postura del niño)

8 Sarvangasana (vela)

9 Halasana (arado)

10 Urdhva padmasana (loto elevado)

11 Utpluthih (báscula)

12 Savasana (cadáver)

Siéntate en sukhasana (piernas cruzadas), estira la espalda sin tensión y observa las sensaciones de tu cuerpo después de estas asanas más exigentes.

Junta las manos en el pecho y canta el Om. Lleva las manos a la frente e inclínate hacia el suelo para mostrar respeto hacia la práctica y como señal de aceptación ante las limitaciones de tu cuerpo en las asanas que aún no dominas.

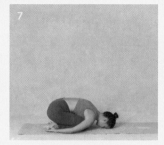

5 respiraciones

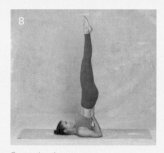

8 respiraciones

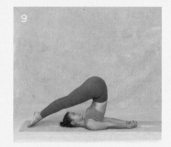

5 respiraciones

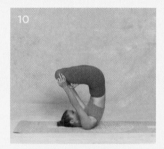

5 respiraciones

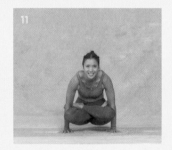

3 respiraciones

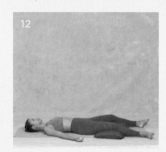

2-3 min

Accede al vídeo de la práctica

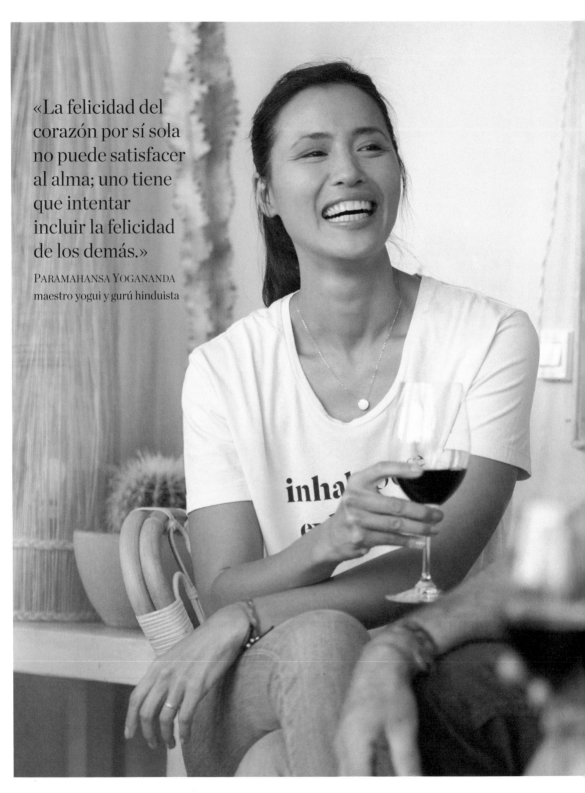

«La felicidad del corazón por sí sola no puede satisfacer al alma; uno tiene que intentar incluir la felicidad de los demás.»

PARAMAHANSA YOGANANDA
maestro yogui y gurú hinduista

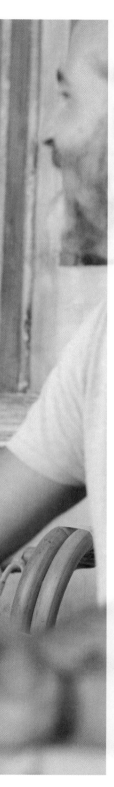

Capítulo 15

Comparte tu energía yogui con tu pareja y tu entorno

Al llegar a España tardé más de un año en encontrar el lugar donde me sentía bien para hacer yoga. Tuve la suerte de conocer a una profesora mexicana en Barcelona que me inició en el ashtanga yoga tradicional, estilo mysore, una autopráctica individual intensa de asanas considerada como una meditación en movimiento, pero que te deja a solas contigo y el sonido de tu respiración ujjayi. Para profundizar mi práctica, un verano fui a un retiro de una semana con Nancy Gilgoff, la primera mujer norteamericana que practicó con el fundador del ashtanga yoga en los años setenta. Le pregunte por qué el yoga era tan individualista y personal. Su respuesta me iluminó, de hecho, suelo incluirla en mi enseñanza: «Si no estás bien contigo, no puedes estar bien con los demás. Primero trabaja el yoga a nivel personal e íntimo, y entonces podrás transmitirlo a tu entorno».

El objetivo de este libro es aprender a sentirnos bien por dentro y por fuera. El término «fuera», o el exterior, no solo se refiere al cuerpo físico, sino también al entorno, la vida social, la comunidad en la que vivimos, el planeta cuyos recursos nos alimentan y el aire que respiramos.

Me parece importante enfocar el último capítulo de esta oda al bienestar desde un punto de vista de las relaciones con los otros. Además, os daré unos consejos personales sobre un aspecto muy feliz de mi día a día, la vida en pareja.

DIARIO/

¿Qué aportas a tu comunidad y qué otras cosas te gustaría dar? Elige el significado que le quieres dar a la palabra «comunidad»: puede ser el planeta, tu país, tu pueblo, tu vecindario, tu entorno, tu familia, etcétera.

En tu relación con tus amigos o con tu pareja, ¿crees que vuestros sentimientos son mutuos y equilibrados?
¿Cuáles son para ti los valores más importantes en los que fomentas una relación de pareja?

CONECTAR CON EL MUNDO

Los seres humanos necesitamos vivir en grupo, que cada individuo tenga un papel determinado y que en conjunto estos se complementen para que la comunidad pueda funcionar. Se trata de una constante antropológica, sin embargo, con la globalización y el acceso a lugares, información, contactos, productos y servicios de forma rápida y sencilla, parece que este sentimiento de pertenencia ha empezado a diluirse. El mundo moderno nos aleja de nuestro papel en nuestra comunidad.

Nos hemos convertido en ciudadanos del mundo, algo muy positivo, ¡yo soy la primera que disfruta viajando, descubriendo nuevas culturas y transmitiendo una filosofía hindú en un idioma que no es el materno! Pero no por eso tenemos que perder la esencia de nuestra existencia en este mundo. Recuerda la ley del karma, la que dice que todas nuestras acciones tienen efectos, no solo sobre nuestra vida (o vidas) sino también sobre el medio ambiente, sobre la educación de las nuevas generaciones, sobre el entorno social, sobre la vida cívica de nuestro pueblo o país, etcétera. Estoy convencida de que sienta mejor saber que nuestras decisiones no hacen daño a nadie, ya sea cercano o esté en la otra punta del planeta.

No hace falta crear una fundación altruista o irse a trabajar con una ONG, se puede cooperar con un grano de arena mediante acciones sencillas a diario. Valoremos cómo podemos contribuir para ayudar. Cualquier aportación, por pequeña que sea, siempre será mejor que la pasividad.

Recuperando las tres etapas de este libro y adaptándolas a nuestro deseo de bienestar y armonía con nuestro entorno, podríamos resumir estos tres puntos:

1. Escucha, observa y conecta. Es importante prestar atención a lo que sucede en el exterior, más allá de tu ser. Toma conciencia del impacto diario de tus acciones, pensamientos y palabras para conectar con la gente, la naturaleza y el resto del mundo de manera armoniosa.

2. Limpia, sanea y resetea. A medida que vayas aprendiendo de tu experiencia personal y colectiva, reajusta tu comportamiento y estilo de vida, selecciona tus amistades, y escoge tus actividades. Hazlo con el fin de adaptarte a una situación y a un entorno que evolucionan y haz un esfuerzo para mantener esta paz a la que todo el mundo aspira.

3. Disfruta, profundiza y comparte. No olvidemos que el objetivo final es alcanzar la felicidad, y para ello el ser humano necesita dar, recibir y compartir amor (no necesariamente romántico). Esto lo consigues cuando te rodeas de amigos, de familiares y de seres queridos que te aprecian tanto como tú a ellos. Busca profundizar en tu recorrido espiritual, en tu práctica de yoga con tu cuerpo y tu mente, en tus relaciones con amor y, sobre todo, comparte tus descubrimientos con los demás. Sé una fuente de buena energía yogui e ilumina otros caminos, pero sin intentar predicar. ¡El bienestar es un proceso íntimo y personal que cada cual debe emprender cuando esté preparado!

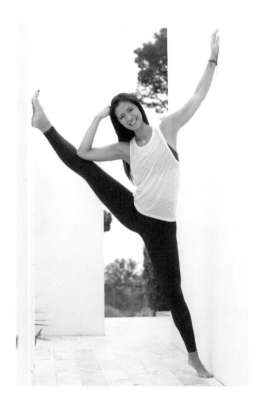

YOGA ES TAMBIÉN UNIÓN CON LOS DEMÁS

Te recuerdo que «yoga» significa «unión» de cuerpo, mente y espíritu, pero lo podemos interpretar también como unión con el resto del mundo y con el universo. Porque todos somos responsables de nuestras acciones y deberíamos sentirnos vinculados al bienestar de los demás: ¡todos estamos relacionados!

> «Yoga significa unión, en todos sus significados y dimensiones.»
>
> INDRA DEVI
> escritora y maestra de yoga

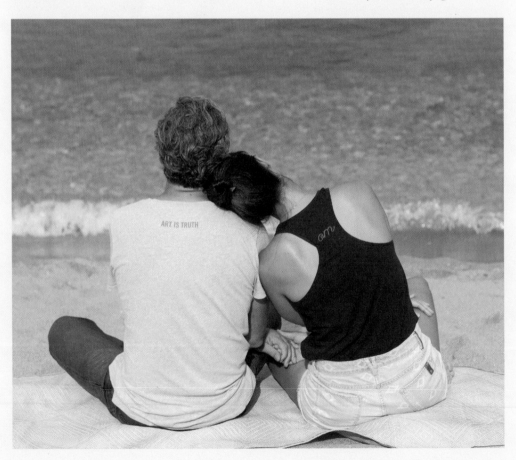

La ropa que llevas en este momento ha sido vendida por un dependiente que atiende en una tienda que trabaja con un transportista que ha hecho de nexo con los fabricantes que han confeccionado el diseño que una persona ha creado y que se hace con una tela especial de algodón que unos campesinos han cultivado. Y así podríamos seguir hasta enumerar una larga lista de agentes implicados, ¡y esto sucede con todo! La comida, el perfume que llevas e incluso el libro que tienes entre las manos son el resultado de la unión de muchos individuos.

Estos cuatro yamas de Patanjali aportan unos valores y conceptos que nos pueden servir como referentes en nuestra actitud de vida yogui:

1. Ahimsa (no violencia). Podemos aplicarlo como la no intención de hacer daño, ya sea a tu vecino o a tu peor enemigo. En mi anterior libro explicaba la meditación budista del *loving kindness* o del amor incondicional para generar sentimientos benevolentes hacia quienes somos pero también hacia una persona con quien se tiene una relación difícil. La aprendí con Nancy en el mismo viaje a Creta ya mencionado y me parece una manera muy bonita e íntima de trabajar ahimsa y darse cuenta de que los pensamientos y sentimientos negativos se pueden transformar en positivos por el bienestar propio.

2. Satya (verdad de pensamiento y de comunicación). Este puede entenderse como el hecho de no pretender esconderse detrás de un falso escaparate, ni mantener relaciones hipócritas. Si sabes que el vínculo que te une con algo o alguien es puro, real y honesto, habrá respeto y puede que surja amistad o amor (no solo romántico).

A veces puede ser delicado decir la verdad, ya que suele generar desacuerdos, conflictos y hacer daño a la otra persona. En estos casos sensibles, deberás encontrar las palabras y el momento y hacerlo realmente para ayudar a la otra persona con una intención benevolente y no para deshacerte de un pensamiento que te perturba.

3. Asteya (no robar). No se trata solo de no apoderarse de las pertenencias de otros, también incluye el tiempo, la energía, las ideas o el espacio. Por ejemplo, si en una reunión hablas demasiado sin escuchar a los demás, estás robando tiempo a esas personas, o si pides un favor a un compañero sin que resulte realmente importante para ti, le robas energía. Aprovecharse de un trabajo en equipo, copiar proyectos sin la autorización de los autores o criticar sin causas justificadas también son formas de robo de espacio y energía.

4. Brahmacharya (celibato). Este cuarto yama se puede entender como moderación sexual, conservación de la energía y control de los placeres sensuales en general para que estos no dominen al yogui y lo aparten de su práctica. Tradicionalmente se traduce como «celibato» en un contexto monástico o *ashram*. Pero cada uno es libre de hacer lo que le apetezca, y si lo miramos en un contexto más amplio, se puede interpretar como no dejarse llevar por las adicciones y no obsesionarse con las cosas o las relaciones que nos alejan de nuestro equilibrio y bienestar.

> «Quien es feliz hace feliz a los demás también.»
>
> ANNE FRANK

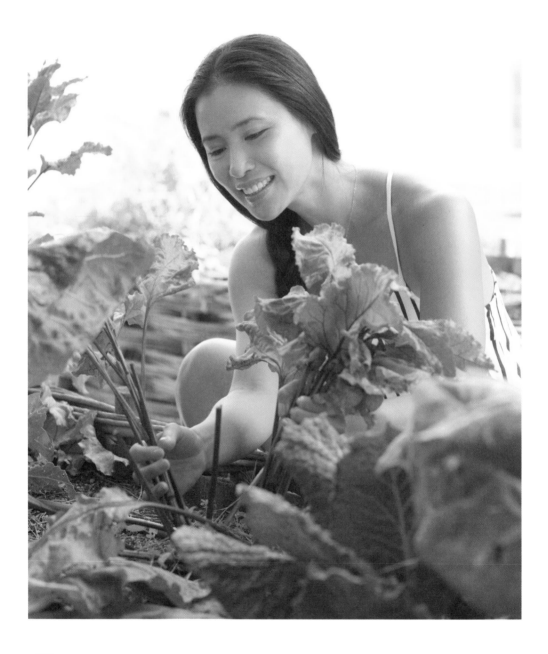

RECETAS PARA UNA CENA CON AMIGOS

Comparte una comida con tu gente con recetas saludables aptas para todo tipo de celebraciones.

HUMMUS DE REMOLACHA

Olvídate de la bolsa de patatas fritas y de los nachos con salsa de bote: te propongo un aperitivo con mezclas saludables. Corta unos *crudités* de verduras (como apio, endivias y zanahorias crudas) para el *dipping* o unos *crackers* de espelta y semillas (horneados) para untar en vez de los tradicionales nachos fritos.

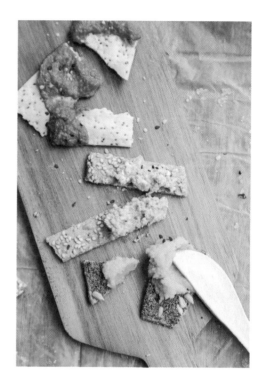

Ingredientes (para 3-4 personas)
- 3 remolachas precocidas o frescas hervidas previamente. Si la remolacha es demasiado fuerte para tu gusto, puedes cambiarla por guisantes o por un boniato asado
- ¼ de taza de aceite de oliva
- El zumo de 1 limón
- 400 g de garbanzos en conserva
- ⅓ de taza de tahín
- 3 cucharaditas de comino molido
- 2 o 3 dientes de ajo asado
- Sal y pimienta al gusto
- Semillas de sésamo para decorar

Paso a paso

1. Mezcla todos los ingredientes —menos las semillas— en una procesadora, hasta que la mezcla se vea suave y uniforme.
2. Sírvela con un toque de aceite de oliva y pimienta. Corona la mezcla con las semillas.

PIZZA INTEGRAL DE BRÓCOLI

El brócoli combina muy bien con cualquier tipo de queso porque sus respectivos sabores se complementan. Me encanta este vegetal, suelo saltearlo con otras verduras. De la familia de las coles, el brócoli se considera como una hortaliza muy nutritiva con una gran cantidad de fibra, antioxidantes, minerales y vitaminas, principalmente vitamina C. Me parece original poner verde en esta receta de *fast-good-food* que encontré en la página web de Veritas, la cadena de alimentación orgánica.

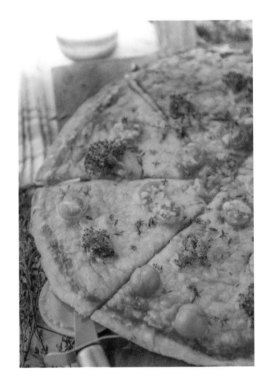

Ingredientes
(para compartir entre 2 personas)
- 1 masa fresca de pizza integral (contiene gluten)
- ½ brócoli
- 1 puñado de tomates cherry macerados en aceite de oliva y tomillo
- Mezcla de cuatro quesos mozzarella rallados
- 2 cucharadas de salsa de tomate
- Orégano al gusto
- 1 puñado de brotes de espinacas (opcional)

Paso a paso
1. Precalienta el horno a 180 °C.
2. Cuece el brócoli durante unos 2 minutos.
3. Extiende la masa de pizza, unta el tomate frito, cúbrelo con el queso rallado y condimenta con un poco de orégano.
4. Incorpora el brócoli cortado en pequeños trozos y los tomates, y espolvorea un poco más de queso rallado por encima.
5. Coloca la pizza en el horno durante unos 15-20 minutos.
6. Puedes comer la pizza sola o acompañada de unos brotes de espinacas.

GLUTEN, ¿SÍ O NO?

El gluten es una proteína que encontramos en la mayoría de los cereales y que el trigo estándar contiene todavía en mayor proporción. Si eres celíaco o tienes sensibilidad o intolerancia al gluten, debes eliminarlo de tu dieta. Pero si no, ¿puedo continuar ingiriéndolo?

Aunque no lo parezca, esta pregunta cada vez es más habitual y, tal y como explica Gemma Bes, nutricionista y coautora del libro *Vivir sin gluten* (Roca), no hay que alarmarse. El gluten y otros componentes del trigo no afectan a todos por igual. Si tu constitución es fuerte, tu sistema digestivo está sano y tu estilo de vida es adecuado, difícilmente tendrás problemas asociados al gluten.

Si te gusta mucho el pan y no tienes problemas de celiaquía, te recomiendo que consumas uno elaborado con levadura madre, fermentación lenta y harinas ecológicas de centeno o de trigos ancestrales como la espelta y el kamut. Este tipo de pan siempre es mucho más sencillo de digerir.

De todos modos, mi consejo es que, independientemente de la cantidad de gluten, disminuyas o elimines los productos elaborados con trigo estándar debido al uso de pesticidas. Incorpora en su lugar cereales y pseudocereales integrales sin gluten como el trigo sarraceno, el arroz integral, la quinoa, el mijo, etcétera. Estos contienen hidratos de carbono complejos que, como se metabolizan más lentamente, favorecen la regulación de los niveles de insulina en sangre, hacen que experimentemos mayor saciedad, con más energía y sin picos de cansancio ni antojos. Otro tanto a su favor es que mejoran la salud intestinal, lo que ayuda a prevenir alergias y refuerza el sistema inmunitario.

OCHO CONSEJOS PARA UNA VIDA EN PAREJA ARMONIOSA

La mayoría de los adultos dedican tiempo, pensamientos y energía a la búsqueda de un compañero de vida, pero cada uno tiene sus criterios y necesidades personales. El bienestar dentro de una relación se crea entre ambos miembros y no hay dos parejas que funcionen igual.

Llevo casi veinte años con mi marido y estoy muy orgullosa de que hayamos conseguido crear y mantener la armonía en nuestra relación. Del mismo modo que necesitamos armarnos de paciencia, constancia y motivación a la hora de mantener una dieta, para empezar a meditar o trabajar la flexibilidad, con el amor sucede lo mismo. Para mí, la base está en construir el enlace sobre unos cimientos sanos y equilibrados que se refuercen constantemente con los años. Aunque el enamoramiento es un sentimiento que no se puede controlar, si se trabaja de forma conjunta a fin de que la llama se mantenga viva, es más fácil que no se apague.

Quiero compartir contigo algunos consejos personales que me han ayudado a conservar mi relación felizmente durante tantos años. Sin buscar la respuesta en la filosofía o en el *mindfulness*, con el tiempo me he dado cuenta de que la práctica del yoga y de la atención plena han contribuido a estabilizar nuestro equilibrio y crear una base sólida para sobrevivir juntos a todas las turbulencias de la vida.

1. Pacto de ahimsa. Al principio de nuestra relación, cuando aún nos estábamos conociendo, decidimos hacer un trato de nunca hacernos daño intencionadamente. Aunque no lo llamamos así, hicimos un pacto de ahimsa. Esto implica ser cuidadoso con tus palabras y actos, sobre todo en los momentos difíciles. Un simple gesto puede fastidiar todo. En el libro *La ira* (Oniro), del monje budista Thich Nhat Hanh, el autor explica técnicas de meditación y consejos prácticos de *mindfulness* aplicados al día a día para no dejarse llevar por la ira en las situaciones de crisis de pareja.

2. Tener respeto. Cuando ya no se valora a la otra persona estamos ante una señal de que ya no hay amor. El respeto es uno de los fundamentos de cualquier relación, tanto amorosa como de amistad. El respeto de su tiempo, espacio y energía es la base de asteya.

3. Responsabilidad. Se ejercita de forma mutua y a partes iguales. La ley del karma nos recuerda que somos dueños de nuestras acciones, pensamientos y palabras porque tienen efectos y consecuencias. La responsabilidad aparece porque te importa y quieres hacer todo lo posible para que la relación funcione, lo que me lleva al siguiente punto.

4. Esfuerzo constante. Si prestas atención a lo que pasa —o a lo que ya no pasa— en tu vida en pareja con la intención de buscar la armonía, podrás realizar los ajustes necesarios sobre la marcha. No dejemos que la rutina encienda el piloto automático de la convivencia. El amor se trabaja en el día a día, del mismo modo que la meditación de la mañana: saltársela es muy fácil porque siempre tenemos otras cosas que hacer, pero si sabes que es imprescindible para tu bienestar, harás el esfuerzo de sentarte en silencio aunque solo sea durante 5 minutos.

5. Seducción. No hay que esperar al día de San Valentín para dar una sorpresa y ser romántico. No se trata de regalar flores cada semana, puedes escoger detalles más sutiles. De hecho, son los que más se valoran y aprecian. ¡Muéstrale a la otra persona que te importa!

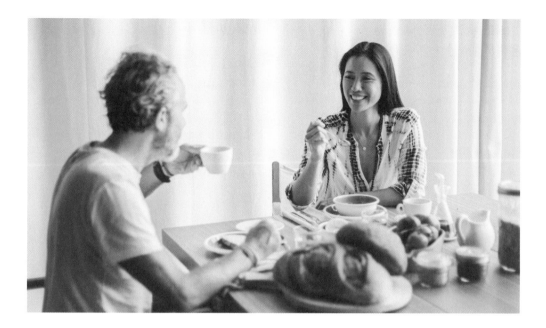

6. *Life partners.* Me encanta pasar tiempo con mi marido y compartir intereses para comprender sus pasiones, estar presente cuando se alegra o se emociona por algo y así desarrollar una relación más profunda. Por ejemplo, empecé a hacer *running* porque a él le gusta y ahora salimos juntos a correr con frecuencia. Del mismo modo, él me acompaña en todos los retiros de yoga. Además, la meditación se ha convertido en un momento sagrado y rutinario que compartimos cada mañana.

7. Comunicar. No se trata solo de decir las cosas con honestidad, sino también de saber observar, escuchar y conectar, intercambiar ideas, soñar proyectos conjuntos o mantener regularmente conversaciones fuera de la logística casera. Buscad la atención plena en estas conversaciones, dejad el móvil y apagad la tele: deben ser momentos de calidad que alimenten vuestra armonía.

8. Tened una rutina de gestos íntimos que muestren vuestro amor cada día. Sin entrar al detalle de mi vida íntima matrimonial, puedo compartir con vosotros un ritual que mantenemos mi esposo y yo: nos despertamos y nos acostamos con un beso. Cada día, mi jornada empieza con un regalo de buena energía y acaba con una muestra de amor y cariño que elimina inconscientemente los pensamientos negativos antes de dormir. Entre nosotros, y a pesar de llevar una vida urbana, acelerada y ajetreada, no hay nunca indiferencia.

COMPARTE Y GUÍA UNA RESPIRACIÓN MEDITATIVA

Cuando explicas los beneficios de la meditación a personas que no la practican, la exposición suele quedarse en el ámbito de la teoría. Muchas se interesan por el tema pero no saben cómo empezar o con qué técnica probar.

A pesar de que practico a diario (en silencio, con un *mala* o guiada con una *app* del móvil), es muy difícil para una persona sin entrenamiento guiar al principiante. Pocos se atreven a hacerlo, pero no por falta de ganas de transmitir la experiencia.

A continuación quiero compartir contigo una técnica relativamente fácil de aplicar para dirigir a tus conocidos en una meditación basada en una respiración contada y concentrada.

En un retiro de yoga en Italia, el profesor de ashtanga yoga John Scott nos enseñó Focus 12, su técnica de pranayama contada que se puede considerar como una meditación guiada con la ayuda de tu propia mano. Es un método fácil para guiar un pranayama sin que pierdas el hilo mientras cuentas hasta 12 usando la mano izquierda. La particularidad de esta técnica se centra en que verbalizas las inpiraciones y las espiraciones y en que cuentas en sánscrito, como en ashtanga yoga, uno de los pocos estilos de yoga que sigue usando este idioma para guiar las secuencias.

CÓMO SE PRACTICA

El pulgar se mueve tocando las falanges como si fueran las cuentas de un *japa mala* (si hace falta, vuelve al capítulo 9) siguiendo un orden definido en forma de caracol (aunque puedes escoger otro orden). Cierra los ojos y recorre las 12 falanges haciendo que estas se transformen en una hoja de ruta fácil de seguir. Si quieres llegar hasta el número sagrado 108, realiza 9 vueltas.

Además, John Scott añade un plus de dificultad: debes pronunciar mentalmente o en voz alta: «puraka» —para cada inspiración— y «rechaka» —para cada espiración—, como si fuera un mantra, y sigue contando en sánscrito.

Consejo: Si no te sale decir estas palabras en sánscrito, puedes utilizar tu idioma para guiar a tus amigos. De todas formas te invito a entrenar haciéndolo en sánscrito para ti mismo. Recuerda que aprender un nuevo idioma es una gimnasia mental muy interesante y beneficiosa para el sistema nervioso.

LOS NÚMEROS EN SÁNSCRITO:

1 *ekam*

2 *dve (due)*

3 *trini*

4 *chatvaari (chatuari)*

5 *pancha*

6 *sat*

7 *sapta*

8 *ashta*

9 *nava*

10 *asha*

11 *ekaadasha*

12 *dvaadasha (duadasha)*

ASANAS DE EQUILIBRIO EN PAREJA

En este capítulo me gustaría que probaras asanas de equilibrio para encontrar precisamente la armonía entre el esfuerzo y la tranquilidad y conseguir la estabilidad con tu pareja (amorosa, familiar o de amistad). En *Mi diario de yoga* encontrarás más asanas en pareja para desarrollar la confianza.

Verás que las posturas seleccionadas también se pueden realizar de manera individual, de hecho, algunas ya las hemos visto. La idea es que os ayudéis mutuamente, ¡solo así podréis realizarlas! Enseguida te darás cuenta de no puedes pensar solo en ti y de que la presencia del otro es una buena ayuda. Manteneos atentos y no empujéis o tiréis demasiado, con una comunicación fluida conseguiréis completar posturas de forma más estable y cómoda que en sus versiones individuales.

VRIKSASANA
ÁRBOL
postura individual en el capítulo 2

Empezad de pie uno al lado del otro, con los hombros casi tocándose (que tu hombro izquierdo quede cerca del suyo derecho). Cada uno busca la postura con la pierna exterior doblada y apoyada en el interior del muslo (si empiezas flexionando la izquierda,

tu pareja debe hacerlo en espejo). Cuando estéis estables, con el brazo interior, agarraos por la cintura. Levantad el otro brazo a la vertical por encima de la cabeza para buscar la mano de la otra persona y mantened la postura durante cinco respiraciones.

Consejo: Si tu *partner* no tiene aproximadamente la misma altura, os puede costar un poco más juntar las manos arriba. En este caso, unid las palmas de las manos a media altura, como un namasté compartido.

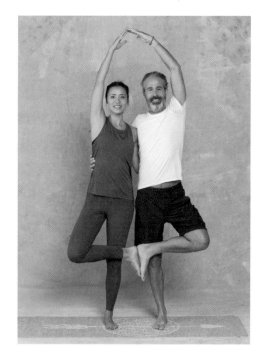

NATARAJASANA
BAILARÍN
postura individual en el capítulo 7

Empezad de pie frente a frente mirándoos a los ojos, a la distancia suficiente como para tocaros los dedos de las manos con el brazo estirado. Haciendo espejo, cada uno busca su tobillo para entrar en la postura dejando que el tronco bascule un poco hacia delante mientras la pierna sube hacia atrás. Estirad el brazo libre hacia delante y arriba, buscad apoyar las palmas de las manos, usando esta presión como un pilar de apoyo para el equilibrio.

Consejo: Vuestras caras se van a acercar mucho al bascular el tronco, y suele producir risas (eso es bueno) pero también desconcentración. Es importante que calméis la mente y os acostumbréis a miraros a los ojos antes de entrar en la postura.

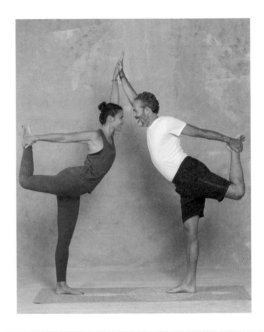

PLAYLIST

'We Are the World'. De *U.S.A. for Africa* (1985). Era muy joven cuando salió, pero me acuerdo muy bien de este hit compuesto por dos leyendas, Michael Jackson y Lionel Richie, y cantado por grandes artistas.

'Imagine'. De *Instant Karma: The Amnesty International Campaign to save Darfur 2007*. Me gusta mucho cómo canta Jack Johnson, me relaja, pero en este caso lo que me emociona profundamente son las palabras de John Lennon, uno de los mejores himnos de paz y amor que ha sabido envejecer muy bien.

He escogido estos dos temas porque resultan emblemáticos de la solidaridad. Más de veinte años los separan, pero ambos pertenecen a álbumes colectivos para apoyar causas humanitarias.

Como este capítulo también habla de amor y de vida de pareja, no he podido evitar incluir una canción romántica, pero

EKA PADA UTKATASANA
SILLA SOBRE UNA PIERNA

Esta asana de equilibrio sobre una pierna os ayudará a profundizar el estiramiento de la ingle y del glúteo.

Empezad de pie mirándoos. Buscad la distancia estirando los brazos y cogiéndoos por los antebrazos. En espejo, apoyad un tobillo en el muslo opuesto justo por encima de la rodilla. Aguantando el agarre de los antebrazos de tu compañero con los brazos estirados, doblad la pierna de apoyo y entrad en utkatasana (silla). Manteniendo la mirada fija en vuestra pareja, usad el peso de la otra persona para inclinar ligeramente el tronco hacia atrás y estabilizar el conjunto. Después de unas respiraciones, acordad el momento para estirar la pierna de apoyo y coordinar la salida de la postura. Repetid con la otra pierna.

Consejo: Si hay una gran diferencia de peso o de altura, el reto será mayor para encontrar el equilibrio estable y cómodo.

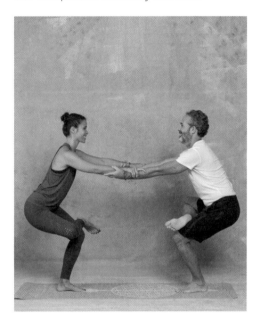

¡qué difícil es escoger con los millones de obras que existen en distintos idiomas!

'Je l'aime à mourir'. De *Les chemins de traverse*. De Francis Cabrel (1979). Esta canción de amor es un clásico francés que versionó Shakira. Se dice que el francés es el idioma del amor. No sé si será verdad, pero como se trata de mi lengua materna es la que utilizo para expresar mis sentimientos.

Extracto de la canción 'Imagine', de John Lennon:

[...] Imagine no possessions,
I wonder if you can.
No need for greed or hunger.
A brotherhood of man.
Imagine all the people sharing all the
world [...]

[...] Imagina —un mundo— sin pertenencias, me pregunto si puedes.
Sin necesidad de codicia o de hambre.
Una fraternidad de hombres.
Imagina a todas las personas compartiendo todo el mundo [...]

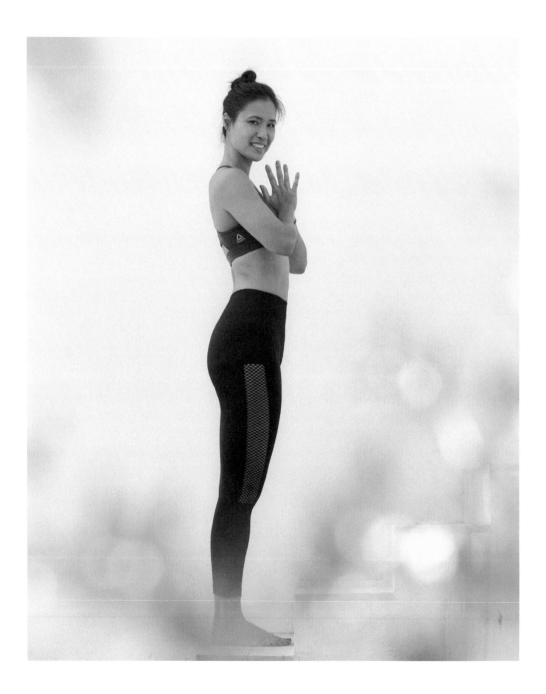

Conclusión

«La felicidad aparece cuando lo que piensas, lo que dices y lo que haces están en armonía.»

MAHATMA GANDHI

pacifista, político y pensador

A lo largo de estas páginas hemos abordado muchos temas del día a día que favorecen nuestro bienestar. Pero te recuerdo que no se aplican uno después del otro de forma ordenada e individual: ¡todo suma en la medida y el tiempo que consideres conveniente!

Me parece importante seguir un proceso y empezar por conocerte, algo que hemos tratado en la primera etapa dedicada a la observación, a la escucha y, sobre todo, a la conexión interior. Nos preocupamos demasiado por el mundo exterior, miramos lo que sucede en la vida de otros y nos identificamos con unas imágenes distorsionadas que nos alejan de nuestro ser profundo. El resultado de la primera fase debe permitirte saber qué es lo que realmente te sienta bien y lo que no, y ayudarte a definir los fundamentos de tu bienestar.

En la segunda etapa hemos realizado un proceso de desintoxicación amplio para poder construir nuestra felicidad sobre muros estables y sin grietas. Todo es equilibrio. Debes evitar los excesos y saber volver a un estado natural armonioso pero flexible en el cual te sientas en paz y a gusto con poco esfuerzo. Pero recuerda que no hace falta terminar esta fase para profundizar y compartir tus progresos. En cada etapa de tu camino puedes disfrutar de sentirte en forma, de estar de buen humor, de vivir con la mente clara y en paz, pero ¡no te duermas en los laureles! Nada es inmutable, debes ser capaz de adaptarte a los cambios vitales y de descubrir nuevas fórmulas para alcanzar tu bienestar, para ampliar tu experiencia y saber todavía más de tu persona.

La tercera etapa incluye consejos para compartir tu bienestar y tu experiencia con el mundo exterior. Me gustaría recordar la frase de Nancy Gilgoff: «Debes estar bien contigo para estar bien con los demás», aunque yo le daría la vuelta y diría que «también para estar bien contigo debes estar bien con los demás». Porque sin amor —en su sentido amplio—, sin amistad y sin vida social, es difícil sentirse bien y en plenitud.

He querido compartir contigo lo que me parece esencial para recorrer el camino hacia la felicidad desde el punto de vista del yoga y de mi experiencia personal como practicante y profesora, pero seguro que descubrirás muchos más aspectos en tu proceso particular. Tómate tu tiempo para aplicar e interiorizar estos consejos y conceptos filosóficos con el fin de crear una base sólida y estable que integre cuerpo, mente y espíritu. También puedes revisar los criterios definidos por Maslow que te presenté en la introducción para analizar cuál es la forma de tu pirámide, el orden de tus necesidades y lo que motiva tus acciones para crear tu estado de bienestar.

Nuestros pensamientos y actitud en la vida dependen de los anhelos y metas que pretendamos cumplir. El desarrollo de una vida espiritual y el hecho de poder conectar con nuestro ser profundo a través del yoga, del *mindfulness* y de hábitos saludables nos ayudan a descubrir nuestras necesidades más profundas, nos enseñan a separar lo superfluo de lo que de verdad importa, nos otorgan el poder de dominar el ego y nos empujan a definir unas expectativas nuevas que nos motivarán a ser conscientes, mostrando respeto, cariño, generosidad y equilibrio hacia nuestra existencia.

Con tiempo, práctica y experiencia, tu propio bienestar se convertirá en algo natural que no requerirá esfuerzo. Dejará de ser una preocupación y así podrás dedicarte a la felicidad ajena.

El documental *Happy*, de Roko Belic (disponible en Netflix), nos muestra cómo la felicidad y el bienestar son cosas personales y subjetivas. Nos enseña varias situaciones muy distintas en las cuales los protagonistas se sienten plenamente satisfechos con sus vidas a pesar de contar con extremas dificultades económicas, sociales y de salud. Sin embargo, esta obra nos recuerda que el bienestar no es solo físico y material y que la felicidad radica en tu interior: solo hace falta que sepas cómo identificarla y liberarla.

En el budismo se dice que todos tenemos a un pequeño Buda en nuestro interior, porque este término no solo hace referencia al personaje, también al estado de plenitud.

La mayoría de los protagonistas felices del documental del director americano tienen un punto en común: comparten. Se trata de algo que tú también puedes hacer en tu día a día de manera sencilla y honesta regalando una sonrisa, un abrazo o un agradecimiento; transmitiendo tu sabiduría y tu paz interior; dedicando tu tiempo a otros

«Lo básico es que todo el mundo ansía la felicidad, nadie quiere el sufrimiento. Y la felicidad proviene principalmente de nuestra propia actitud, y no de factores externos. Si tu actitud mental es correcta, incluso si permaneces en una atmósfera hostil, te sientes feliz.»

DALÁI LAMA

con capacidad de escucha, buena actitud, sin juzgar, regalando cariño, energía positiva y, sobre todo, con amor y compasión.

En este sentido, comparto la opinión de Matthieu Ricard, monje budista y autor de varios libros que defiende que «la verdadera felicidad no es una serie interminable de sensaciones agradables. [...] esta es una forma de ser que va de la mano del amor altruista, la fuerza interior, la libertad interior y la serenidad, que día tras día, mes tras mes, pueden cultivarse como una habilidad».

El yoga mantiene mi interior y exterior en armonía, ha modificado mi vida profesional, me ayuda en el día a día a encontrar la paz interior y el equilibrio emocional. Evidentemente, no todos los días son de color de rosa, pero esto no altera mi felicidad, solo mi humor. Esta disciplina milenaria ha dado sentido a mis días. Espero que tú también encuentres aquello que te aporte una sensación profunda de bienestar y te acerque a la felicidad.

Y si hallas tu fuente de dicha, ¡haz partícipe a tu entorno! Yo no podría ser plenamente feliz sin compartirlo con mi pareja, mi familia, mis amigos y mis alumnos (tanto aquellos que conozco personalmente, como los que practican *online*). Me complace saber que la enseñanza del yoga aporta bienestar a los que la reciben, por eso te invito a emprender tu búsqueda personal y disfrutarla sin egoísmo.

Me gustaría acabar este libro con un mantra por la paz que tiene su origen en los *Upanishads* (textos sagrados del hinduismo escritos en sánscrito en el siglo III y IV a. C.). Quizá tengas la ocasión de escucharlo y cantarlo como cierre de algunas clases de yoga colectivas. Se trata de un mensaje de paz para cada individuo, para todos y entre todas.

Lokah Samastah Sukhino Bhavantu
Om shanti, shanti, shanti

Que todos los seres en todas partes sean felices y libres, y que mis pensamientos, palabras y acciones contribuyan de alguna manera a la felicidad y a la libertad para todo el mundo.

Om, paz, paz, paz.

Namasté.

Surya namaskar
(saludo al sol)
4 estilos de yoga

Existe un desacuerdo sobre los orígenes del saludo al sol. Los tradicionalistas sostienen que la primera secuencia dinámica tiene al menos 2.500 años y se originó en los vedas, las escrituras sagradas de la cultura hindú, considerada como una postración ritual al amanecer.

El saludo al sol es la traducción de **surya namaskar**, término en sanscrito que viene de «Surya», el sol, la fuente de vida, y «namaskar» que significa saludo.

Es una secuencia dinámica de posturas que se enlazan con la respiración para crear un movimiento fluido. Cada postura se coordina con una respiración: inspirar para extender el cuerpo y espirar para doblarse. Los saludos al sol generan calor en el cuerpo y se usan a menudo como secuencias de calentamiento para una práctica de yoga. Los componentes de un saludo al sol también forman un «vinyasa», la serie de movimientos utilizados como transición entre posturas en estilos dinámicos como el ashtanga yoga, el vinyasa yoga, jivamukti yoga o power yoga entre otros estilos.

En la tradición del yoga, el saludo al sol se practica al amanecer entre 2 a 6 veces, frente al sol como señal de gratitud a este, como fuente de vida en la tierra. Es un ejercicio físico que proporciona un buen entrenamiento cardiovascular, estira cada parte del cuerpo y despierta la mente gracias al control de la respiración.

HATHA YOGA DHARMA YOGA ASHTANGA YOGA JIVAMUKTI YOGA

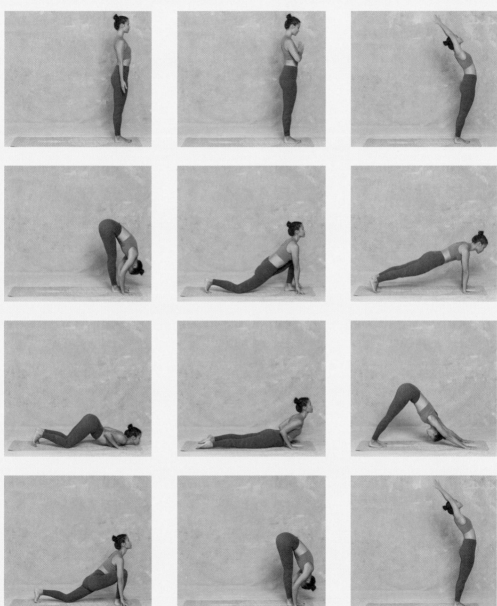

HATHA YOGA **DHARMA YOGA** ASHTANGA YOGA JIVAMUKTI YOGA

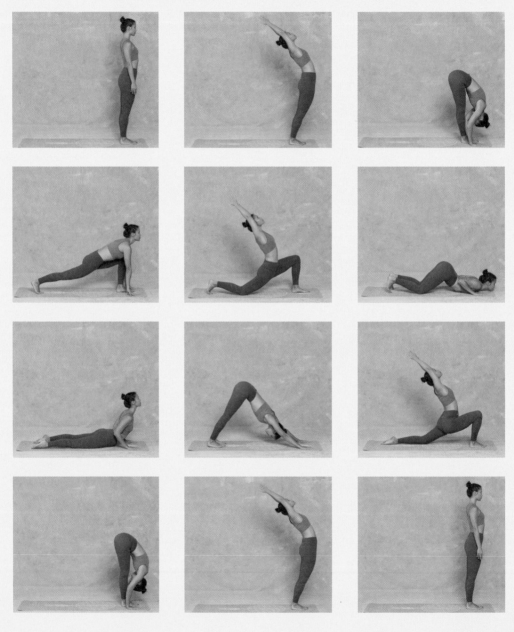

HATHA YOGA   DHARMA YOGA   **ASHTANGA YOGA**   JIVAMUKTI YOGA

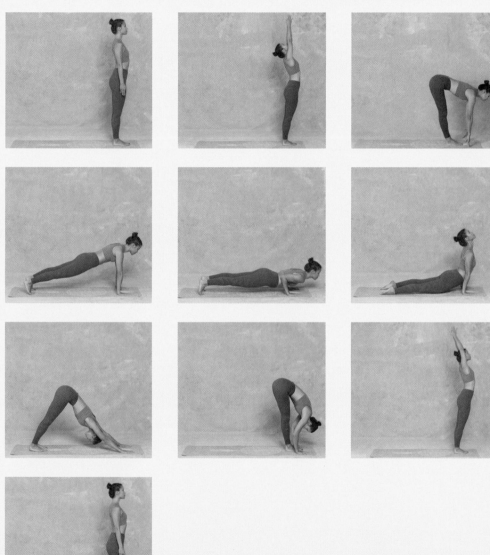

HATHA YOGA   DHARMA YOGA   ASHTANGA YOGA   **JIVAMUKTI YOGA**

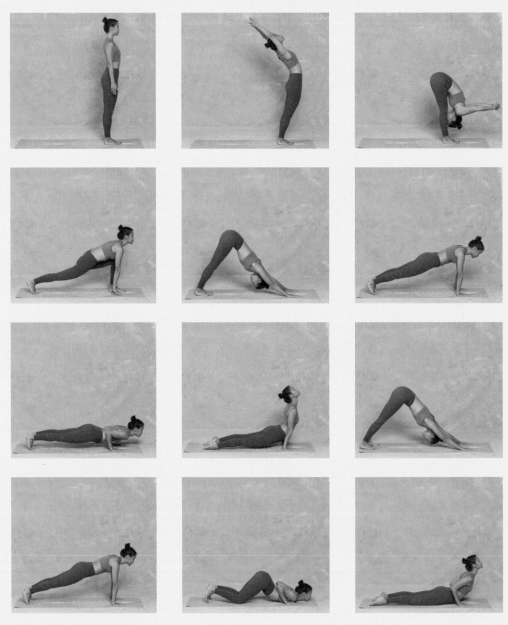

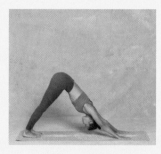

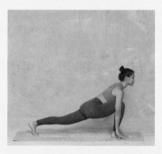

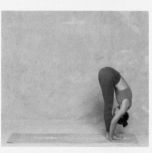

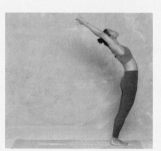

Existen muchas variantes del saludo al sol, he seleccionado 4 estilos que uso en mi práctica personal y en clase, el tradicional del **hatha yoga** lento y pausado de 12 posturas, y 3 otras secuencias inspiradas en la primera, creadas más recientemente por maestros reconocidos.

Ashtanga yoga, también llamado ashtanga vinyasa yoga, fue creado por Pattabhi Jois en Mysore (India) y cuenta con millones de practicantes en el mundo. Es el estilo que estuve practicando durante diez años a diario, siguiendo su tradición de la autopráctica en silencio.

Dharma yoga, también llamado hatha-raja yoga, es una escuela creada por Sri Dharma Mittra en Nueva York, y basa su enseñanza de hatha yoga en los 8 principios del ashtanga yoga de Patanjali (capítulo 4). Tuve la suerte de hacer el curso de formación con el maestro en 2016.

Jivamukti yoga es una escuela creada por la pareja norteamericana Sharon Gannon y David Life, inspirada en el ashtanga yoga, porque ellos mismos fueron alumnos de Pattabhi Jois. Este estilo de la rama del vinyasa yoga incluye además el estudio de las escrituras, la música, el canto de mantra, y la no violencia (ahimsa).

Bibliografía y recursos

André, Christophe; Ricard, Matthieu; Rabhi, Pierre, y Kabat-Zinn, Jon, *Acción y Meditación*, Barcelona, Kairós, 2015.

Bes, Gemma y Caldentey, Tomeu, *Vivir sin gluten*, Barcelona, Roca, 2016.

Bhagavad Gita, Barcelona, Debolsillo, 2010.

D'Ors, Pablo, *Biografía Del Silencio*, Madrid, Siruela, 2017.

Gannon, Sharron y Life, David, *Jivamukti Yoga*, Nueva York, Barnes & Nobles, 2002.

Gershon, Michael D., *The Second Brain*, Nueva York, Harper Collins, 1999.

Huffington, Arianna, *La revolución del sueño*, Barcelona, Plataforma Editorial 2016.

Iyengar, B. K. S., *El árbol del yoga*, Barcelona, Kairós, 2003.

Iyengar, B. K. S., *Luz sobre* Yoga Sutras *de Patanjali*, Barcelona, Kairós, 2003.

Kabat-Zinn, Jon, *Mindfulness en la vida cotidiana*, Providencia, Santiago de Chile, Sapiens Editorial, 2017.

Kaminoff, Leslie, *Anatomía del Yoga*, Madrid, Ediciones Tutor, 2012.

Lenoir, Fréderic, *El poder de la alegría*, Barcelona, Plataforma Editorial, 2016.

Mittra, Dharma, *Life of a yogi*, Receptive Media, 2015.

Patanjali, *Yoga Sutras*, Madrid, Dilema, 2014.

Pattabhi Jois, Sri K., *Yoga Mala*, Buenos Aires, El hilo de Ariadna, 2017.

Ponlop, Dzogchen, *Buda rebelde*, México, Fundación Nalandabodhi, 2010.

Rabhi, Pierre, *La convergence des consciences*, París, le Passeur Editeur, 2016.

Ricard, Matthieu, *En defensa de la felicidad*, Barcelona, Urano, 2011.

Suatmarama, Suami, *Hatha Yoga Pradipika*, Bihar, Yoga Publications Trust, 1999.

Terra Veritas, *Recetas para compartir*, disponible en <http://terraveritas.es/aniversari/>.

Thich Nhat Hanh, *El milagro de mindfulness*, Barcelona, Oniro, 2013.

Thich Nhat Hanh, *Hacia la paz interior*, Barcelona, Debolsillo, 2014.

Thich Nhat Hanh, *La ira*, Barcelona, Oniro, 2002.

Tolle, Eckhart, *El poder del ahora*, México, Gaia Ediciones, 2013.

Yogananda, Paramahansa, *Autobiografía de un yogui*, Barcelona, Self-Realization Fellowship, 2008.

Zaplana, Carla, *Zumos verdes*, Barcelona, Grijalbo, 2015.

PROFESORES DE YOGA MENCIONADOS:

David Swenson: <www.ashtanga.net>
Dharma Mittra: <www.dharmayogacenter.com>
DJ Drez: <www.djdrez.com>
Indra Devi : <www.fundacion-indra-devi.org>
Jivamukti Yoga: <www.jivamuktiyoga.com>
John Scott: <www.johnscottyoga.com>
Nancy Gilgoff: <www.ashtangamaui.com>
Paramahansa Yogananda: <www.paramhansayogananda.com/es>
Sharath Jois: <www.sharathjois.com>

Puedes visionar los vídeos de cada una de las prácticas explicadas en los capítulos de este libro en <yogaparamibienestar.com>

Tienes la playlist completa en mi perfil de Spotify: Xuan Lan yoga

Agradecimientos

Gracias, Fabien, por la vida extraordinariamente feliz que comparto contigo cada día. No hubiera emprendido este camino de yoga sin tu apoyo.

Gracias de corazón a todos mis alumnos, a los que he podido abrazar o saludar en persona y a los miles que practican conmigo virtualmente por internet. Os agradezco vuestro apoyo, mensajes y cariño que dan sentido a mi trabajo y que me motivan para enseñar el yoga.

Gracias a todos los profesores y maestros de yoga que he conocido a lo largo de mis veinte años de práctica. He aprendido y sigo aprendiendo de cada uno de vosotros, me inspiráis. Siento que juntos ayudaremos a difundir la ciencia del bienestar.

Gracias a todos mis amigos que me rodean en el día a día, me siento afortunada de teneros en mi vida. Sois mi familia en España, os quiero.

Gracias a mi familia por aceptarme tal y como soy, por vuestro apoyo y por estar siempre presentes en mi corazón.

Gracias a todos los que habéis colaborado en este libro, por vuestro esfuerzo, ayuda, trabajo y paciencia: Raquel G., por estar siempre a mi lado; María G. y Alba por ayudarme a encontrar las buenas palabras; Edu G., Saray y Carles, por repetir y regalarnos estas hermosas fotografías; Teresa P., Meri y Rosi, por darle forma y vida a este libro; Carlota C. y Roger R., por aportar un toque bio y *foody*; Gemma B., por tu amistad y ayuda; Cinta F., por abrirnos las puertas de este lugar mágico, y Arturo por el regalo de tus deliciosas recetas para el equilibrio personal.

Gracias a mis patrocinadores que me apoyan y confían en mí.

Empresas colaboradoras:
Hostal Empuries. Veritas. Terra Veritas. Reebok. Thinking Mu.
Conchita Plasencia

Índice de conceptos